Meiner Mutter für ihr
Vorbild, meinem Mann
für seine Geduld.

Raffaella Serena

# PETIT POINT

## *Wiener Stickkunst des Biedermeier*

Die Pracht der
Petit-Point-Stickerei der Sammlung Nowotny
aus dem 19. Jahrhundert

Christian Brandstätter Verlag · Wien – München

*Danksagung*
Der besondere Dank der Autorin und des Verlages gilt Anneliese und Wolf Dieter von Primavesi für die wertvolle Zusammenarbeit, Renate Hiebner für ihre Anteilnahme und Chiara Uboldi für die Überarbeitung des Manuskripts.

Die Deutsche Bibliothek – CIP-Einheitsaufnahme

**Serena, Raffaella:** Petit Point :
Wiener Stickkunst des Biedermeier /
Raffaella Serena. – Wien : Brandstätter, 1998
ISBN 3-85447-835-6

*Lektorat der deutschsprachigen Ausgabe:* Sonja Paschen
*Übersetzung aus dem Italienischen:* Ilse Schager
*Art Director:* Pier Paolo Pitacco
*Satz:* Kaltenbrunner+Dorfinger
*Reproduktion der Abbildungen:* F.G.V. , Milano
*Druck:* Stampa Nazionale, Firenze

Alle Stickvorlagen stammen – sofern nicht anders angegeben – aus der Sammlung Nowotny, Wien.
Die Stickvorlagen von Seite 166 bis Seite 206 stammen von Raffaella Serena.



ISBN 3-85447-835-6

Christian Brandstätter Verlagsges.m.b.H.
A-1080 Wien, Wickenburggasse 26
Telefon (+43-1) 408 38 14, Telefax (+43-1) 408 72 00
E-Mail books@cbv.co.at

13, Rue de Pfastatt, 68057 Mulhouse

# Inhalt

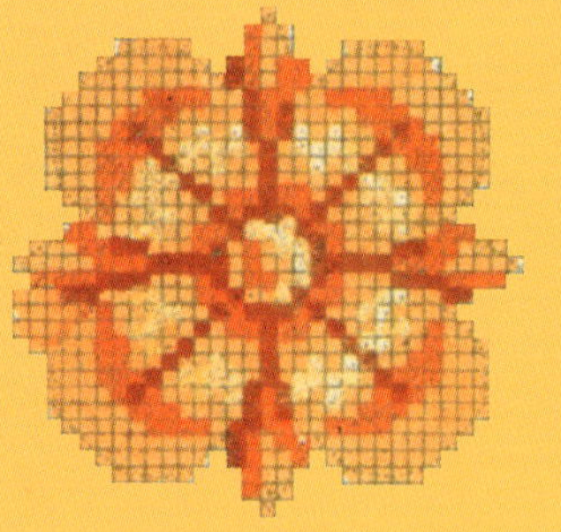

# Einleitung

Nach der Veröffentlichung meines ersten Buches „Petit Point" dachte ich oft daran, ein weiteres Werk über die Stickkunst zu verfassen. In den letzten Jahren stieg die Zahl der Anhänger dieser dekorativen Kunstform stetig, und viele suchen begierig nach Anregungen und wenig verbreiteten Motiven, um ihrer Leidenschaft neue Nahrung geben zu können.

Ausschließlich Themen zu präsentieren, die nur die Freunde der Stickkunst interessieren, hieße, die Grenzen zu eng abzustecken. Obwohl ein Großteil der in diesem Buch abgebildeten Motive und Vorlagen geschaffen wurde, um Stickerein auszuführen, besitzen sie doch alle eine hohe expressive und dekorative Aussagekraft, die auf verschiedene andere Formen der angewandten Kunst übertragen werden kann. Ich wünsche mir, daß dieses Werk auch die Aufmerksamkeit jener gewinnen möge, die Interesse für Dekoration im weiteren Sinne hegen. Das ausschlaggebende Moment zum Verfassen dieses Buches lag wohl in der Entdeckung der Sammlung Nowotny aus Wien, die – einzig in ihrer Art sowohl was den Umfang als auch was die Qualität der Motive betrifft – erschöpfend und mit historischer Kontinuität all das darstellt, was das 19. Jahrhundert an Raffinesse und Eleganz hervorgebracht hat. Die Größe der Sammlung bot vielfache Möglichkeiten, wenig bekanntes und schwer zugängliches Material aufzugreifen. Ich habe die meiner Meinung nach signifikantesten Motive der Sammlung Nowotny mit weiteren Vorlagen unterschiedlichsten Ursprungs ergänzt, um das Bild der dargestellten Epoche, des Biedermeier – das seine Blütezeit in der ersten Hälfte des 19. Jahrhunderts erlebte – historisch und stilistisch abzurunden.

Seit vielen Jahren widme ich mich bereits der Erforschung und dem Studium all jener Dinge, die mit Dekoration in weitestem Sinne zu tun haben. Schon immer erweckte ein dem Menschen scheinbar angeborenes, universales Streben meine Neugierde: nämlich Zeit, Geduld, intellektuelle und physische Kraft aufzuwenden, um jeglichen von ihm geschaffenen Gegenstand mit Blumen, Tieren, Hieroglyphen, geometrischen Figuren etc. zu verzieren.

Das Interesse an der Kleinkunst übernahm ich von meiner Mutter. In meiner Jugend konnte ich ihre Begeisterung nicht immer teilen. Ich gestehe, daß in den Geschäften, die – wie ich damals dachte – ausschließlich sie interessant finden konnte, mich manchmal die Langeweile packte. Ich begriff jedoch, daß meine Mutter für die Gegenstände, die sie liebte, ein Gefühl entwickelte, das über die reine Befriedigung ihres Sinnes für das Schöne hinausging. Sie pflegte und respektierte sie wie Lebewesen und sprach mir gegenüber oft von der „Seele der Dinge“. Erst später lernte ich jene Atmosphäre, die mich umgab und die ich in meiner frühen Jugend als natürlich und selbstverständlich empfunden hatte, in vollem Bewußtsein zu schätzen. Ich habe versucht, auf rationale und systematische Weise das zu erfassen, was meiner Mutter instinktiv gegeben war.

Mein Interesse gilt den angewandten und dekorativen Künsten, all jenen Gegenständen und Werkstücken, die, wenngleich für praktische Verwendungszwecke entworfen, doch ein Streben nach Ästhetik erkennen lassen, und deren Wurzeln in der Tradition und der Evolution des Menschen selbst liegen. Als Quellen für meine Dokumentation dienten selbstverständlich Bücher sowie zahlreiche Besuche von Museen und Privatsammlungen. Bücher und Sammlungen sind stets Ausdruck einer rein privaten Zielsetzung eines Sammlers oder eines Schriftstellers, der die Objekte sammelt oder beschreibt, die ihn gefühlsmäßig bewegt haben und die Teil seiner ganz persönlichen Kultur geworden sind.

Die historisch-edukative Zurschaustellung in einem Museum zielt jedoch darauf ab, Zeugnis für die Zukunft abzulegen: Die Besucher kommen durch die ausgestellten Gegenstände mit kulturellen Gewohnheiten und Gebräuchen in Kontakt, den Zeugen einer historischen Entwicklung. Museen oder Bücher sind nach genau festgesetzten Kriterien und Bestimmungen strukturiert, die manchmal ein wenig schulmeisterlich anmuten und die Nachforschungen ihrer Spontaneität und ihres Enthusiasmus zu berauben scheinen. Ich glaube jedoch, daß gerade diese „Strukturen" eine rationalere Bewertung zulassen: das Museum, wo der Begriff des Besitzes der ausgestellten Gegenstände wegfällt, vermittelt ein Gefühl von größerer Distanz und damit einer „unverfälschteren" Annäherung.

Vor nicht allzu langer Zeit hatte ich jedoch das Glück, eine Erfahrung ganz anderer Natur zu machen.

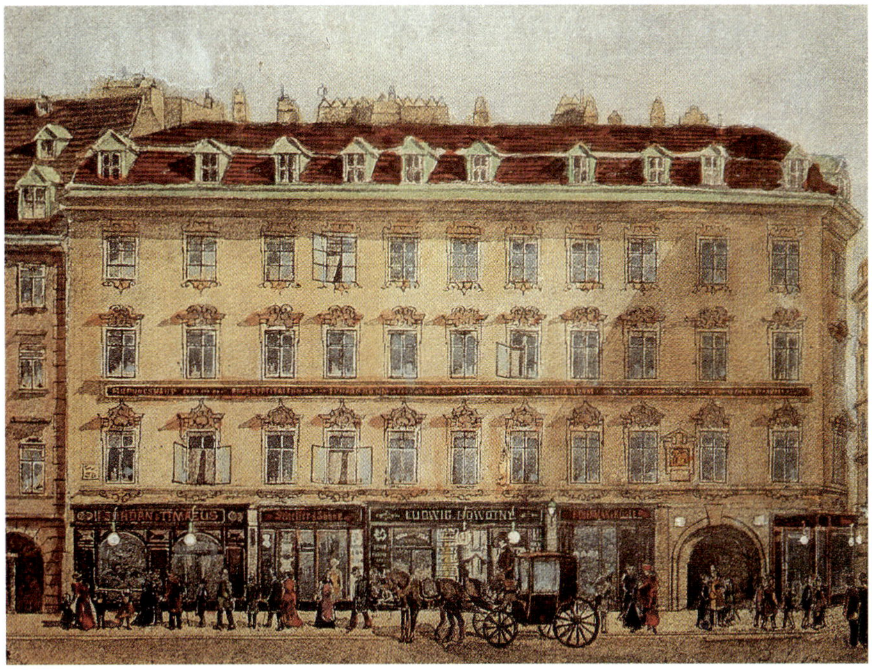


*Wien, Freisingergasse 4, Sitz der Firma Nowotny in einem Palais aus dem 14. Jh.*

# *Die Sammlung Nowotny*

KAPITEL 1

Ziel meiner Reise war Wien, wo ich Material – Vorlagen für Stickerein – besichtigen sollte, die in einem seit fast zwei Jahrhunderten bestehenden Geschäft angeboten wurden. Ich wurde dabei von einer bis dahin ungeahnten Emotion und Begeisterung erfaßt. Mir war bekannt, daß dieses alteingesessene Geschäft im Besitz erlesenster, qualitativ sehr hochwertiger Vorlagen war, aber was ich zu sehen bekam, übertraf meine kühnsten Erwartungen. Die Räumlichkeiten, in denen sich das Büro und die Werkstätte befinden, sind mit Holzwänden verkleidet und enthalten Schränke und Schubladen, in denen eine unglaubliche Vielzahl – etwa 5 000 – von Vorlagen unterschiedlichster Stile, entworfen von den bedeutendsten Meistern des 19. Jahrhunderts, untergebracht sind. Die Motive sind manngifaltig: Tiere, Blumen, Landschaften, Bordüren, wiederkehrende Darstellungen für Stoffbezüge, alle von unglaublicher Raffinesse.

*Gegenüberliegende Seite: Eine bedeutsame Stickvorlage mit der Darstellung eines Papageis, der auf einem Blumenkorb sitzt.*

Die Firma wurde 1818 von Anton Nowotny aus Mähren gegründet, der den Betrieb bis zu seinem Tod gemeinsam mit seiner Gattin, Josefine Dürr, einer gebürtigen Wienerin, führte. In diesem Geschäft, im Herzen der Altstadt gelegen, wurde sämtliches Stickereizubehör verkauft: Woll- und Seidengarne, Chenille, Stickperlen, Etamine, Leinen, Canvas, Vorlagen.

1855 trat Ludwig Nowotny die Nachfolge seines Vaters an. Er setzte in der Geschäftsführung neue Impulse, die dem Betrieb zu Weltruhm verhelfen sollten, wie dies auch durch die Kundenbücher belegt wird, in denen die Namen der Auftrag-

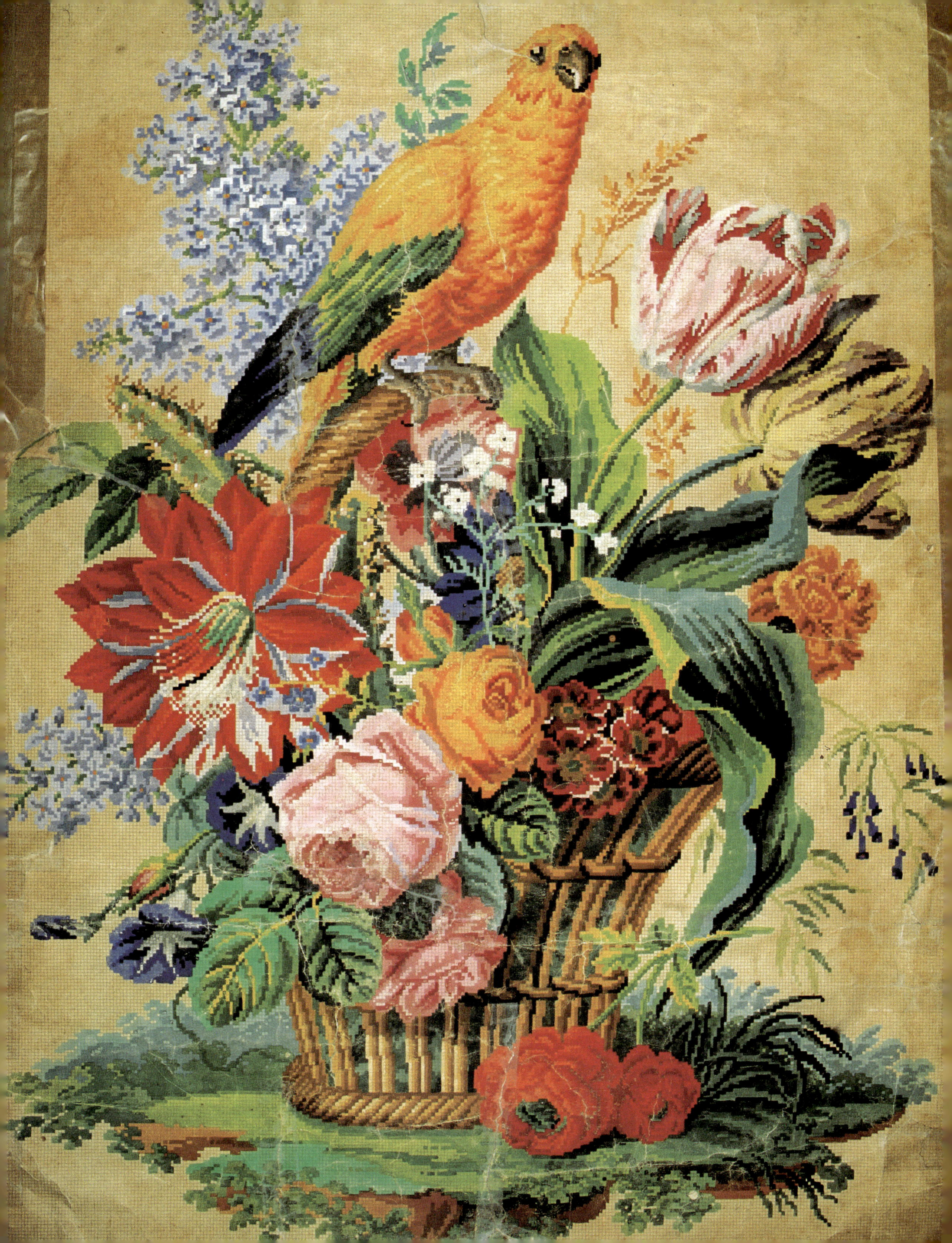

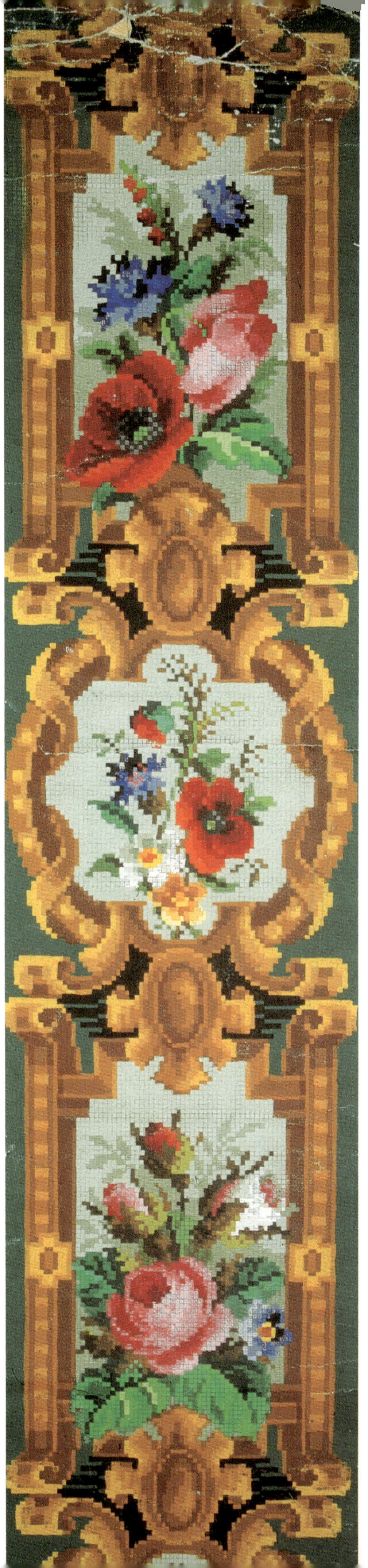

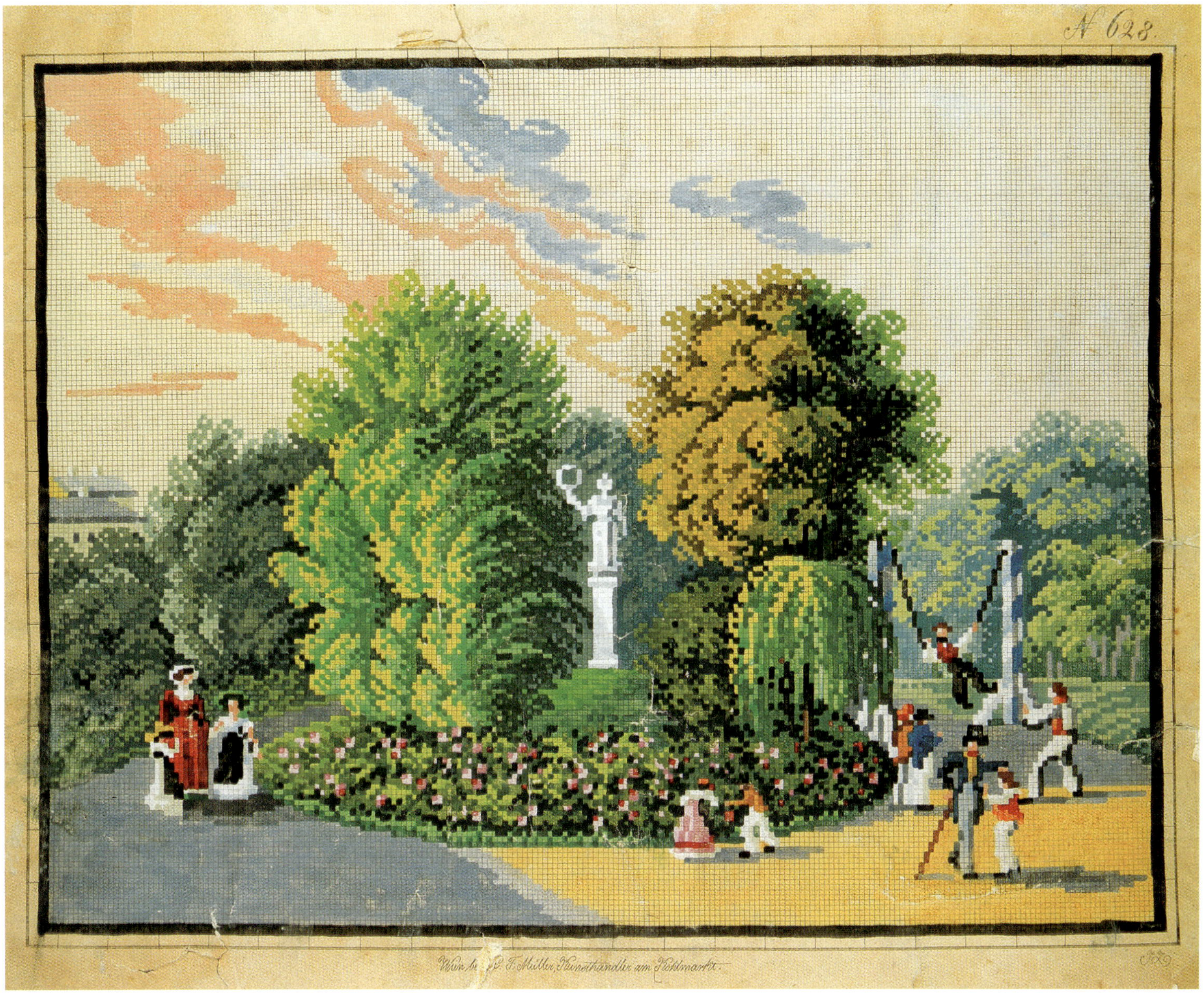


geber aufgelistet sind. Die Firma importierte feinste Leinenfäden aus Brüssel zur Herstellung von Spitzen. Das kostbarste Leinen war damals Gold wert: ein halbes Kilo kostete 1 200 Gulden, was einem Vermögen gleichkam.

1890 übernahm der Sohn, Ludwig Nowotny II., die Geschäftsleitung. Dieser brachte von seinen Reisen in die einzelnen Länder der habsburgischen Monarchie zahlreiche folkloristische Motive aus Siebenbürgen, Ungarn, Böhmen und Mähren mit. Das letzte Mitglied der Familie, Desirée Richter, Tochter von Ludwig Nowotny II., setzte die Familientradition bis ins hohe

*Oben: Stickvorlage aus dem Hause Müller, mit der Darstellung eines blühenden Gartens, der von Spaziergängern bevölkert ist.*

*Gegenüberliegende Seite: Elegante Bordüre mit Ornamenten und Blumenmotiven.*

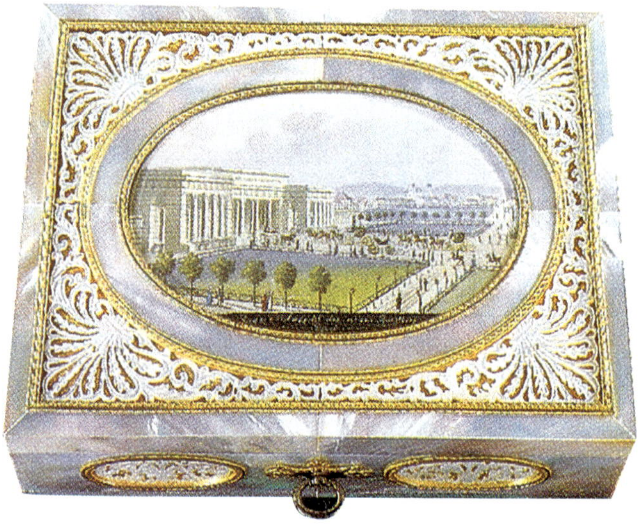

Alter fort: sie verstarb 1996 im Alter von neunzig Jahren. 1993 wurde dieser alteingesessene Betrieb von Anneliese von Primavesi übernommen, einer Österreicherin, die von Beruf eigentlich Chemikerin ist.

*Gegenüberliegende Seite: Beispiel eines Blumenbuketts aus weißen Lilien und rosafarbenen Rosen.*

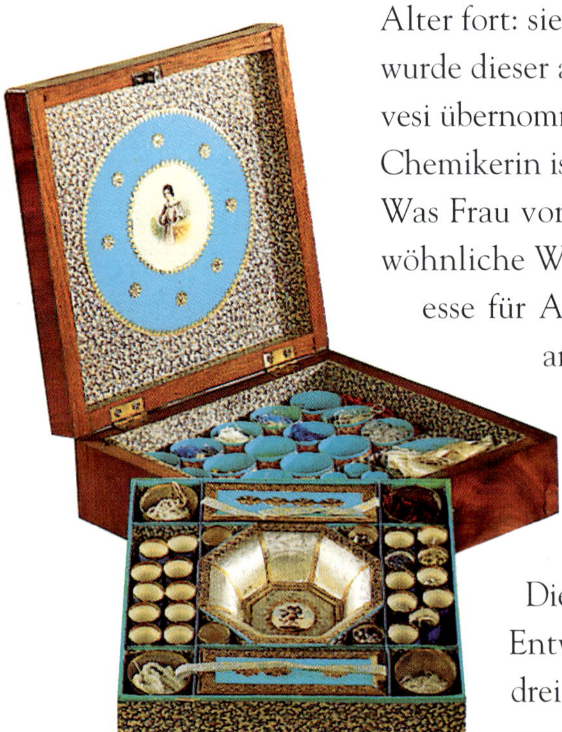

Was Frau von Primavesi dazu getrieben hat, diese wohl ungewöhnliche Wahl zu treffen, war ihre Liebe zur Kunst, ihr Interesse für Antiquitäten und ihr Wunsch, diesen fast einzigartigen Schatz an Stickvorlagen zu bewahren. Die während all dieser Jahre von der Firma Nowotny verkaufte Ware zählte zu den elegantesten, künstlerischsten und wertvollsten Dingen, die man zur damaligen Zeit finden konnte. Die einzelnen Firmeninhaber ließen bei den besten Entwurfzeichnern ihrer Zeit arbeiten, darunter bei drei Malern der Wiener Schule, die stilistisch hochwertige Originalvorlagen schaffen sollten. Abgesehen von diesen Vorlagen, die damals von den einzelnen Verlagen veröffentlicht wurden, bediente sich die Firma der Werke von Künstlern – die „Stickereimaler" genannt wurden –, die Stickvorlagen durch Abzeichnen von Bildern schufen. Die Tätigkeit beschränkte sich nicht ausschließlich auf den Verkauf von Stickmaterial, sondern umfaßte gleichermaßen die Schöpfung und Herstellung wertvoller Gegenstände wie Handarbeitskästchen oder

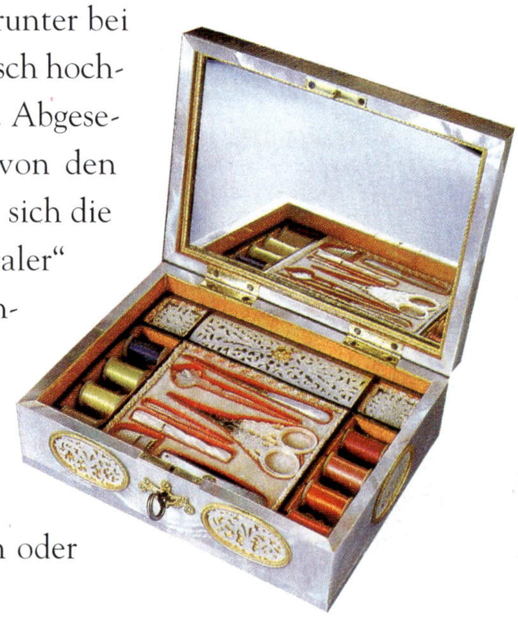

*Oben: Schatullen mit Stickzubehör aus Perlmutt und vergoldeter Bronze. Wien, um 1826.*

*Rechts: Stickschatulle. Deutschland, 1835. Kunsthandel Schlapka, München.*

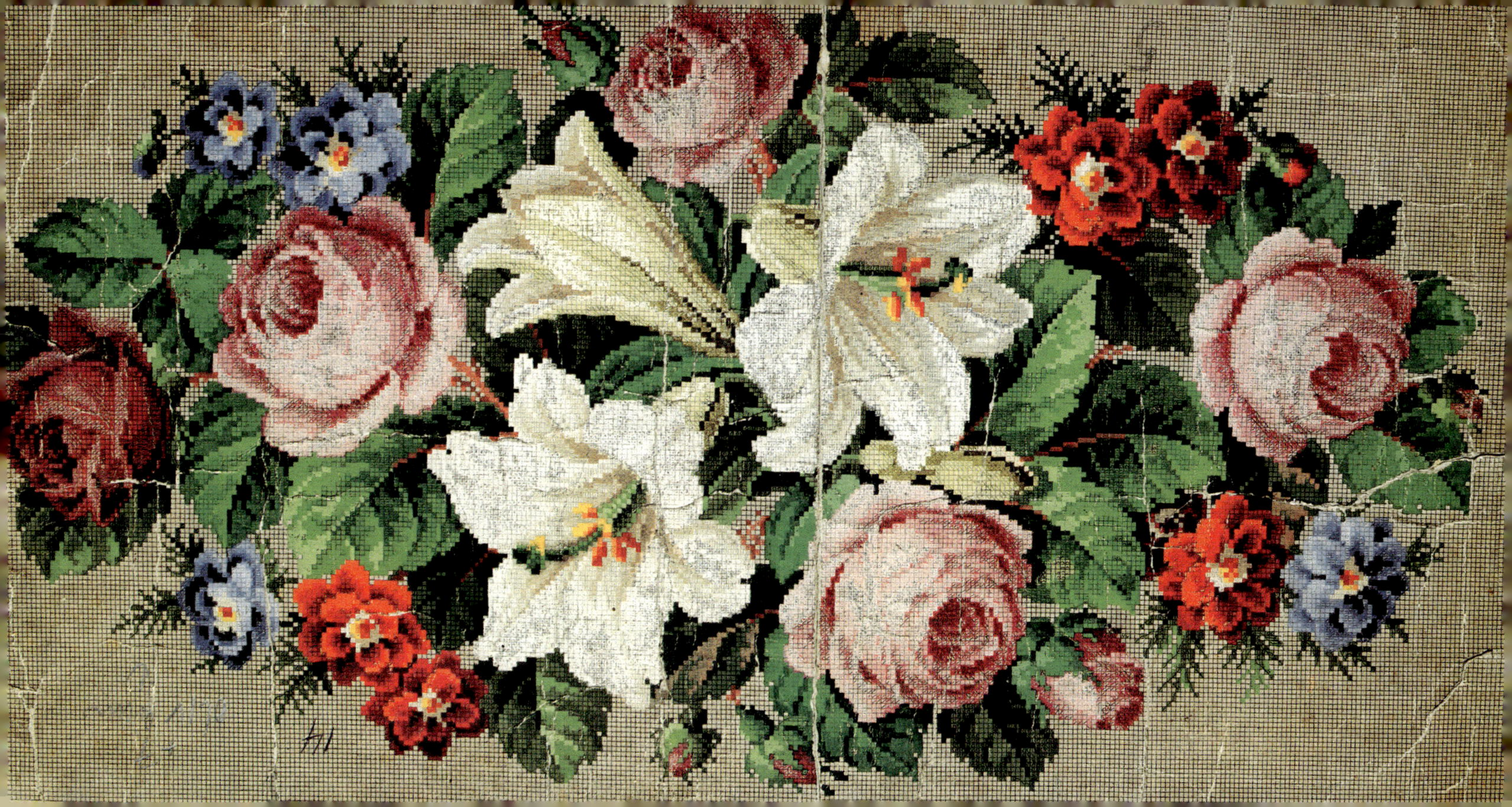

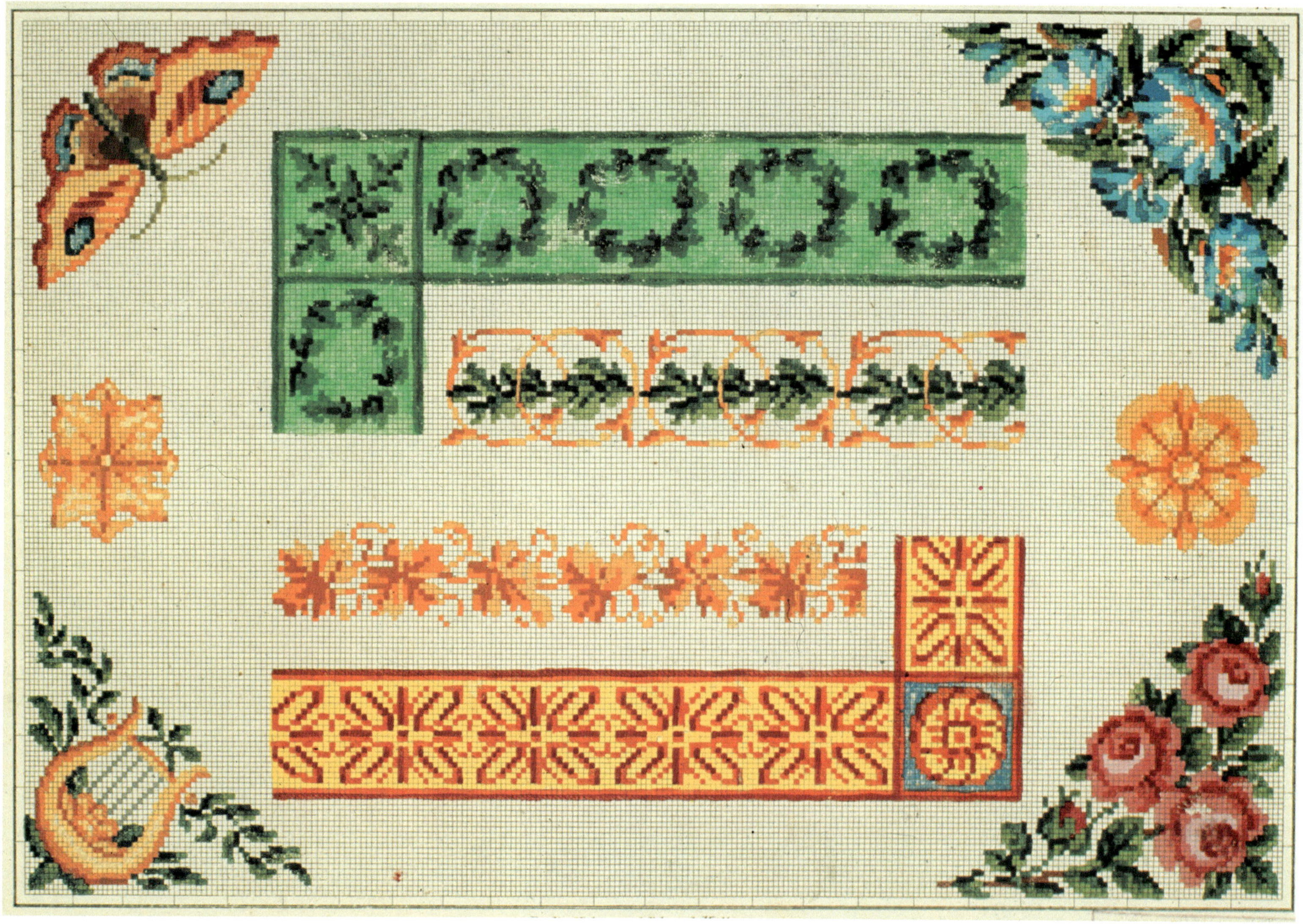

*Oben: Vorlage aus dem Hause E. Müller mit typischen Biedermeiermotiven. Württembergisches Landesmuseum, Stuttgart.*

*(Stickvorlage: Seite 188, 204)*

den Entwurf von Einrichtungsgegenständen, bei denen die Stickerei ein zentrales Element darstellte. Das Geschäft war über all die Jahre in den Händen einer einzigen Familie und bewahrte stets den Namen ihres bedeutendsten Vertreters: Ludwig Nowotny. Der Sitz, ein altes Gebäude aus dem 14. Jahrhundert, ist stets der gleiche geblieben: Freisingergasse 4, im Herzen der Wiener Altstadt gelegen, nur wenige Schritte vom Stephansdom entfernt.

*Gegenüberliegende Seite: Diese Vorlage besticht durch Überlagerungseffekte verschiedener Farbnuancen.*

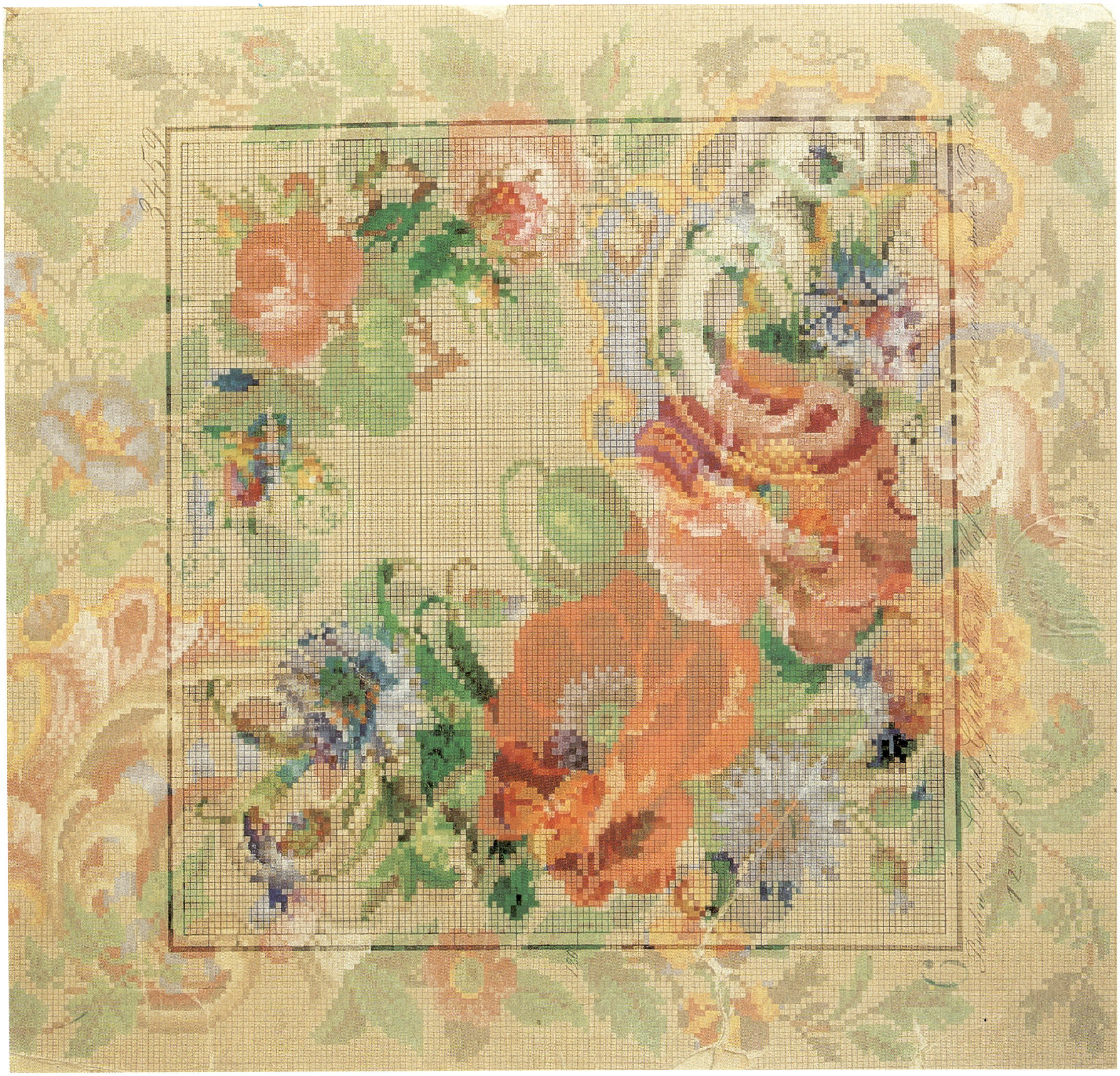

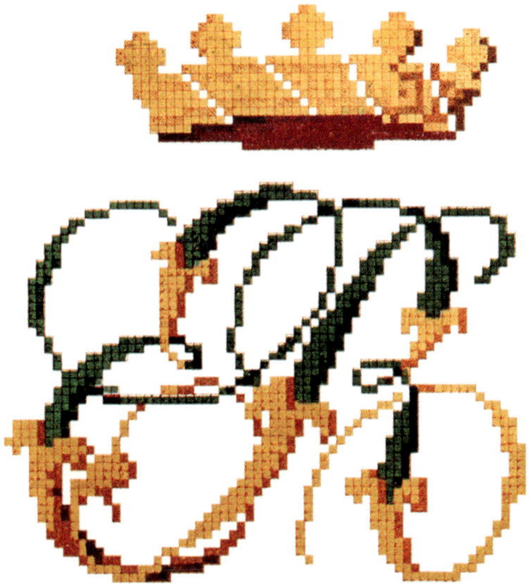

*Adelsmonogramm aus der Habsburgerzeit.*

# *Berühmte Persönlichkeiten*

KAPITEL 2

Zwischen dem Hof und den Inhabern der Firma Nowotny – so erzählen die vielen nicht schriftlich überlieferten Anekdoten rund um die Altwiener Gesellschaft – bestand ein ungewöhnlich vertrautes Verhältnis. Auch die Erzherzoginnen und viele Damen des Hochadels ebenso wie des damaligen Bürgertums hegten eine große Liebe für die Stickerei. In den Buchhaltungsunterlagen der Firma Nowotny stoßen wir auf Namen sehr berühmter Kunden. Zu den bekanntesten zählt Elisabeth, Kaiserin von Österreich – bekannt als Sisi –, von der, wie mir von Frau von Primavesi erzählt wurde, bis heute eine ganz besondere Episode überliefert ist: Die Familie Nowotny wurde mitten in der Nacht von einem Abgesandten des Hofes aus dem Schlaf gerissen, der sie aufforderte, das Geschäft zu öffnen und der impulsiven Sisi Stickereien zu verkaufen.

*Gegenüberliegende Seite: Vorlage mit Blumen in Rot- und Blautönen, arrangiert in einer grünen Vase mit Verzierungen aus vergoldeter Bronze.*

Anläßlich der Hochzeit von Erzherzogin Valerie (Sisis Tochter) mit Erzherzog Franz Salvator von Toscana bestellte die Kaiserin ein Sticknecessaire. Die Firma Nowotny stellte für die junge Braut einen Eisenkoffer her, der, wenn auch von seinem Äußeren nicht eben attraktiv, in seinen mit Samt ausgelegten Fächern doch alles enthielt, was das Herz eines leidenschaftlichen Anhängers der Stickkunst nur begehren und schätzen kann: unzählige Garne aller Art, Seiden in allen erdenklichen Farben,

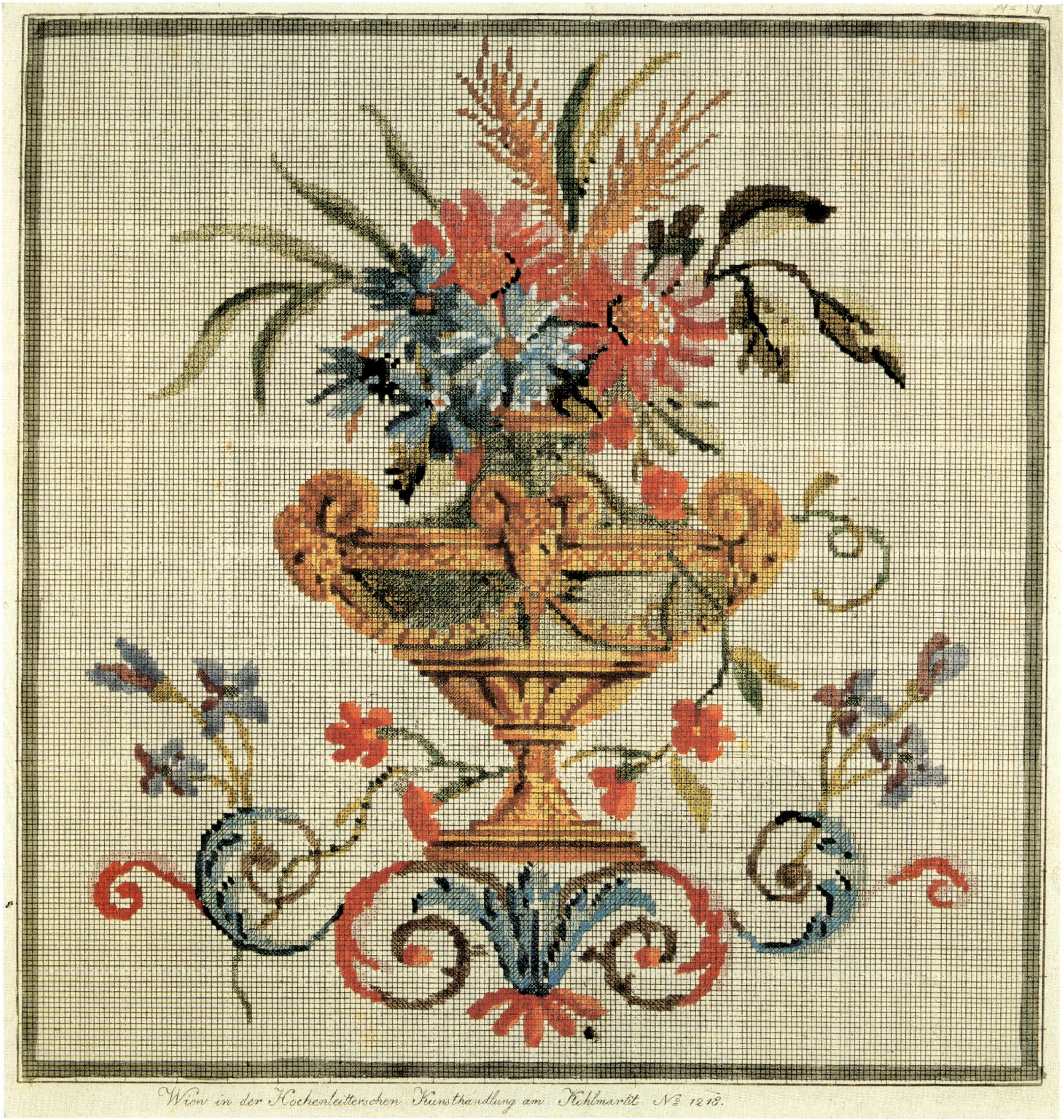
Wien in der Hochenleitterschen Kunsthandlung am Kohlmarkt № 1218.

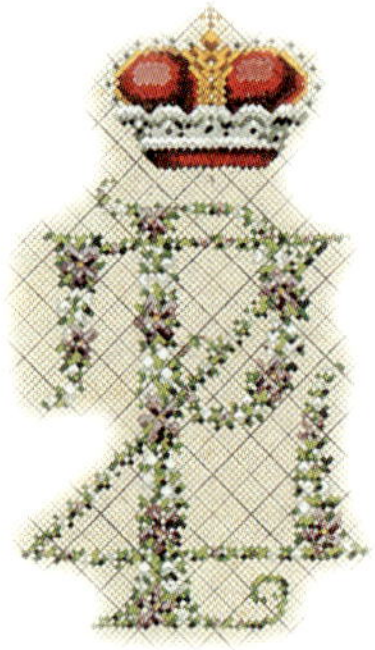

*Oben: Adelsmonogramm aus der Habsburgerzeit, aus vielen kleinen Blumen zusammengesetzt.*

*Unten: Kunstvolle Komposition, reich an Blumen in elegant ausgeglichener Farbenpracht.*

Bänder verschiedenster Natur, Nadeln, Scheren, die feinsten Leinen.

Weitere illustre Kundinnen waren Sisis Schwestern: Marie von Bayern, Gattin Franz' II., König beider Sizilien, und Mathilde Gräfin von Trani, Gattin Ludwigs von Bourbon, des Bruders Franz' II. Auch Gräfin Chotek, Hofdame der Kaiserin Sisi, war eine eifrige Kundin dieses Geschäfts in der Freisingergasse. Sie war mit Kronprinz Franz Ferdinand verheiratet und fiel an seiner Seite dem Attentat von Sarajewo zum Opfer.

Unter den zahlreichen Adeligen und Persönlichkeiten des Wiener Hofs darf auch Erzherzogin Sophie nicht unerwähnt bleiben, die Mutter Kaiser Franz Josephs – die, selbst der Kunst

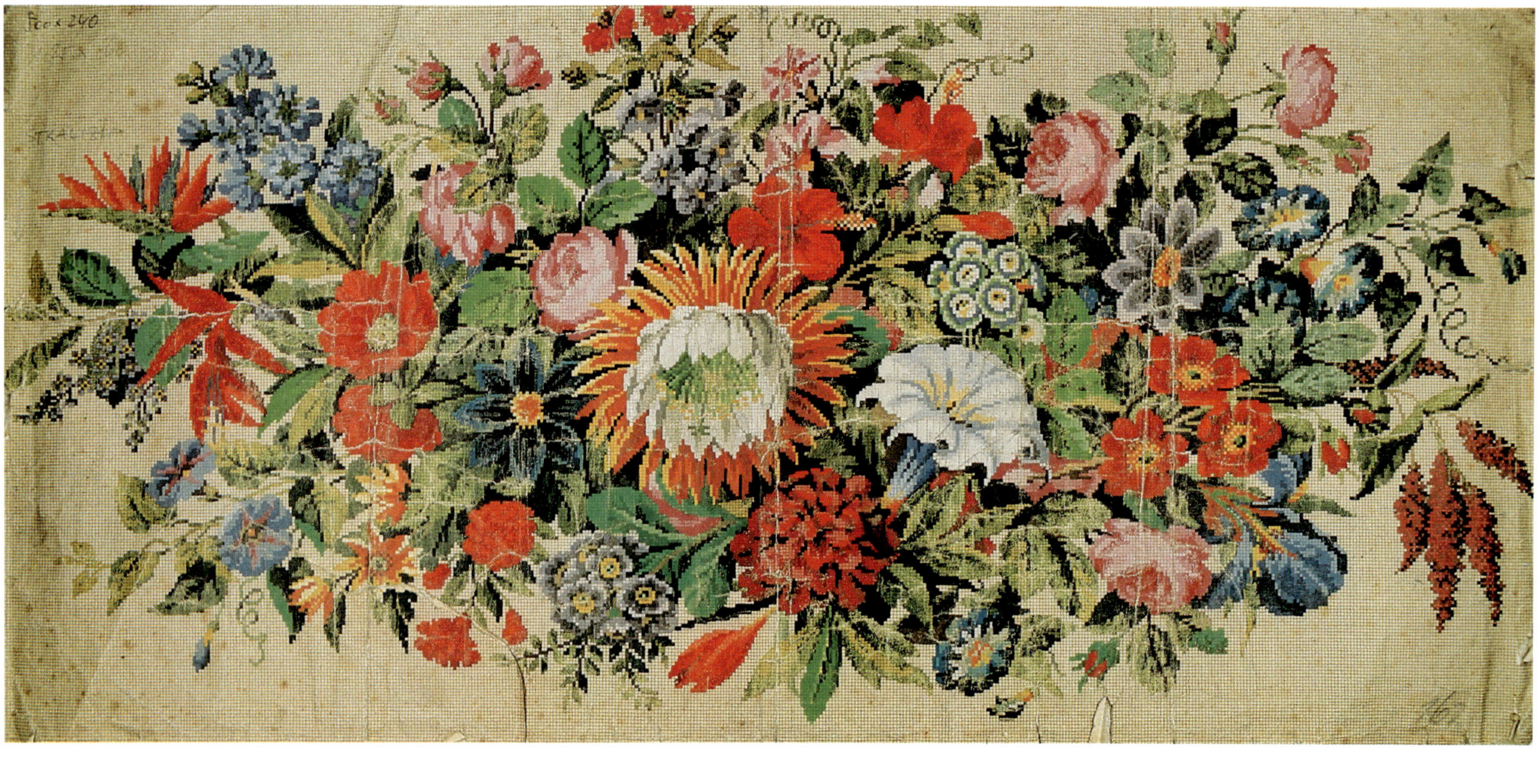

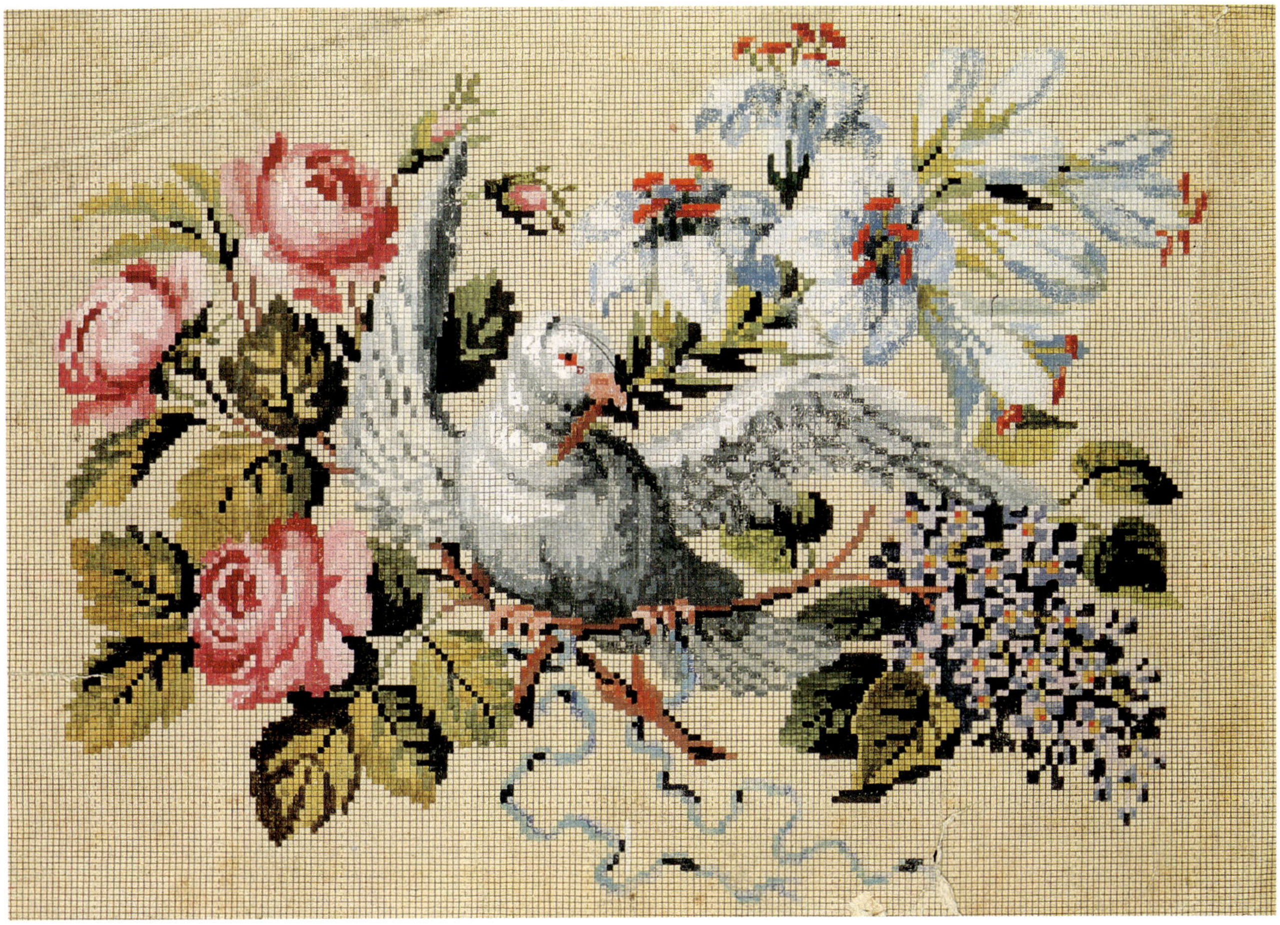

Vorlage mit der Darstellung einer Taube, die ihre Flügel zwischen Rosen, Lilien und Flieder ausbreitet.

der Stickerei mächtig, diese förderte und unterstützte. In den Bestellbüchern aus den letzten Jahren des 19. Jahrhunderts finden wir eine ganze Reihe von Namen berühmter Persönlichkeiten aus den Bereichen Literatur, Medizin, Musik und Industrie, die alle zu den treuen Kunden der Firma Nowotny zählten: Baronin Berta von Suttner, österreichische Schriftstellerin und Friedensnobelpreisträgerin des Jahres 1905, die ungarische Adelsfamilie Esterházy – Joseph Haydns Mäzene –, deren Majorat 1870 einundzwanzig Schlösser, vierhundertvierzehn Siedlungen und sechzig Dörfer umfaßte, die Familie Prof. Billroths, eines hervorragenden Mediziners und Gründers der berühmten Wiener Schule der Medizin, die Familie Richard Strauß', deren Nachkommen noch heute in dieses renommierte Geschäft kommen.

Die Anzahl berühmter Persönlichkeiten ist jedenfalls so groß, daß man beim Durchlesen den Eindruck hat, ein Jahrhundert europäischer Geschichte zu durchstreifen.

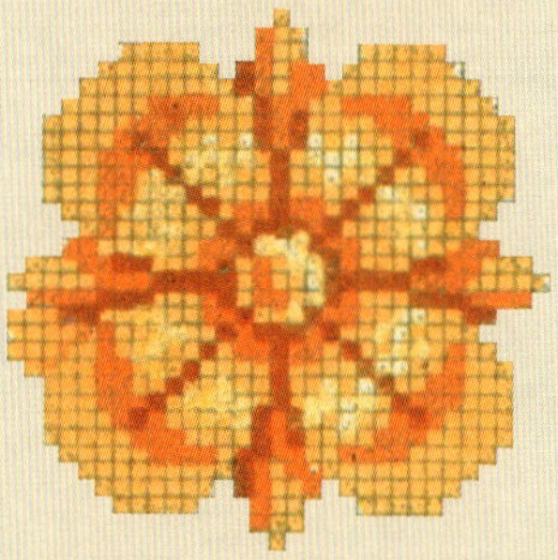

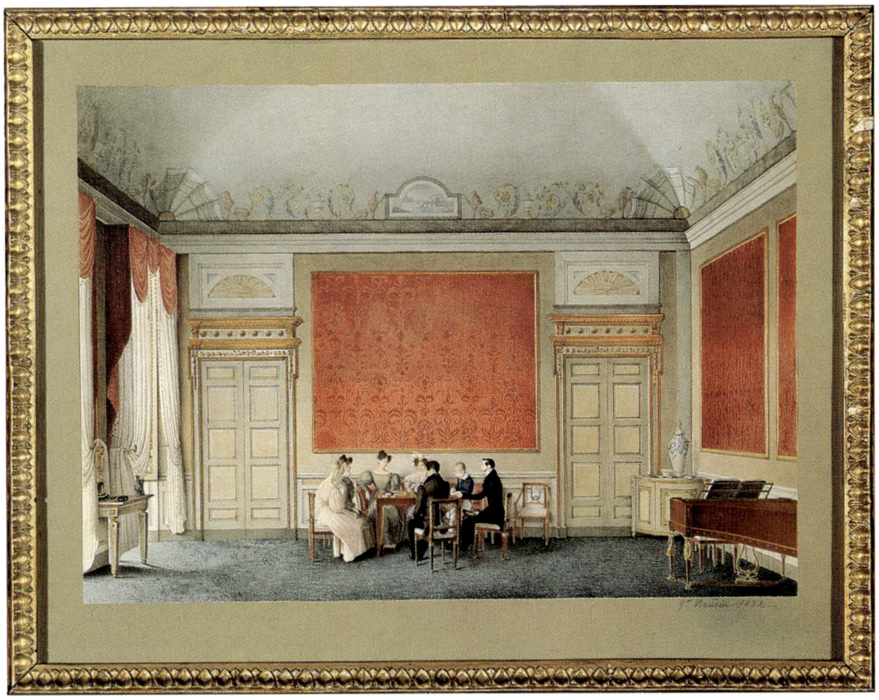

G. Naudin, Parma. Wohnzimmer, 1832.

# Marie Louise, Herzogin von Parma

KAPITEL 3

Ich werde mich ausführlicher mit Marie Louise befassen, die uns nicht nur durch ihre Rolle in der Geschichte bekannt ist, sondern die uns auch durch ihre reiche Briefsammlung, durch Andenken und die von ihr noch erhaltenen Gegenstände Einblicke in ihr Innerstes gestattet, und die uns auf diese Weise ihre Gefühle, ihre Geschmäcker, ihren Charakter und ihre Neigungen offenlegt. Mit anderen Worten: wir können sie als Frau kennenlernen. In dem der Herzogin gewidmeten Museo Glauco Lombardi in Parma sind einige Mappen mit Originalvorlagen für Stickerein, die meisten davon natürlich Wiener Herkunft, erhalten. Es finden sich auch einige eigenhändig von Marie Louise gemalte Aquarelle auf kariertem Papier. Einige Bilder weisen auch handschriftliche Anmerkungen auf, die sich auf die Komposition, die Farben und die Ausarbeitung mit den verschie-

*Gegenüberliegende Seite: Stickerei auf Canvas, entworfen und ausgeführt von Marie Louise. Museo G. Lombardi, Parma.*

*Unten: Blumenbordüre mit Rosen und Glockenblumen.*

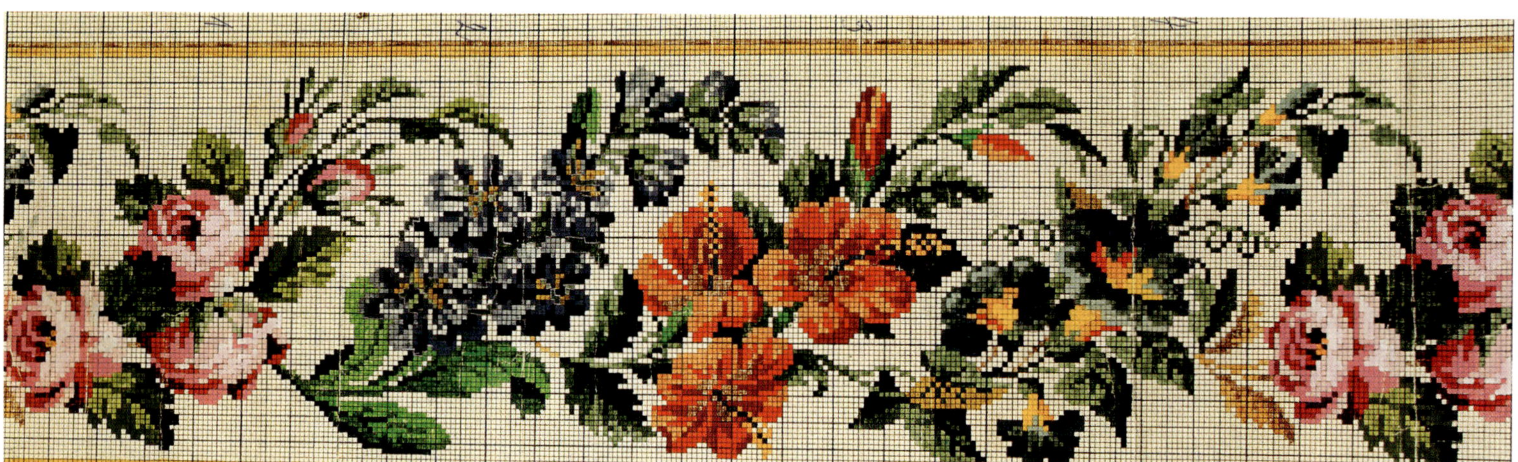

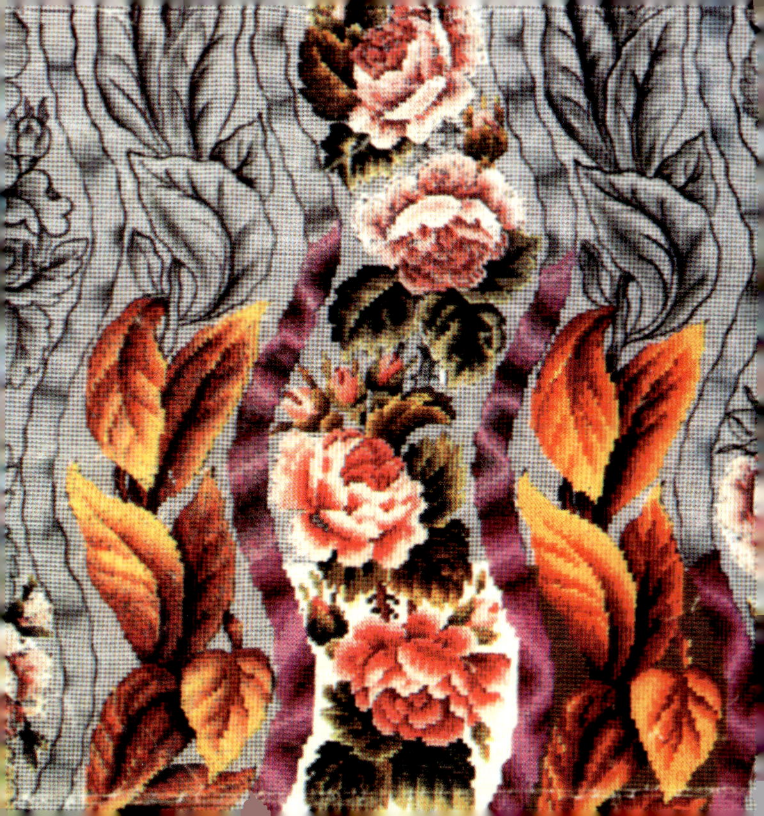

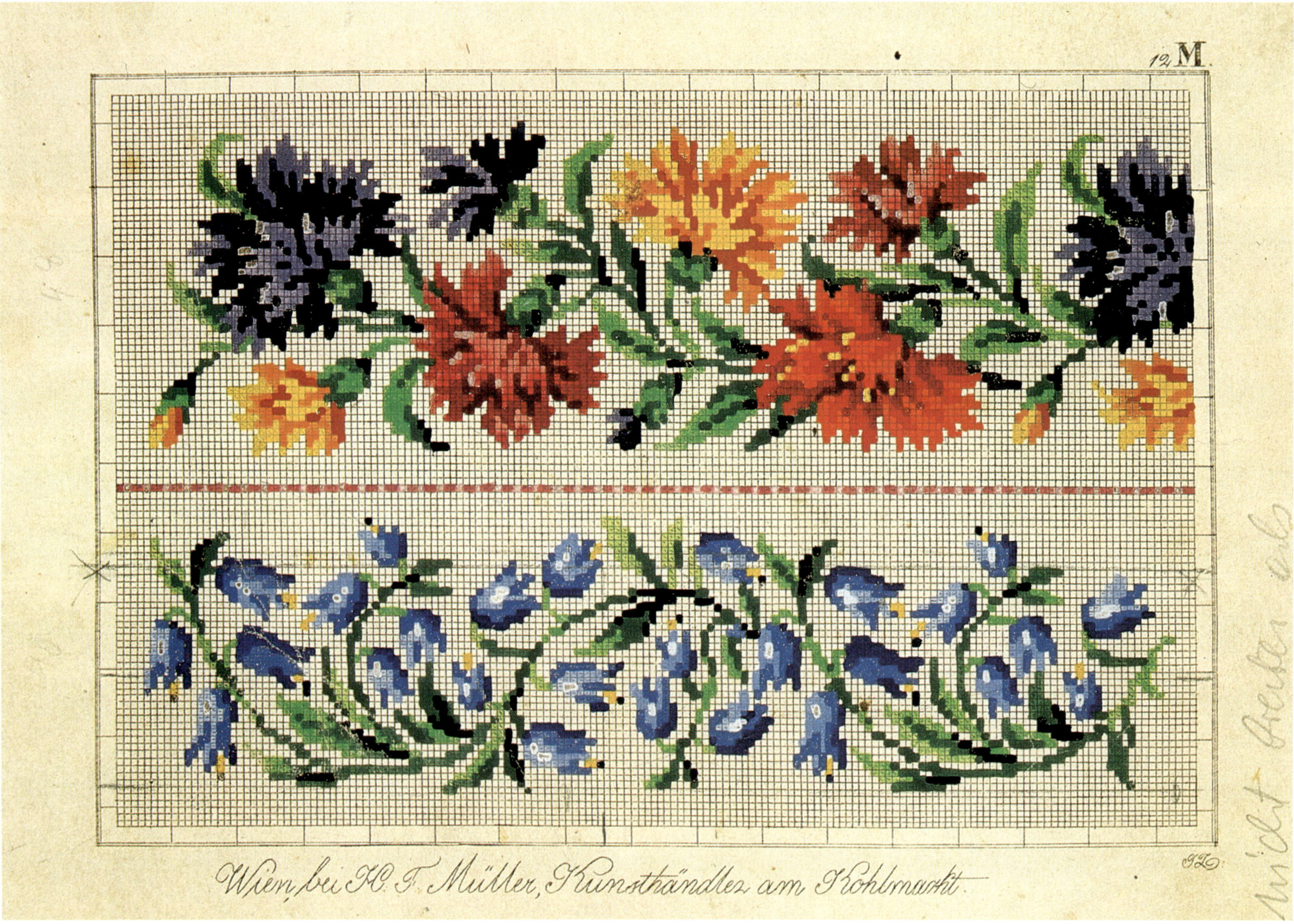


*Zwei Blumenmotive aus dem Hause Müller.*

denen Garnen beziehen. Das zentrale Thema in den Blättern dieser Sammlung stellen Blumen dar, mit denen sich die Herzogin zu umgeben liebte. „Sogar das Briefpapier trägt Blumen im Briefkopf, ja, überall finden wir Blumen, Blumen jeder Art, Naturblumen in den Gärten, Schnittblumen in den Vasen, wir finden sie in Aquarellen gemalt, in Seide gestickt, aus Samt ausgeschnitten, aus Muscheln zusammengesetzt, …“[1]. Kästchen, die wertvolle Sticknecessaires enthalten, zahlreiche Etuis und Schachteln voll mit Spulen, Seidenfäden aller Farben, Chenille, Bänder und unvollendete Stickerein – all diese Gegenstände legen Zeugnis vom großen Interesse Marie Louises für diese Technik ab. Die Herzogin liebte Stickerein, wobei ihre besondere Leidenschaft den Petit-Point-Arbeiten und Kreuzstichstickerein auf Canvas galt. Sie hatte diese Kunst als Kind in Wien gelernt und ihre kleinen Werke oft an Mitglieder ihrer Familie oder an ihre Gouvernante, die Gräfin Colloredo, verschenkt. Auch nachdem sie zur Kaiserin von Frankreich gekrönt worden war, gehörte das Sticken zu ihren Lieblingsbeschäftigungen. Diese Leidenschaft blieb auch Napoleon nicht verborgen, der sich genauestens über Geschmack und Persönlichkeit seiner zukünftigen Braut informiert hatte. Eine Episode scheint mir erzählenswert, da sie das widerspiegelt, was so manche Frau in ihren Träumen unter einem „sensiblen Mann" versteht. Am

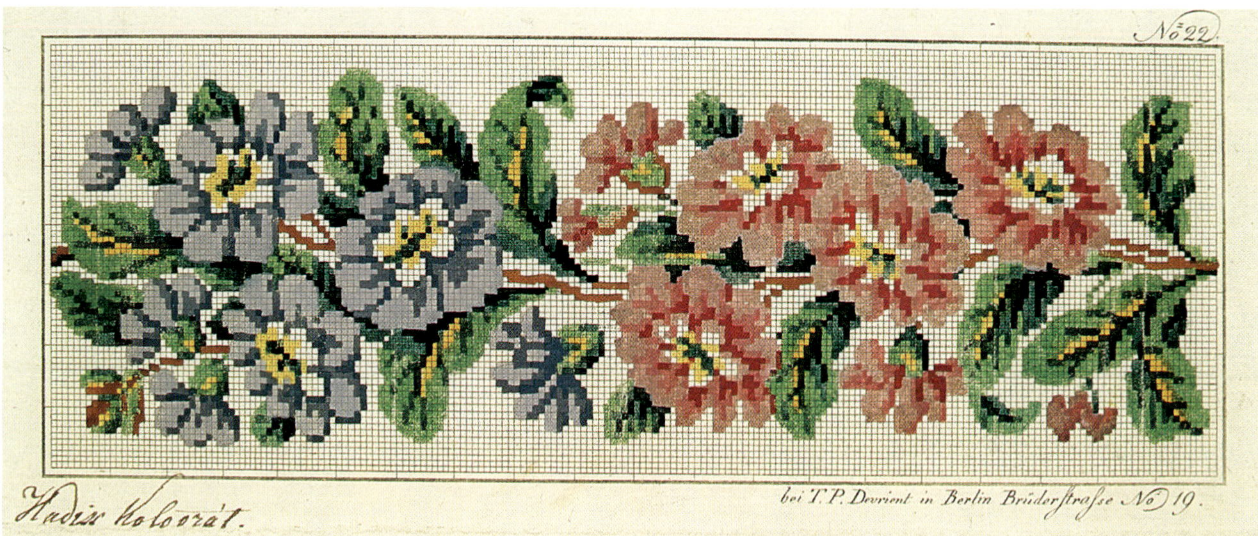


*Blumenbordüre mit Rosen und Flieder.*

13. März 1810 wurde in Wien die Trauung *per procurationem* zwischen der 18jährigen Marie Louise von Habsburg und dem Kaiser der Franzosen, Napoleon, vollzogen. Gleich darauf reiste die Braut ab, begleitet vom eindrucksvollen Zug ihrer Gefolgschaft, ihrem Schicksal entgegen: Paris. Nach drei Tagen erreichte der Brautzug die Gegend nahe Braunau am Inn, wo, gemäß einem vorherbestimmten Zeremoniell, die Erzherzogin an Frankreich „übergeben" werden sollte. Die Reise wurde in Richtung Compiègne fortgesetzt, wo Marie Louise den Kaiser treffen sollte. Wir können uns ihren Gemütszustand vorstellen: die Verzweiflung im Herzen, das Gefühl der Verlassenheit, die Pflicht, sich zu beherrschen und die innersten Gefühle zu verbergen und in Erwartung des Zusammentreffens mit dem Mann – dem Feind

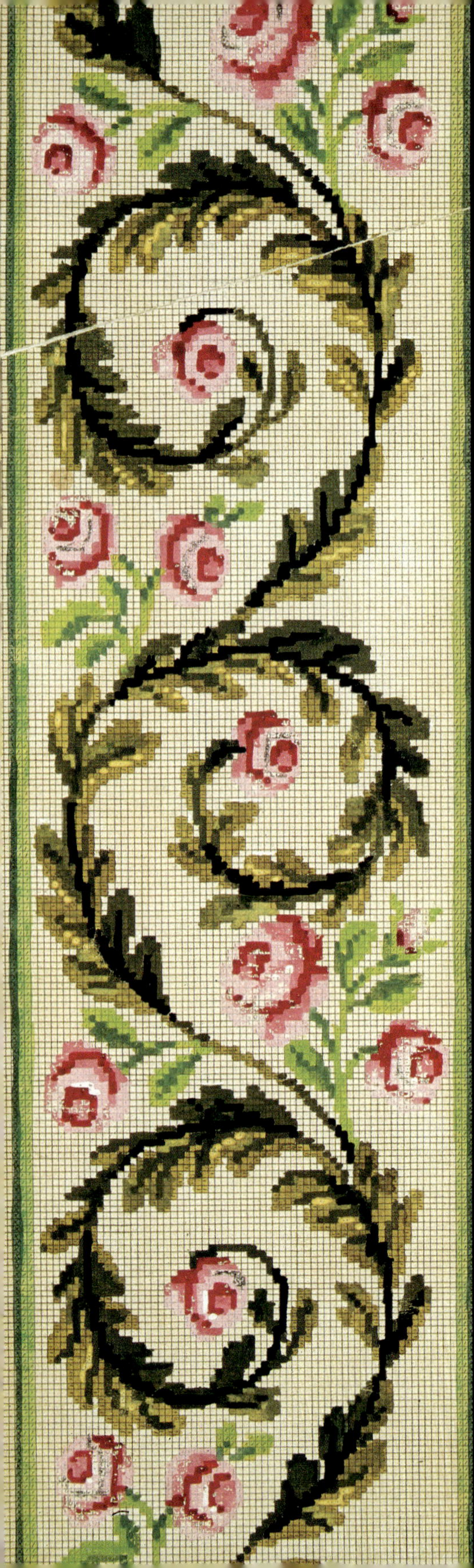
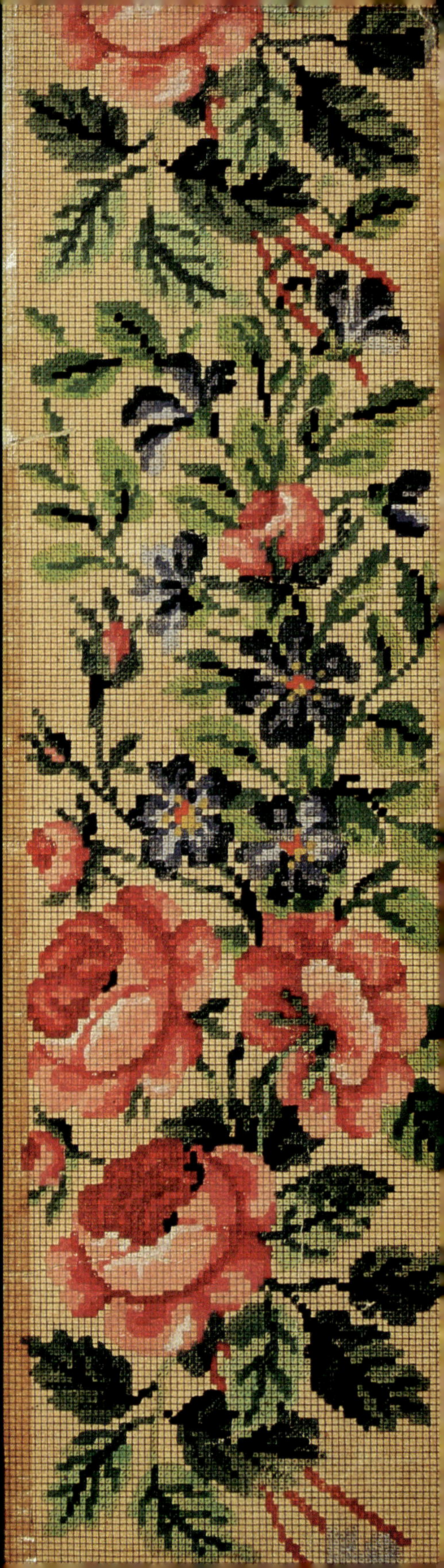

Österreichs –, den sie seit ihrer frühen Kindheit zu hassen gelernt hatte und der nun ihr Gatte war. Das erste Zusammentreffen der Brautleute war bis ins kleinste Detail vorgeplant. Zum allgemeinen Entsetzen durchbrach der Kaiser jedoch jegliches Protokoll. Er beschloß, der Gattin allein gegenüberzutreten: „Er war mit dem einfachen grauen Rock bekleidet, den er in so vielen Schlachten getragen hatte ...“[2]. Zu Pferd, vom Regen durchnäßt, ungeduldig und entschlossen ließ er die Kutsche der Braut anhalten und, wie er selbst erzählte, warf sich „ins Innere der Kutsche und küßte Marie“[3]. Es war nicht der Kaiser, der voll Begierde und Ungeduld seine Ehrerbietung kundtat, es war vielmehr der Mann, der seine Frau abseits jener Abläufe treffen

*Gegenüberliegende Seite links: Blumenbordüre mit Voluten aus Blättern und kleinen Röschen. Rechts: Bordüre mit Rosen und blauen Blumen.*

*Unten: Bordüre aus zartrosa Rosen und weißen Anemonen, mit einem blauen Band verflochten.*

*(Stickvorlage: Seite 192)*

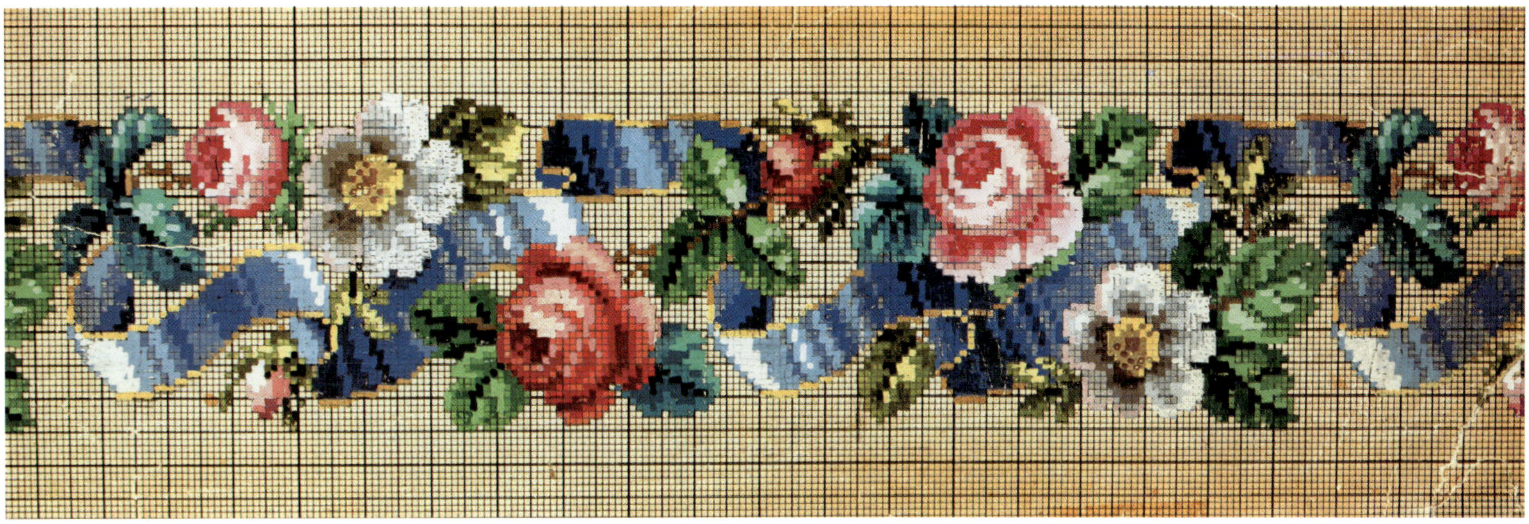

wollte, die durch beider Stellung in strengste Etikette gezwängt wurden. Napoleon ließ die Kutsche in Richtung Compiègne weiterfahren, wo sie spät des Abends eintraf und wo Marie Louise in ihren Zimmern nicht nur einen prächtigen Blumenkorb vorfand: Ihre Freude war übergroß, als sie unter den zahlreichen Gaben ihren kleinen Hund, ihre Vögel und die unfertige Stickerei fand, die sie in Wien zurückgelassen hatte. Napoleon hatte diese Dinge heimlich nach Compiègne bringen lassen, wobei er ein *savoir faire* und ein Feingefühl bewies, das leider nicht allzu verbreitet ist.

1 Mario Praz, „La filosofia dell'arredamento“, Longanesi, Mailand, 1964.
2 Irmgard Schiel, „Maria Luigia“, Longanesi, Mailand, 1983.
3 *ebenda*

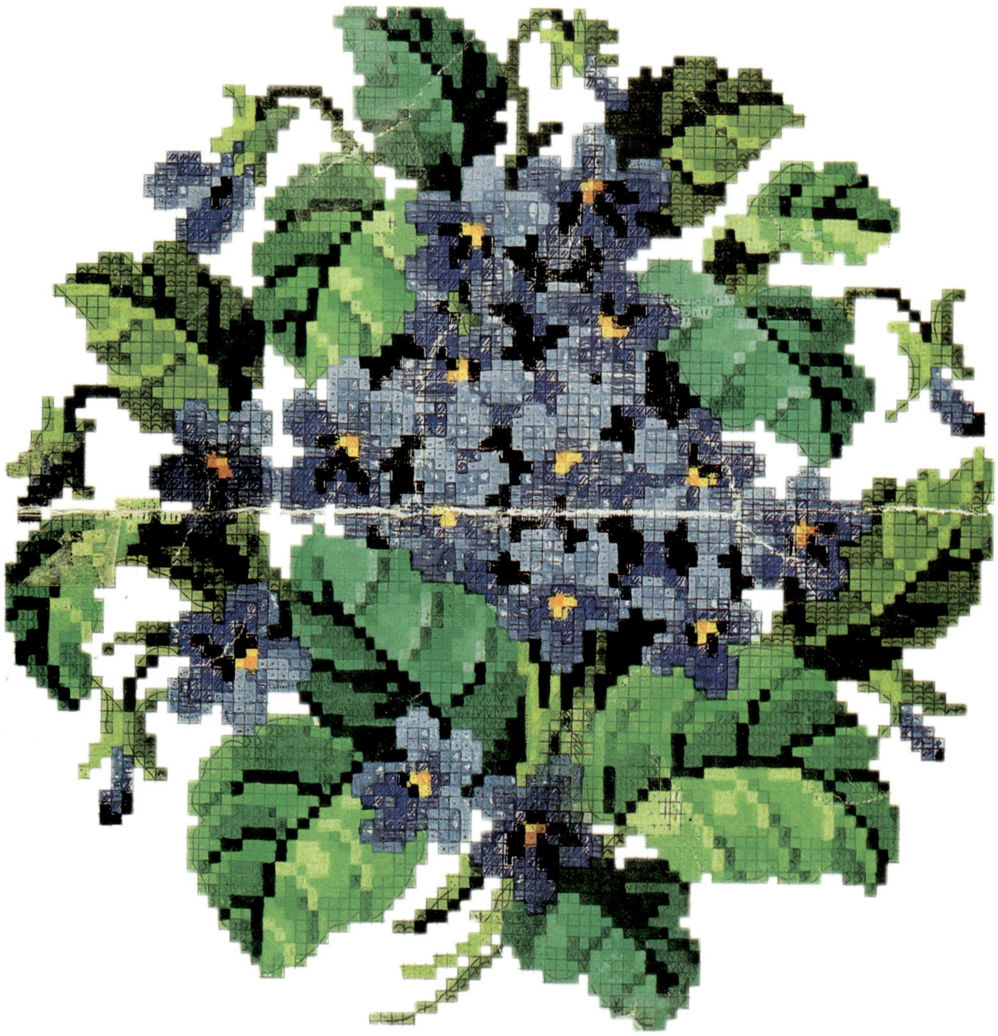

*Oben: Marie Louises Lieblingsbukett: Veilchen aus Parma (Stickvorlage: Seite 172)*

*Gegenüberliegende Seite: Das klassische Tempelmotiv mit Urne in einem Garten. Textilmuseum, St. Gallen.*

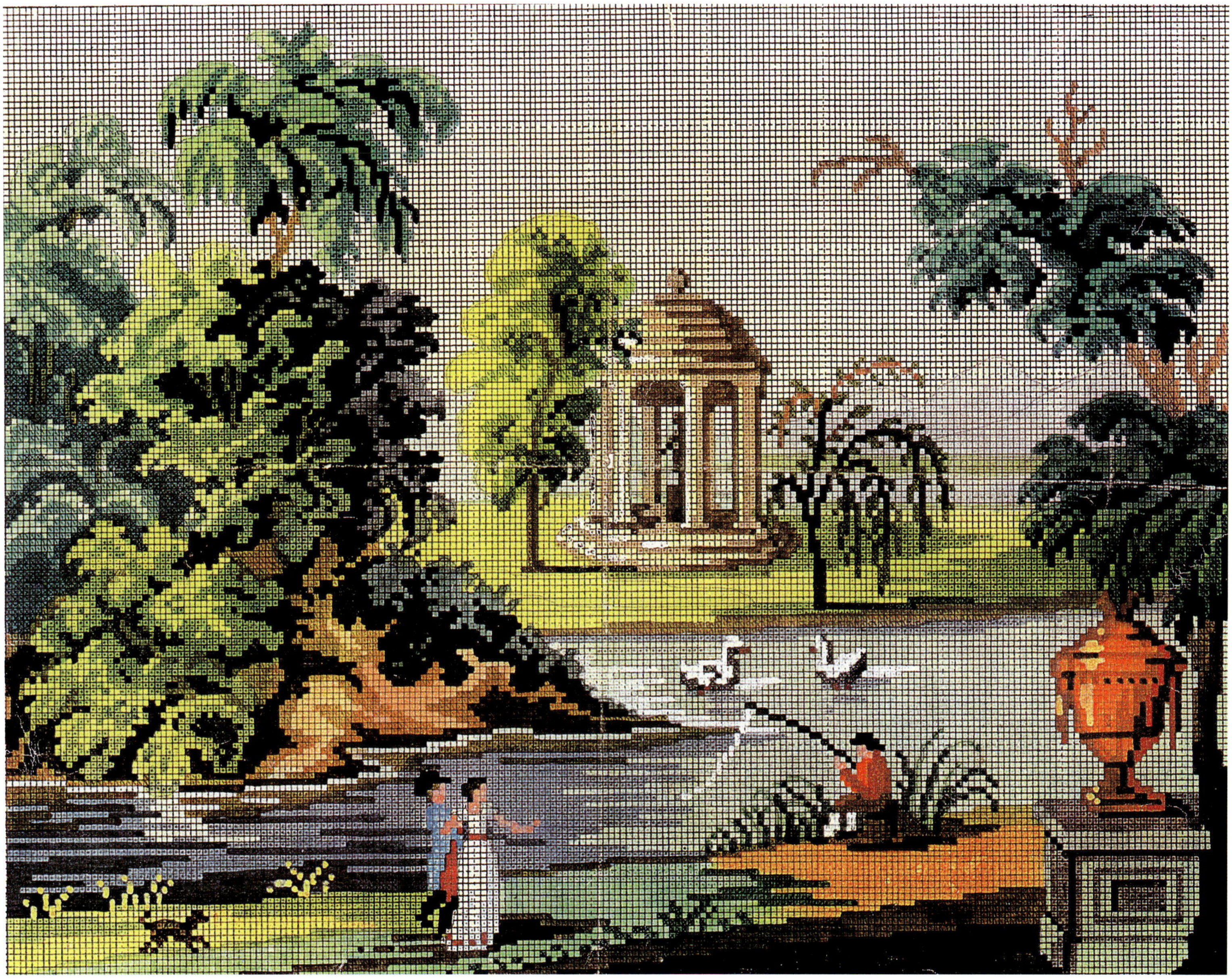

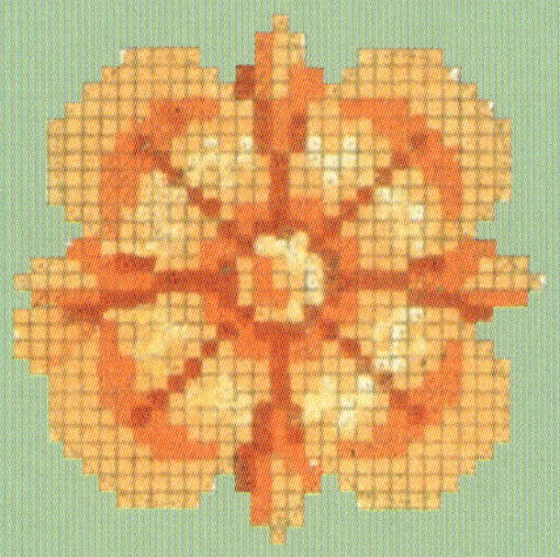

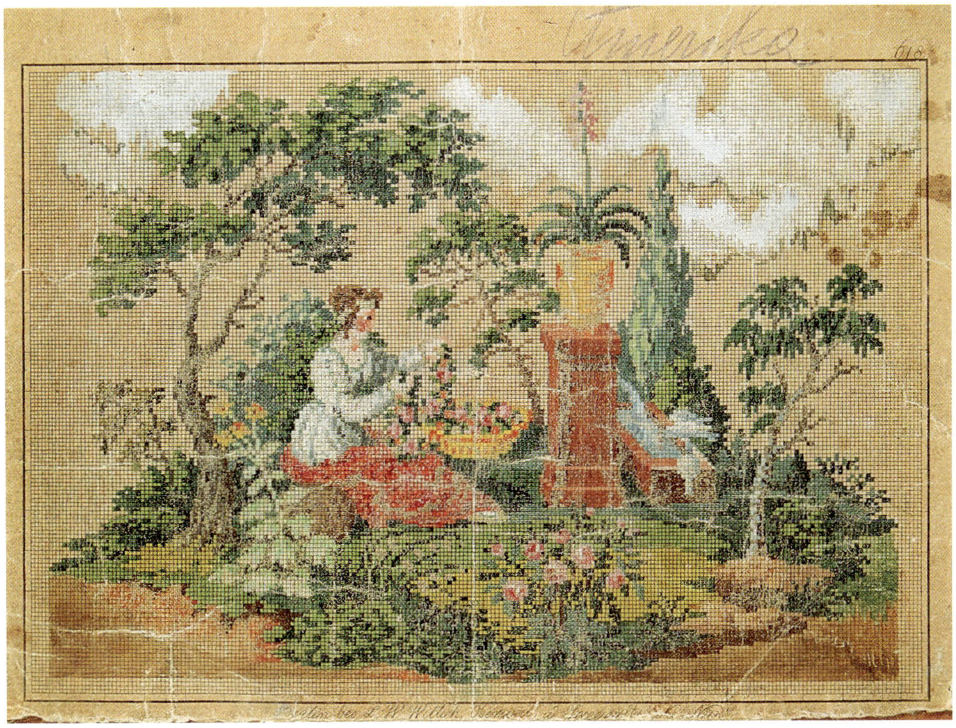

*Darstellung einer Frau, die in einem Blumengarten eine Girlande aus Rosen flicht.*

# Eine schwierige Wahl

KAPITEL 4

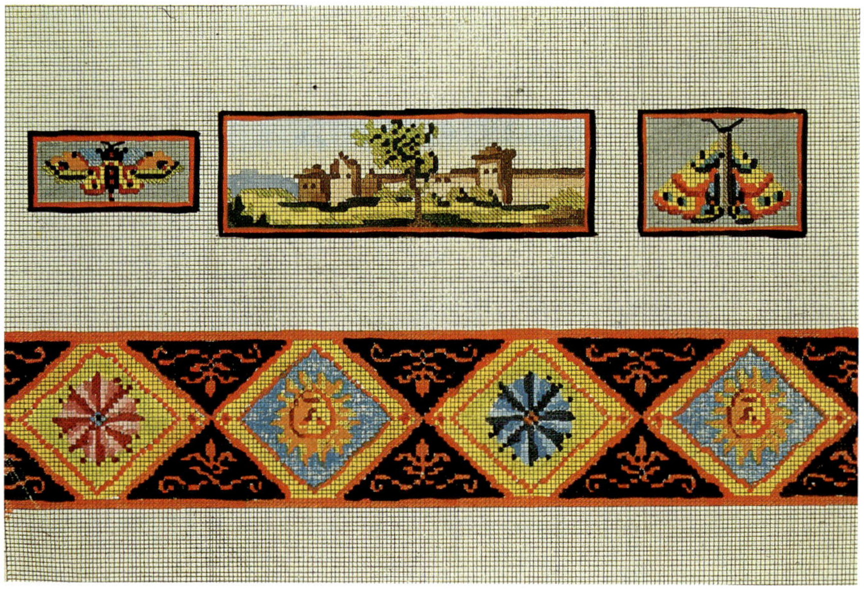

*Vorlage mit verschiedenen Einzelmotiven: eine Landschaft, zwei Schmetterlinge und eine Musterbordüre nach typischen Motiven der damaligen Zeit.*

Aber kehren wir zurück nach Wien, in das berühmte Geschäft in der Freisingergasse. Während meines Aufenthalts in dieser Stadt habe ich ganze Tage damit zugebracht, eine Unzahl an Vorlagen durchzusehen und zu bewerten. Was an ihnen so fasziniert, ist nicht zuletzt ihre Lebendigkeit, wurden sie doch als Modelle zum Vorzeigen für die Kunden verwendet, dann, oft mit Anmerkungen versehen, an die Werkstatt weitergeleitet, damit der Canvas vorbereitet werden konnte, auf welchen das Motiv übertragen wurde, und schließlich dem Kunden mit allen notwendigen Garnen übergeben, fertig zum Sticken. Auch heute noch werden die Sticksets der Firma Nowotny so vorbereitet wie in vergangenen Zeiten: das Motiv wird nicht auf den Canvas gedruckt, man muß auch keinen auf Millimeterpapier vorgezeichneten Stickschriften folgen. Vielmehr bediente man sich der Technik des Trassierens, wobei die Vorlagen mit bunten, horizontal angeordneten Fäden auf den Canvas kopiert werden. Die Stickerin stickte sodann in Petit-Point-Technik über die Fäden, die als Grundlage und Leitfaden für die Arbeit dienten. Viele dieser Stücke wurden von den Kundinnen selbst ausgeführt, oder – in wohlhabenden Kreisen oder wenn die Arbeit aufgrund ihres Umfangs oder ihrer Komplexität zu aufwendig war – zur Gänze von der Firma Nowotny gefertigt. Natürlich wurden auch die Vorlagen allein als Kurzwaren verkauft. In diesem Fall wählte die Stickerin selbst die Art von Etamin, auf dem sie sticken wollte, die Art des Fadens – Seide oder Wolle – oder ob die Arbeit in

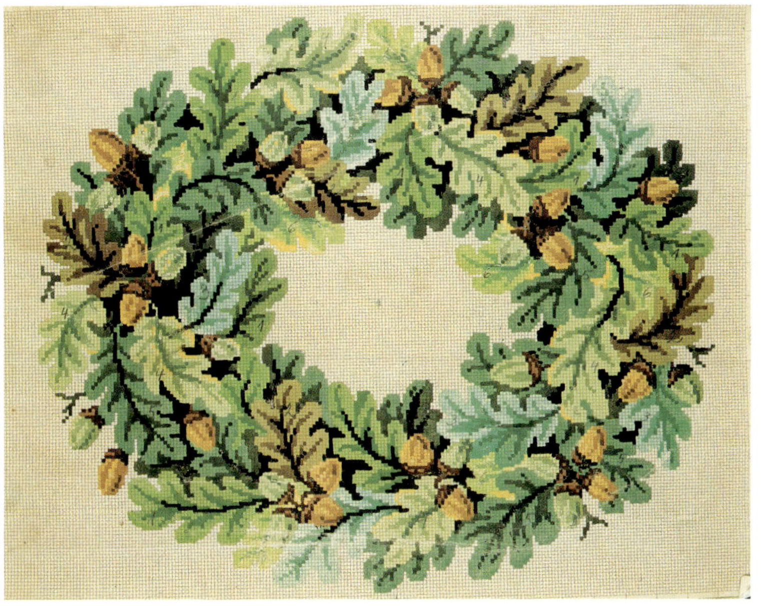

*Stickvorlage mit Girlandenmotiv aus Eichenblättern und Eicheln. Dasselbe Motiv trassiert auf Canvas.*

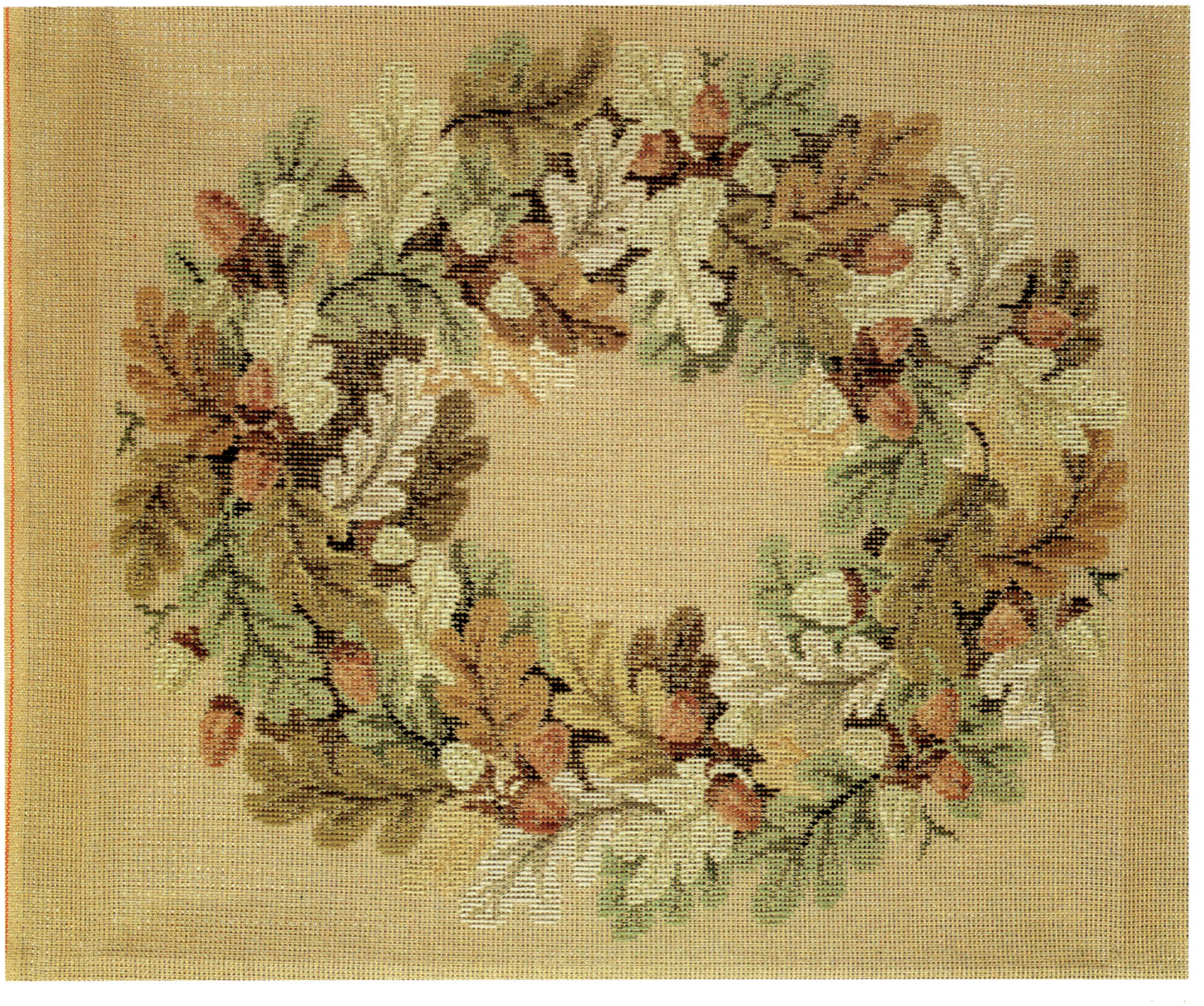

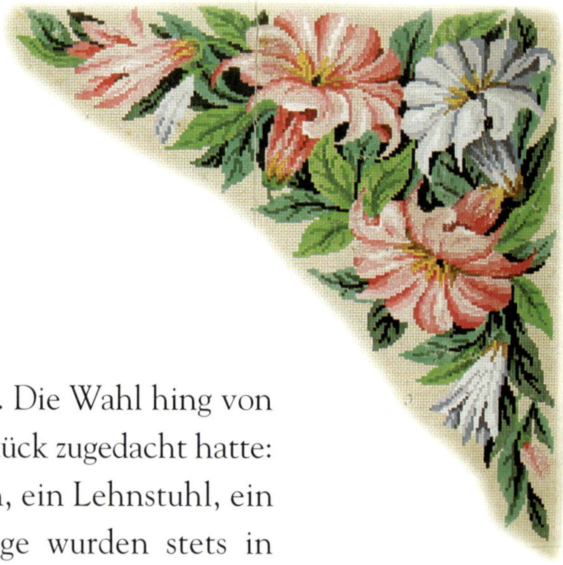

*Eckmotive mit Blumenmuster aus dem Hause Müller: rosafarbene Glockenblumen, Eichenblätter und Eicheln.*

*Gegenüberliegende Seite: Drei Bordüren mit unterschiedlichen Motiven, Verlag Paterno.*

Perlensticktechnik ausgeführt werden sollte. Die Wahl hing von der Bestimmung ab, die man dem fertigen Stück zugedacht hatte: ein Kissen, ein Ofenschirm, ein Täschchen, ein Lehnstuhl, ein Umschlag für ein Album. Die Stoffbezüge wurden stets in Halbstichtechnik mit Wollfäden gestickt, da diese der gebrauchsbedingten Abnutzung besser standhielt. Das betraf Sofas, Lehnsessel, Stühle, Schemel, Teppiche. Oft wurden aus optischen Gründen für die hellen Stellen des Motivs auch Seidenfäden gewählt, um bestimmte Hell-Dunkel-Effekte zu erzielen, die der Arbeit eine stärkere Tiefenwirkung verliehen. Wenn das Motiv die Darstellung von Personen vorsah, so wurden diese mit vier sehr kleinen Stichen ausgeführt, was die Arbeit effektvoller machte, die Figuren von ihrer Umgebung abhob und vor allem eine reichere farbliche Behandlung kleinteiliger Flächen wie Gesichter oder Hände erlaubte. Andere Gegenstände wie Ofenschirme, Teewärmer, Hüllen für Alben, Täschchen oder Kissen konnten gleichermaßen in Petit-Point-Technik oder mit Kreuzstichen, unter Verwendung von Wolle, Seide, Chenille, kleinen Perlen, manchmal mit einer einzigen Art von Garn, öfter jedoch aus einer Mischung vieler Arten ausgeführt werden, sodaß dem Werkstück durch die Vielfalt der Elemente ein abwechslungsreiches und prächtiges Äußeres verliehen wurde. Taschen wurden fast ausschließlich in Perlsticktechnik ausgeführt. Beim Erfinden stets neuer Verwendungen für diese Technik waren der Phantasie keine Grenzen gesetzt, wie die Hüllen für Trinkgläser, Zigarrenbeutel, Etuis, Rahmen und Schachteln beweisen. In einigen Ländern wurden die Perlen den Garnen vorgezogen, um daraus eine Vielzahl von

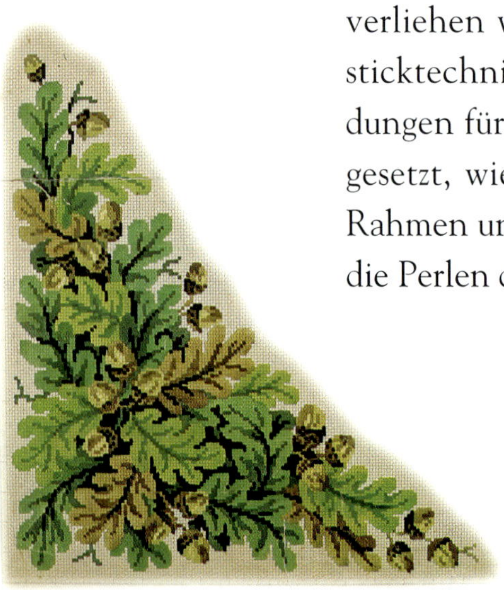

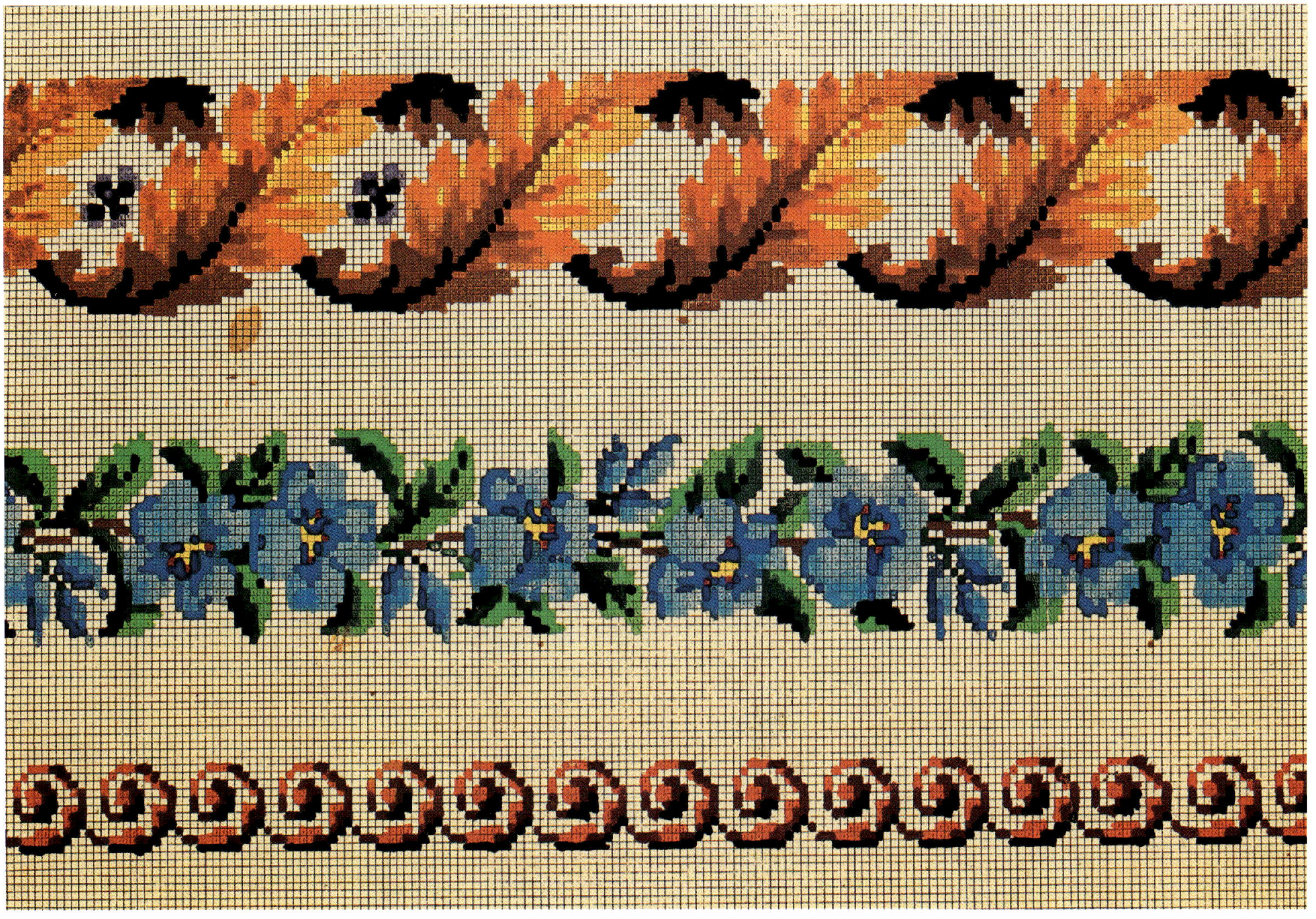

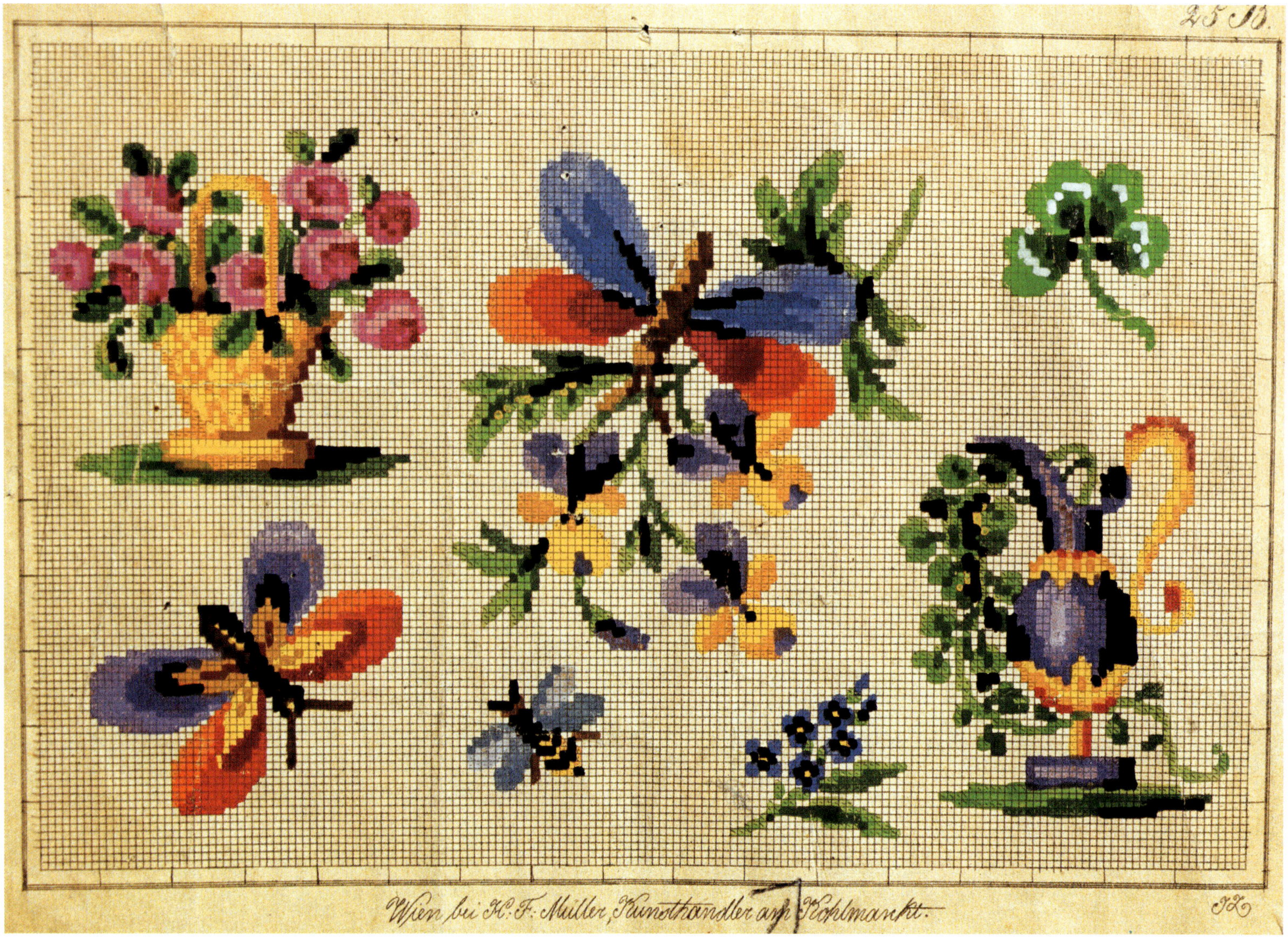

*Vorlage von Müller mit verschiedenen kleinen Einzelmotiven, die je nach Geschmack und Bedarf verwendet werden können.*

Gegenständen zu fertigen, die traditionellerweise mit Wolle oder Seide gestickt wurden. All diesen Arbeiten lagen jedoch Vorlagen auf kariertem Papier zugrunde, welche damals verschiedene Verlage auf den Markt brachten. Die Wahl der Materialien, mit denen eine Stickerei ausgeführt werden sollte, und die spätere Verwendung des Werkstücks lag ganz im Ermessen der Stickerin. Wie man aus den in diesem Buch dargestellten Vorlagen erkennen kann, enthalten viele davon unterschiedliche Motive, wobei jedes auch als einzelnes schmückendes Element in den verschiedensten Arbeiten verwendet werden konnte. Auch die Wahl der Farben wurde in diesem Fall der Stickerin überlassen. Wie ich manchmal feststellen konnte, gibt es Stickerein, die, obgleich sie von derselben Vorlage stammen, aufgrund der unterschiedlichen Farben voneinander abweichen. Es ist mir wirklich schwergefallen, ein Thema für dieses Buch zu wählen. Fast alle Motive, die durch meine Händen gingen – es waren immerhin etwa 5000 – hätten es verdient, veröffentlicht zu werden. Überwältigt vom Arbeitspensum, das es zu erledigen galt, entschloß ich mich, von diesem so heterogenen, nicht sortierten – weder nach Thema oder Stil, nach Epoche oder Autor geordneten – Material, das mich in seiner Fülle völlig verwirrte und mir Schwindelgefühle verursachte, ein wenig Abstand zu gewinnen und mich eine Zeitlang anderen Dingen zu widmen. Ich streifte durch die Stadt, in der Hoffnung, einen klaren Kopf zu bekommen. Ich durchforstete Bücherläden, besuchte Antiquitätengeschäfte, besichtigte Museen und ein zauberhaftes Biedermeierhaus. Der Besuch im Museum hat mir glücklicherweise wieder zu Klarheit verholfen, sodaß ich zu einer Betrachtungsweise gelangen konnte, dank derer ich diese Aufgabe zu Ende führen konnte, die mir anfangs fast unüberwindlich erschienen war.

*Bunter Schmetterling inmitten einer herzförmigen Blattgirlande.*

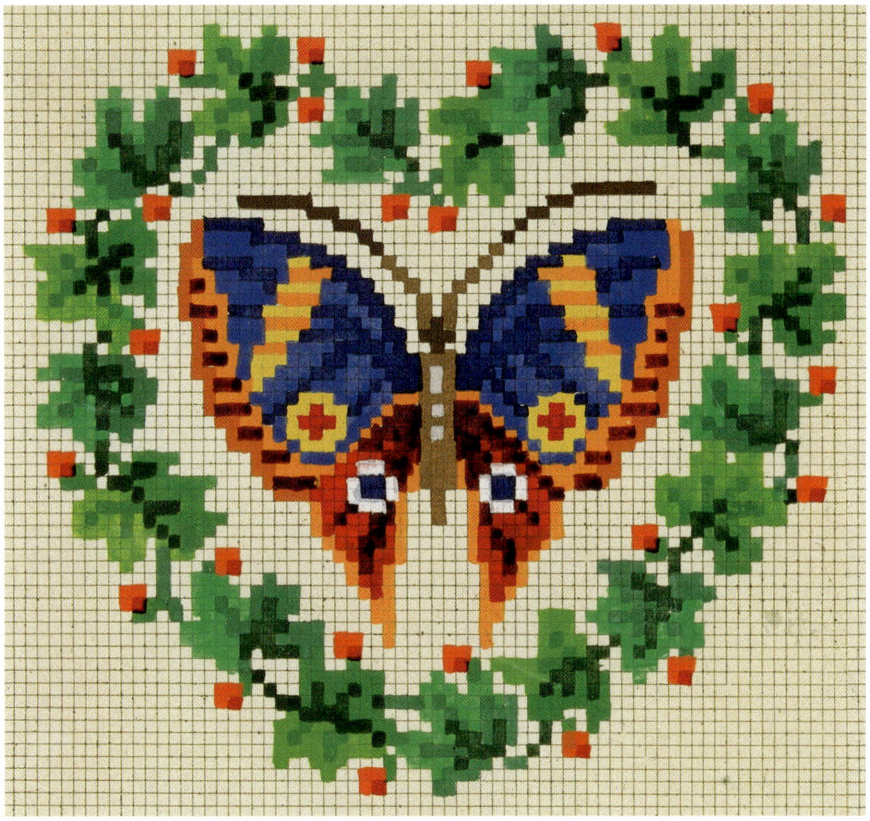

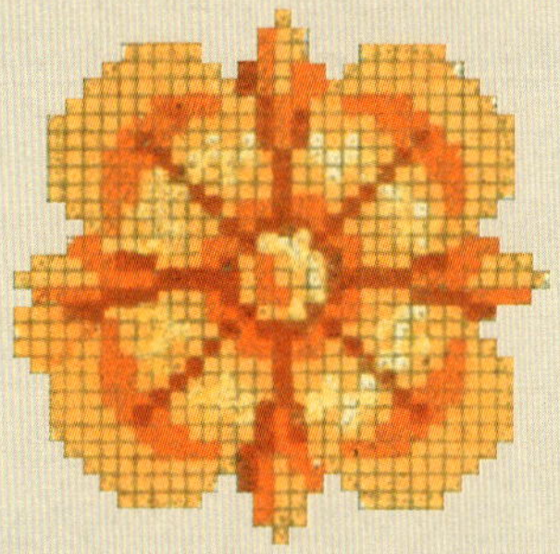

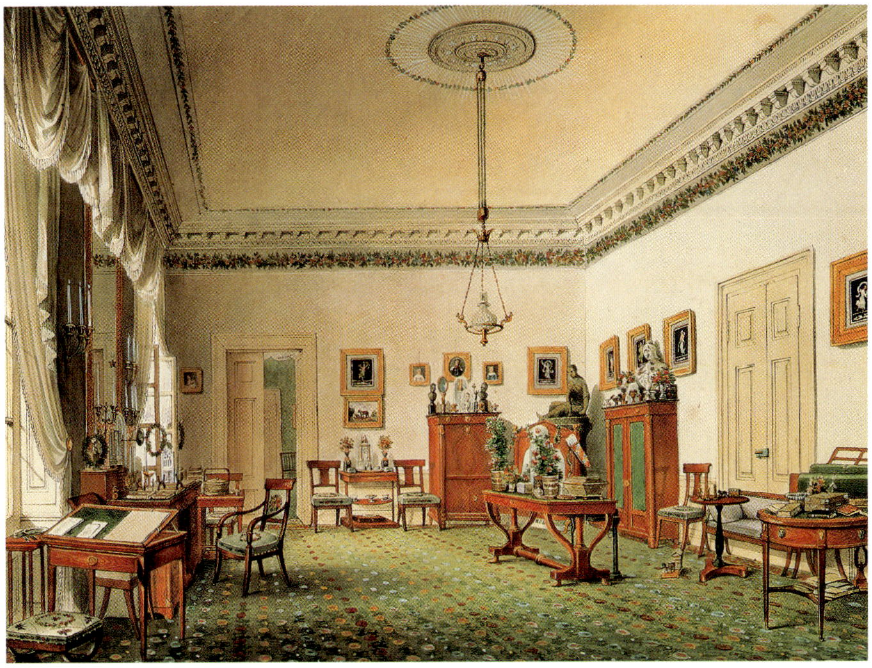

*Typischer Berliner Wohnraum mit gleichen Ornamenten auf den Wänden und den Petit-Point-Stoffbezügen. Stadtmuseum, Berlin.*

# Das Biedermeier

KAPITEL 5

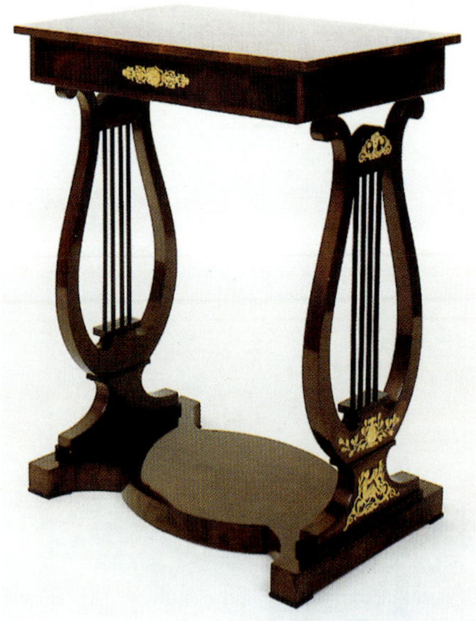

*Links: Tisch mit typischem Lyra-Motiv.*

*Gegenüberliegende Seite: Vorlage mit verschiedenen Motiven, die im Biedermeier sehr beliebt waren: der Schwan, die Lyra, Blumen.*

Nachdem ich in den Museen das Porzellan, die geschliffenen und bemalten Gläser, die Möbel, Juwelen, Bilder, Uhren und Alben mit Mustervorlagen für Innenausstattungen oder für Porzellan besichtigt hatte, stellte ich fest, daß bestimmte Motive, wenngleich sie einen gemeinsamen Stil aufwiesen, bewußt zum Verzieren ganz spezieller Gegenstände eingesetzt wurden. Viele Muster entsprachen dabei genau den Stickvorlagen, die ich kurz zuvor im Geschäft Nowotny zu sehen bekommen hatte. Nicht, daß es mir nicht bekannt gewesen wäre, daß Wien über eine blühende Produktion an Stickvorlagen verfügte. Ich hatte jedoch nur Einblick in einen beschränkten Teil davon erhalten und daher nicht sofort erkannt, daß es sich eigentlich nur um einen Teilbereich einer Strömung der angewandten Künste mit großer Ausdehnung handelte, die im Biedermeier ihren Ausdruck fand (1815–1848).
Als ich daraufhin zurückkehrte, um nochmals mit größerer Aufmerksamkeit Einsicht in den ungeheuren Reichtum der Sammlung Nowotny zu nehmen, bemerkte ich, daß die in Wien von den einzelnen Verlagen der damaligen Zeit hergestellten Muster ebenfalls diesem Stil angehörten. Zu diesem Zeitpunkt waren all meine Zweifel ausgeräumt: Meine Aufgabe sollte es nicht sein, eine wichtige Sammlung zu beschreiben und über eine gewisse

№ 30

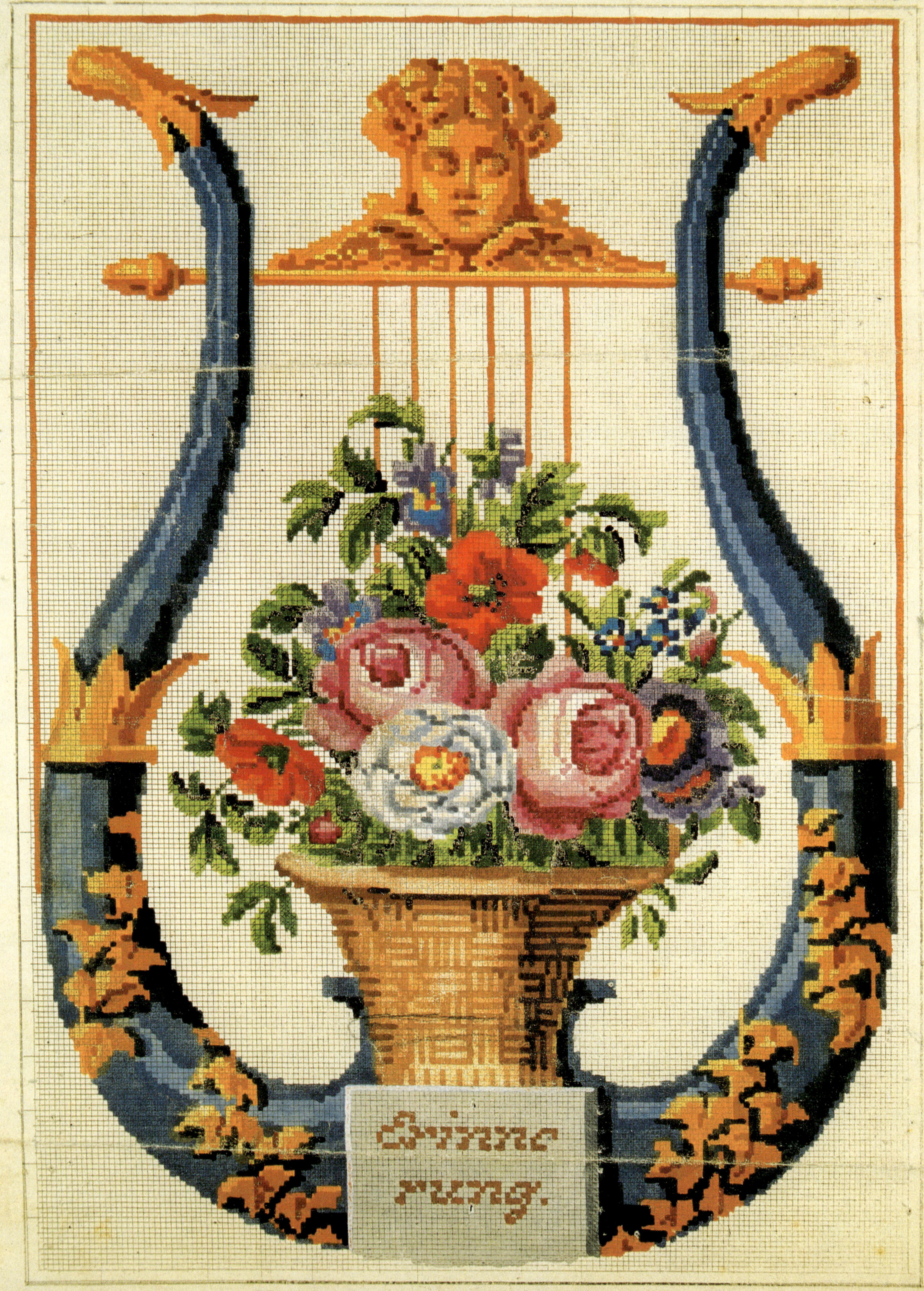


Wien bey J. Bermann Kunsthändler am Graben

*Rechts: Vorlage aus dem Hause Bermann mit dem häufig verwendeten Motiv der Lyra, die einen Blumenkorb umrahmt.*

*Unten: Möbelstück mit denselben Motiven wie auf der oben abgebildeten Stickvorlage.*

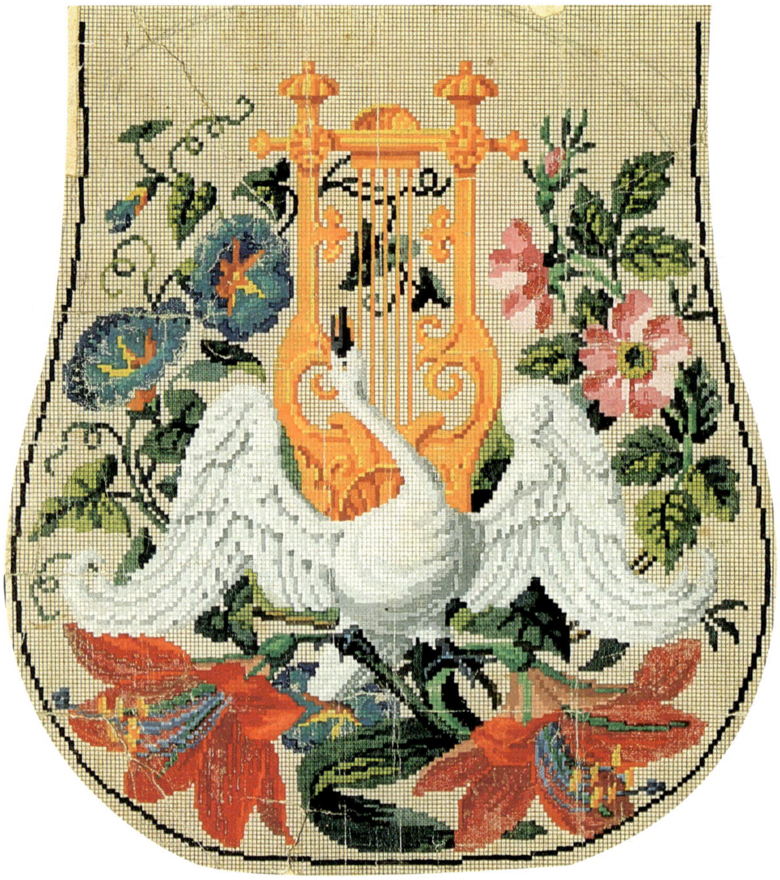

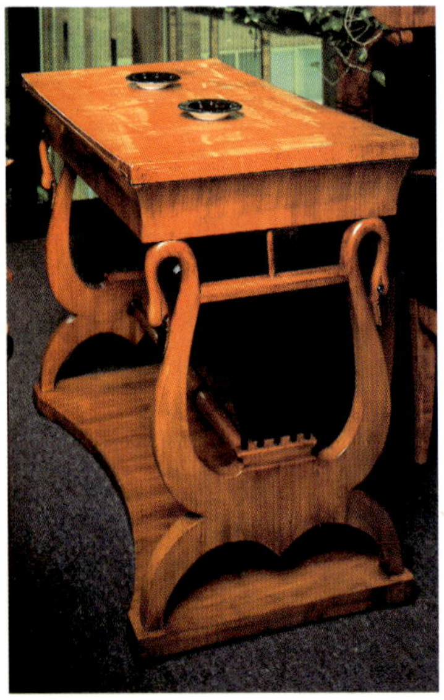

Art von Stickerei im allgemeinen zu sprechen, sondern vielmehr die Motive herauszuarbeiten, die den Geschmack einer Epoche im dekorativen Bereich repräsentierten. Als zentrales Thema wollte ich die Blumen wählen. Dies mag banal, ziemlich allgemein erscheinen, aber behandelt man das Biedermeierzeitalter, so kann man eigentlich kein anderes Thema wählen.

„Der Begriff Biedermeier beschreibt im engeren Sinn einen Einrichtungsstil und im weiteren Sinn die Kultur einer ganzen Epoche."[1] Als Biedermeier bezeichnet man den Zeitraum ab dem Ende der Napoleonischen Kriege beziehungsweise des Wiener Kongreß' (1815) bis zu den Revolutionen des Jahres 1848. Unter Kaiser Franz I. (1792–1835) herrschte nach dem Wiener Kongreß ein absolut unbeugsames, konservatives Regime, bei welchem jegliche Beteiligung der Bürger am politischen Leben untersagt wurde. Staatskanzler Fürst Metternich war der geistige Vater dieser Politik: Er schuf einen Polizeistaat, in welchem die Zensur herrschte und jeder Versuch einer Erneuerung, auch auf kulturellem Gebiet, im Keim erstickt wurde. In diesem Klima

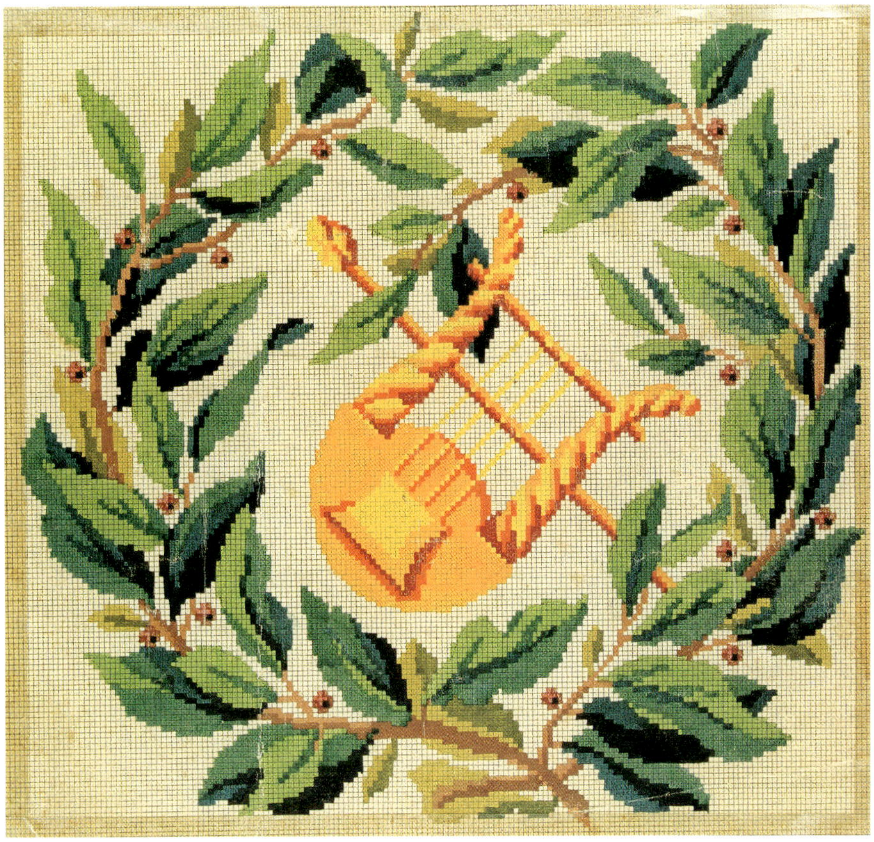

*Links: Eine Girlande aus Lorbeerblättern, die eine Lyra einschließt.*

*Unten: Säulenförmiges Möbelstück, mit zur abgebildeten Stickvorlage analogem Lorbeerkranz- und Lyra-Motiv.*

zogen sich die Österreicher, und im speziellen die Wiener, einfach zurück – in die schlichten Freuden des Familienlebens, in die Liebe zur Natur, zur Musik. Sogar das Leben am kaiserlichen Hof trug den Stempel dieser Einfachheit, und die Jahre, die auf ein Zeitalter der Kriege und Restriktionen folgten, waren durch eine konstante Suche nach Ruhe, Sicherheit und jenem Frieden gekennzeichnet, nach dem sich alle sehnten. Das Heim wurde zum Mittelpunkt von Geselligkeit, von literarischen und musikalischen Zirkeln, in denen jedermann Raum fand, sich auszudrücken, und sei es auch über eine Beschäftigung zum reinen Vergnügen wie Malen, Sticken oder Lesen. Sehr interessant für uns sind in diesem Zusammenhang Aquarelle und Gemälde, die im 19. Jahrhundert groß in Mode waren. Sie führen uns in minuziös genau dargestellte Räume und bringen uns so nicht nur die Innenausstattung der Zimmer, sondern vielmehr den Stil und die Lebensart jener Zeit nahe: Das Heim der Biedermeierzeit scheint die Außenwelt auszuschließen und wird zum Ausdruck einer Kultur, die sich im familiären Kreis erfüllt und die diesen Lebens-

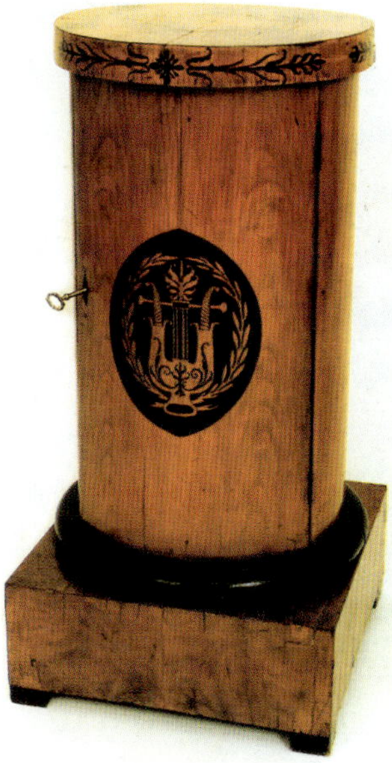

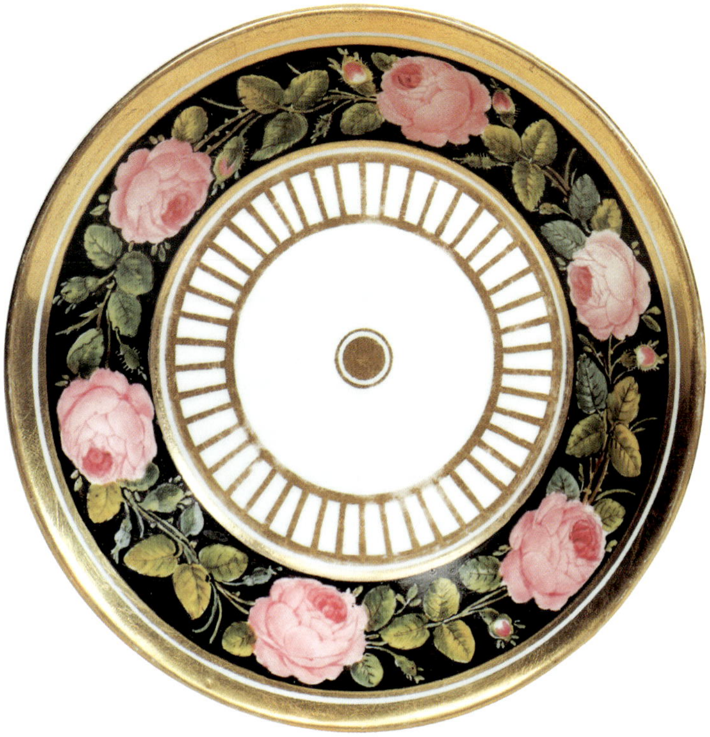

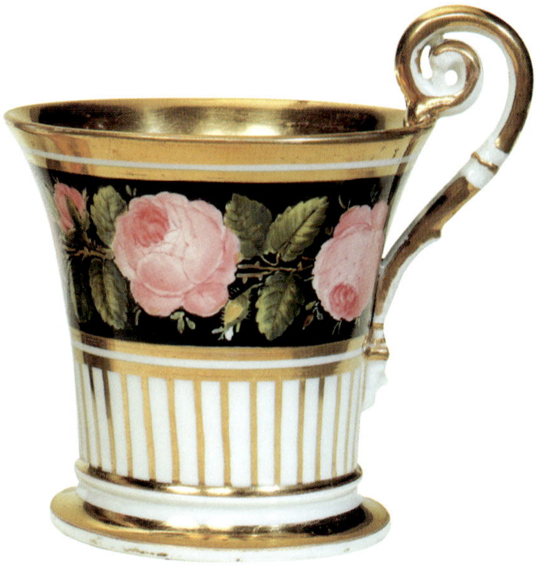

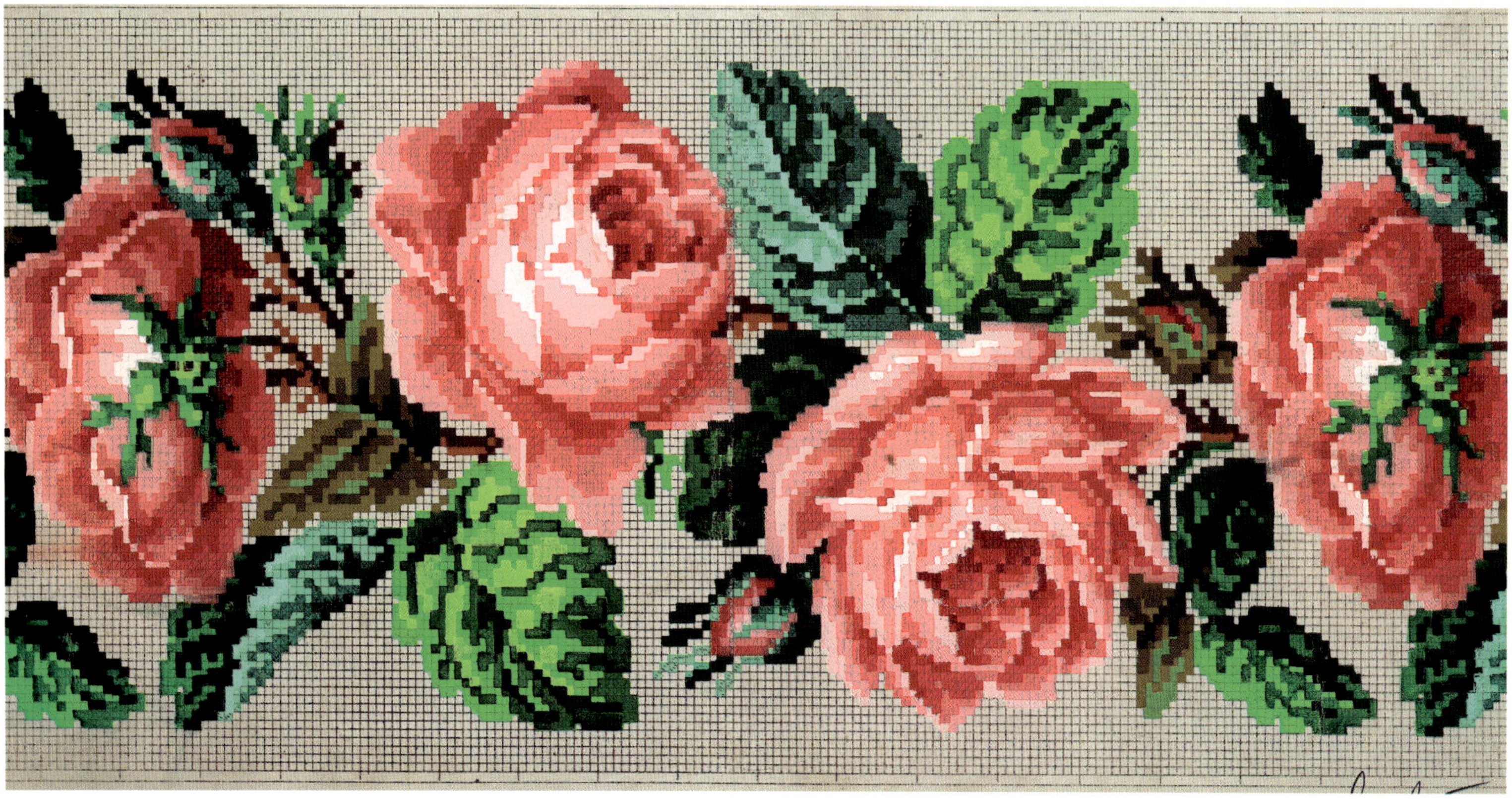

*Gegenüberliegende Seite: Tasse und Unterteller aus Nymphenburger Porzellan mit zauberhaftem Blumendekor und Goldverzierungen, um 1820. Bayerisches Nationalmuseum, München. Den gemalten Rosenrand der Tasse finden wir in der Stickvorlage wieder. Eigentum der Autorin.*

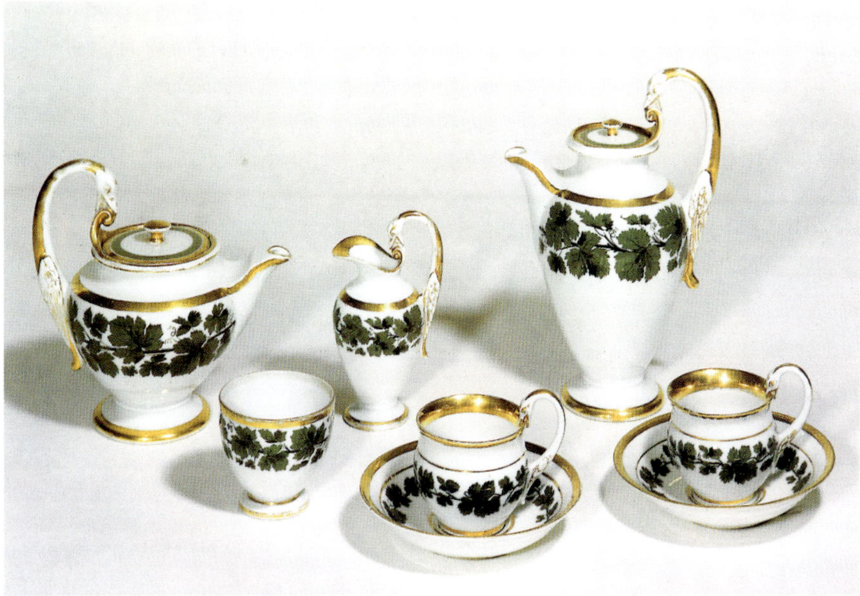

*(Stickvorlage: Seite 190)*

stil so behaglich wie möglich machen will. Man bekommt den Eindruck, daß die Sicherheit, die Ordnung, die Schönheit und Pflege der einzelnen Gegenstände das Hauptmotiv dieser Räume ist. Der wichtigste Platz in der Wohnung war der Salon, der sich nicht mehr als Repräsentationsraum, sondern als Treffpunkt der Familienmitglieder und ihrer Freunde verstand. Die Möbel hatten nicht mehr rein dekorativen Charakter wie beim Empirestil, der luxuriös und mit Ornamenten überladen war, sie waren viel-

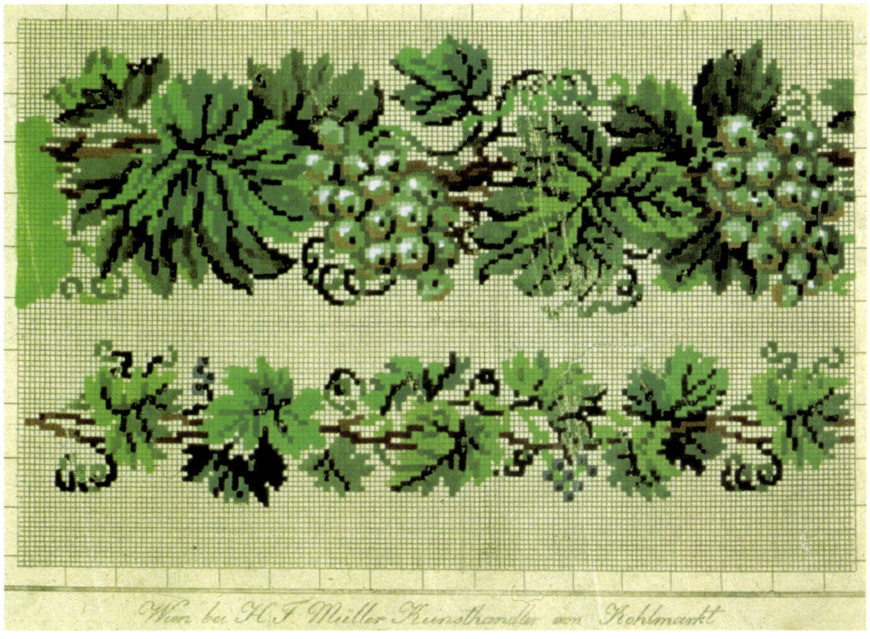


*Oben: Ranke aus Weinblättern auf einem eleganten Kaffeeservice aus Meissen. Landesmuseum, Oldenburg. In der Stickvorlage von Müller (links) findet sich dieses Blattmotiv wieder. Deutsches Stickmuster-Museum, Celle.*

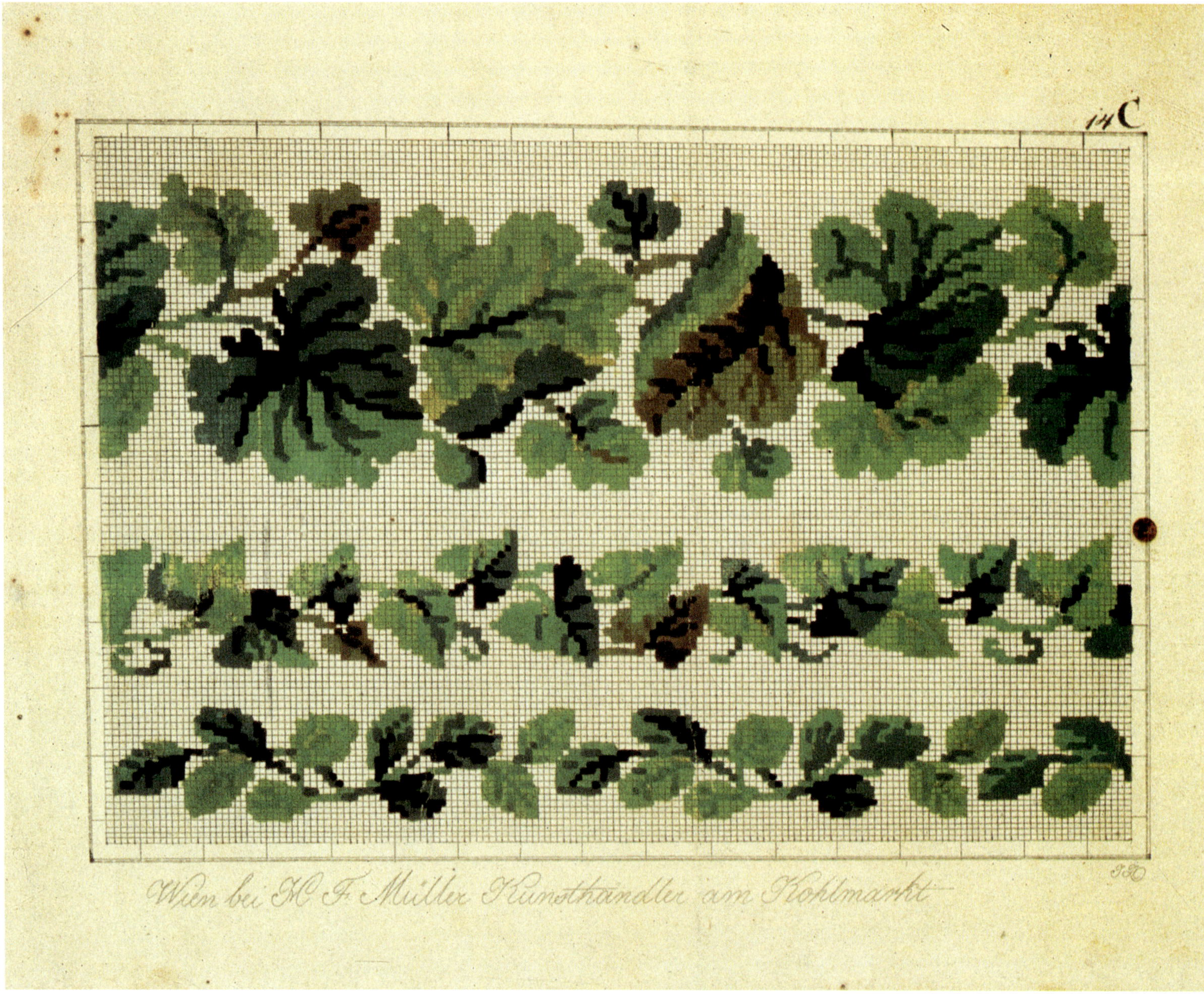


*Auch diese Vorlage von Müller zieren drei Blattranken. Eigentum der Autorin.*

mehr funktionell, bequem, mit einer eleganten, schlichten Linie. Der Wahl des Holzes – Bruyèreholz, Mahagoni, Kirsche oder Birne – wurde große Bedeutung beigemessen, und sie war als solche bereits ein grundlegendes dekoratives Element. Es gab wenige Ornamente, fast immer in Ebenholz gefertigt, symmetrisch, dem klassizistischen Geschmack entsprechend.

Ein typisches Dekorelement dieser Zeit war die Lyra: wir finden diese Form als Basis für Tische, in Sessellehnen, auf kleinen Säulen oder in einem Möbelstück in Ebenholz eingelegt, auf einer

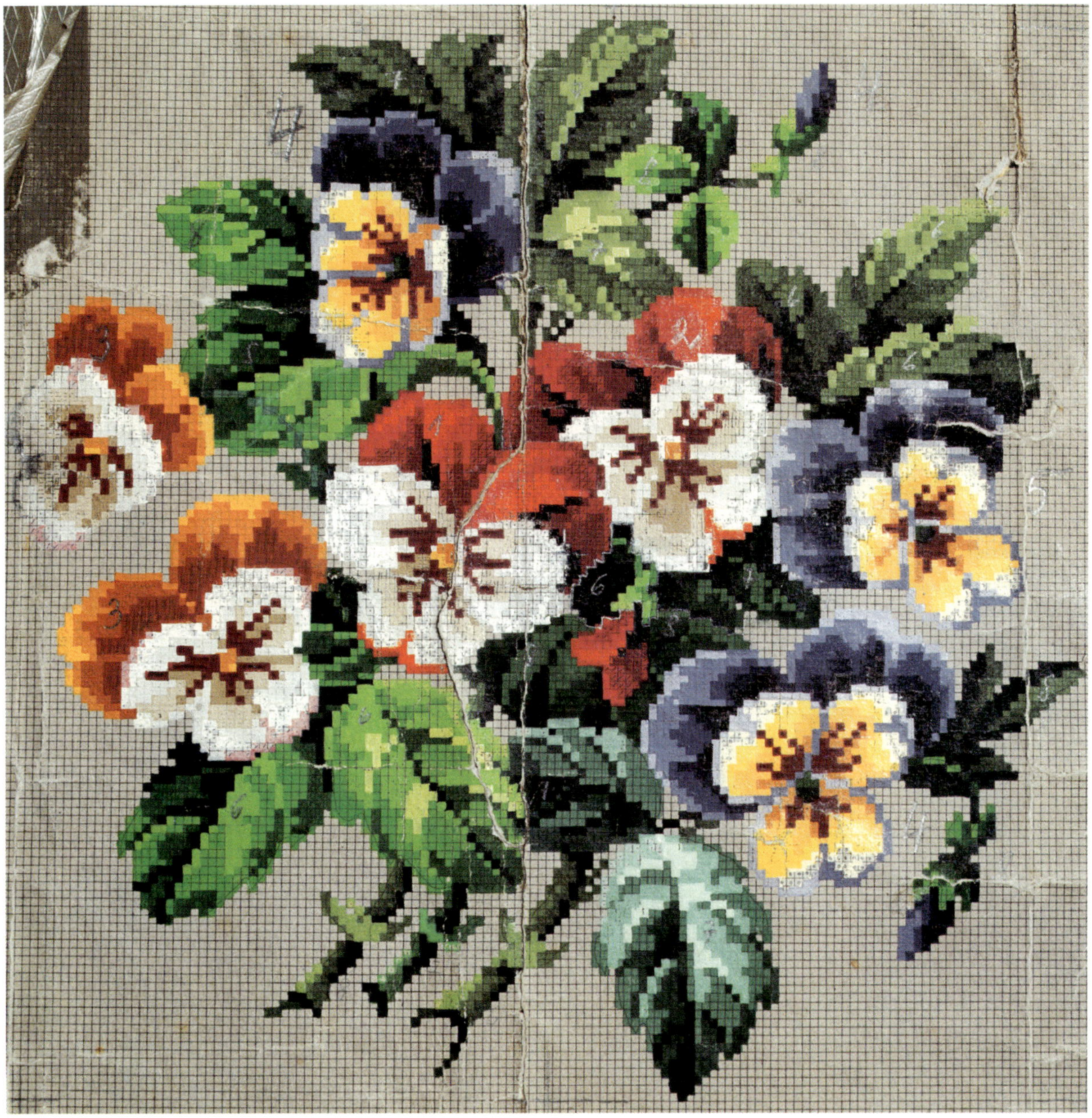

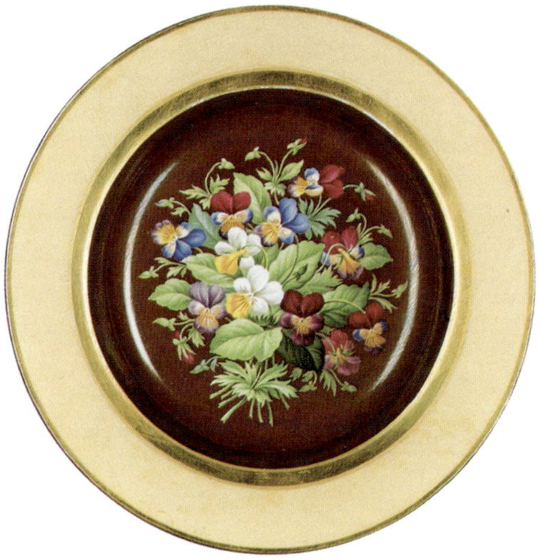

*Der Porzellanteller der Sammlung Nowotny und die auf dieser Seite abgebildete Stickvorlage zeigen ein Bukett aus Stiefmütterchen.*

*(Stickvorlage: Seite 186)*

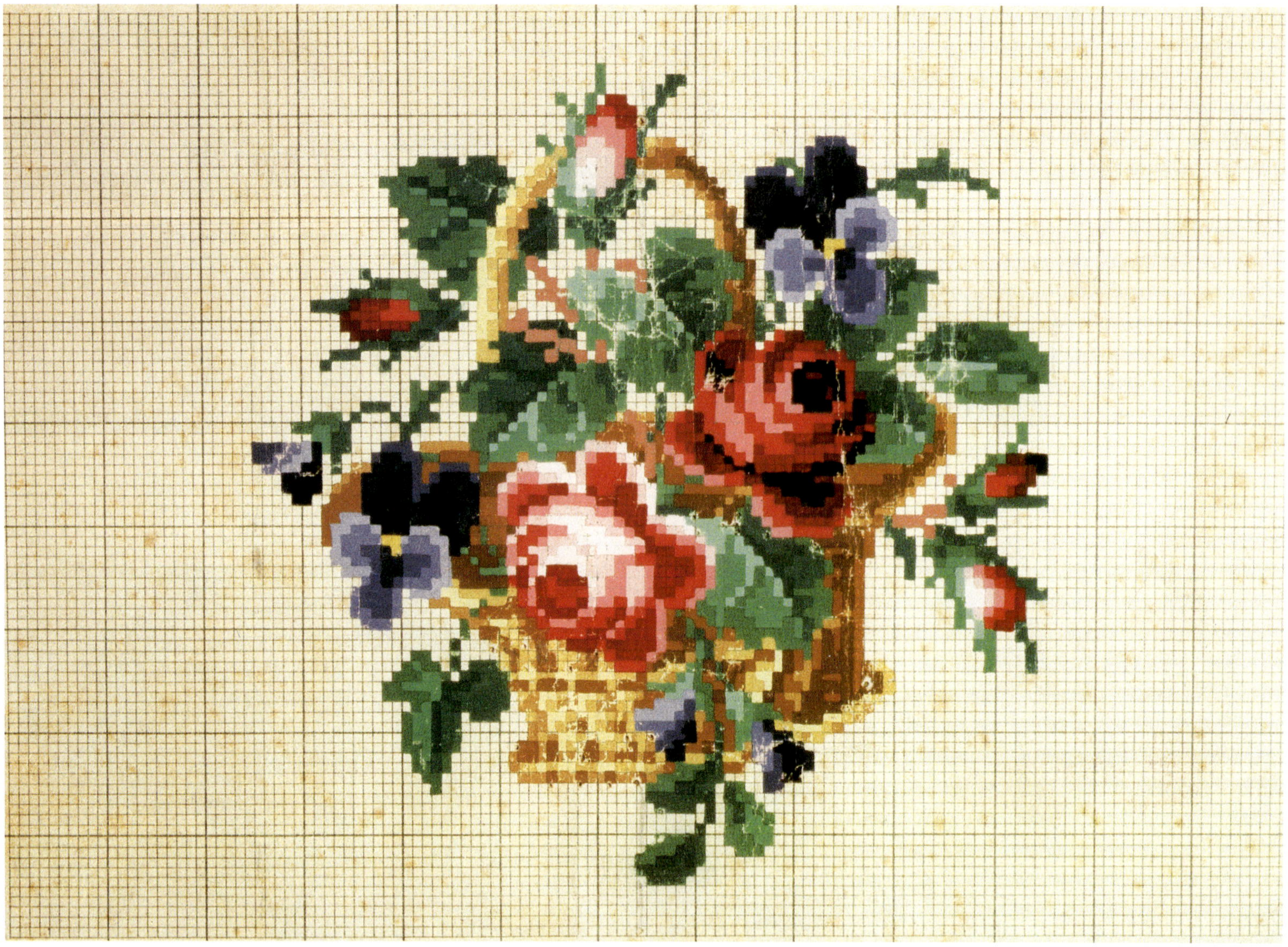

*Blumenkorb auf den Deckel einer Silberdose getrieben, erinnert in der Komposition an die Rosen und Veilchen der oben abgebildeten Stickvorlage. Eigentum der Autorin.*

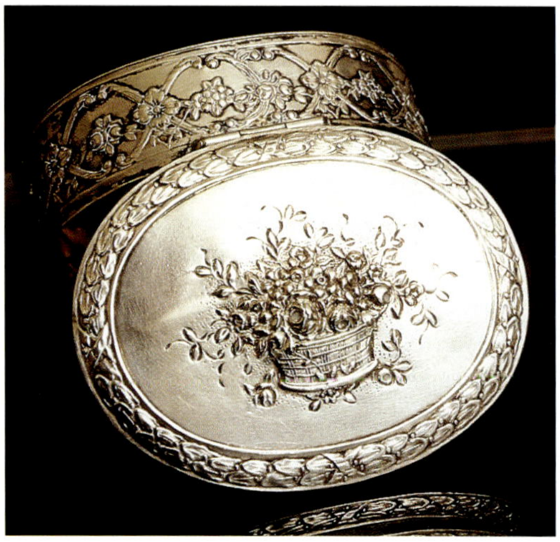

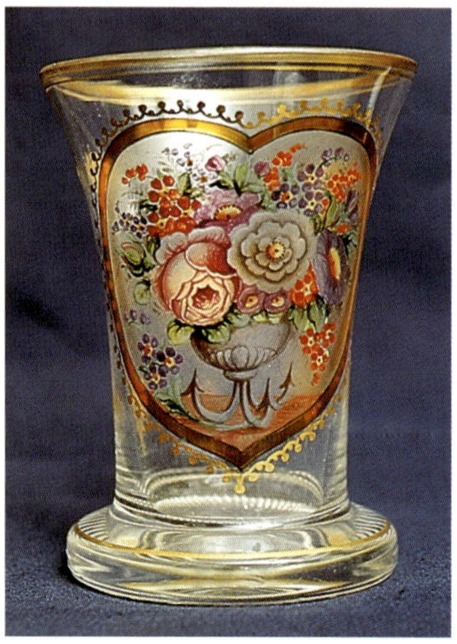

*Dieses auf das Glas gemalte Blumenornament entspricht im Stil der Stickvorlage. Sammlung Nowotny.*

*(Stickvorlage: Seite 201)*

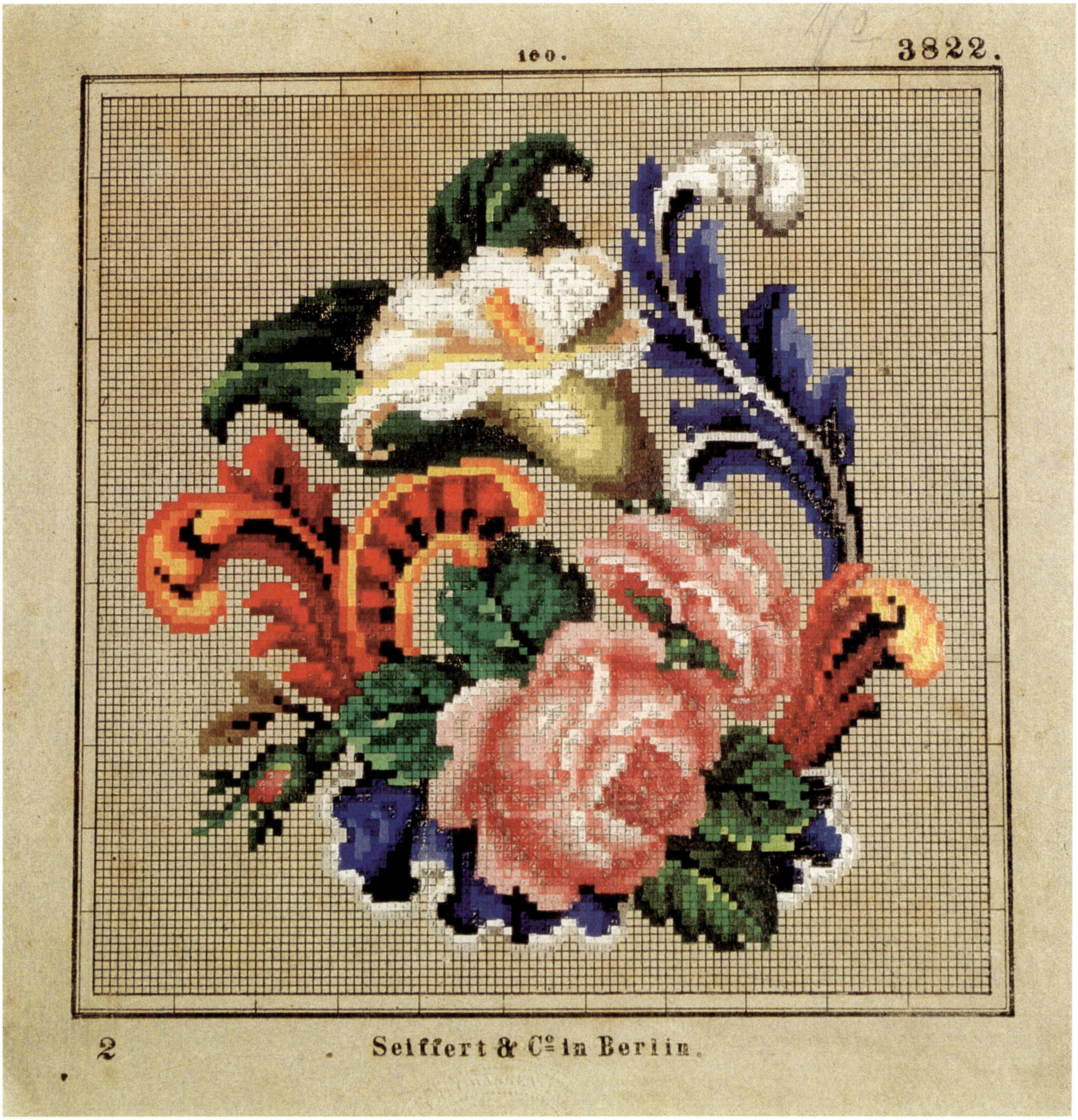


(Stickvorlage: Seite 171)

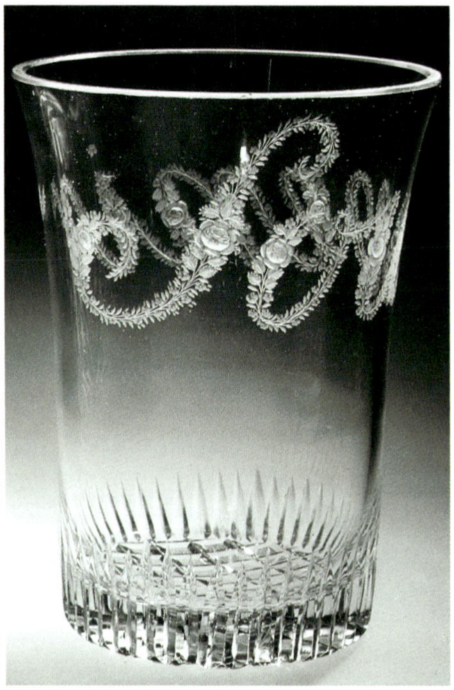

*Glas mit der Inschrift „Souvenir“. Der Schriftzug besteht aus vielen kleinen Blümchen, um 1820. Bayerisches Nationalmuseum, München.*

*Die Buchstaben dieses Alphabets bestehen aus Blättern und Blüten; stilistisch entsprechen sie dem oben gezeigten Glas. Biblioteca Bertarelli, Mailand.*

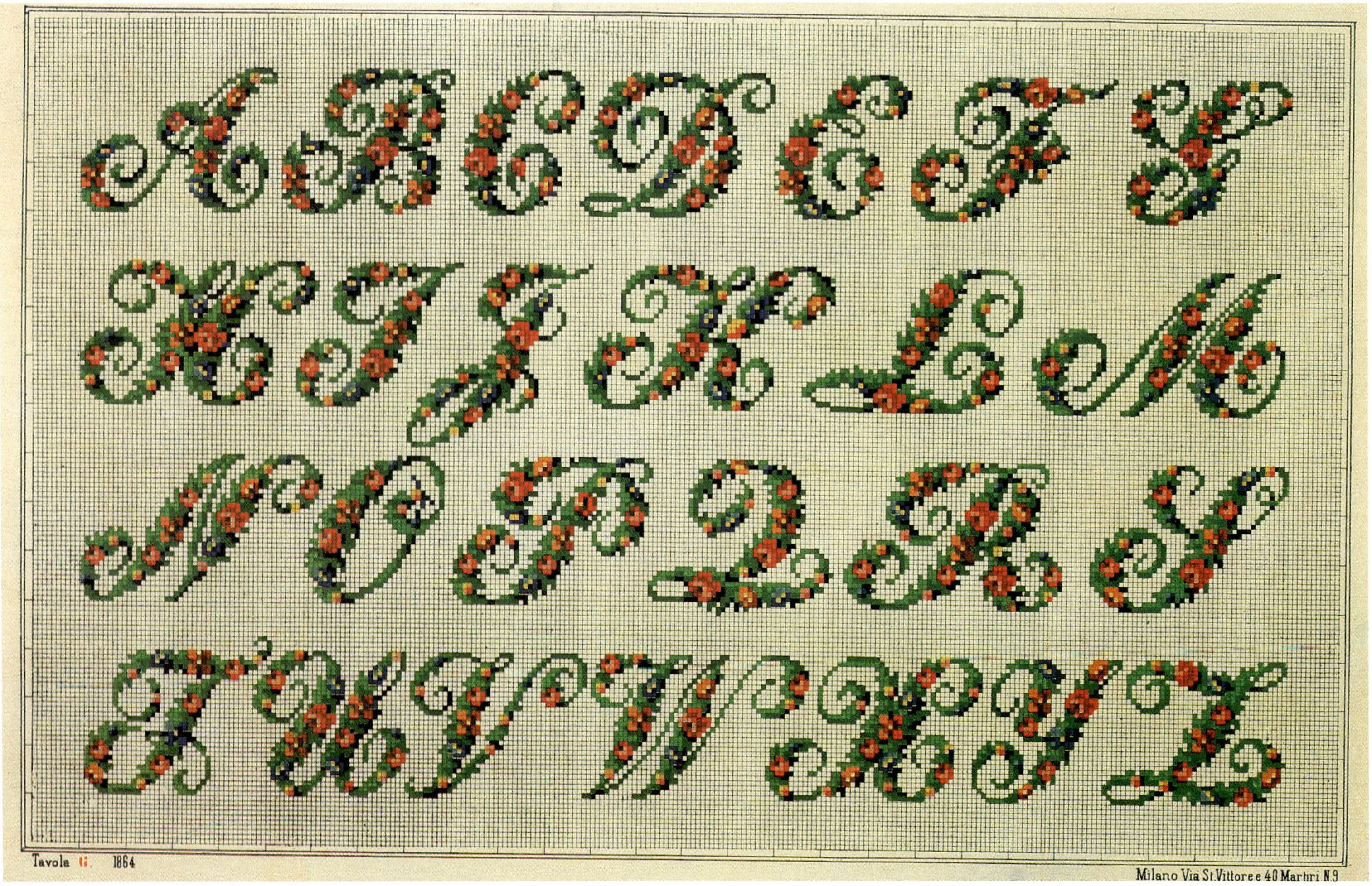

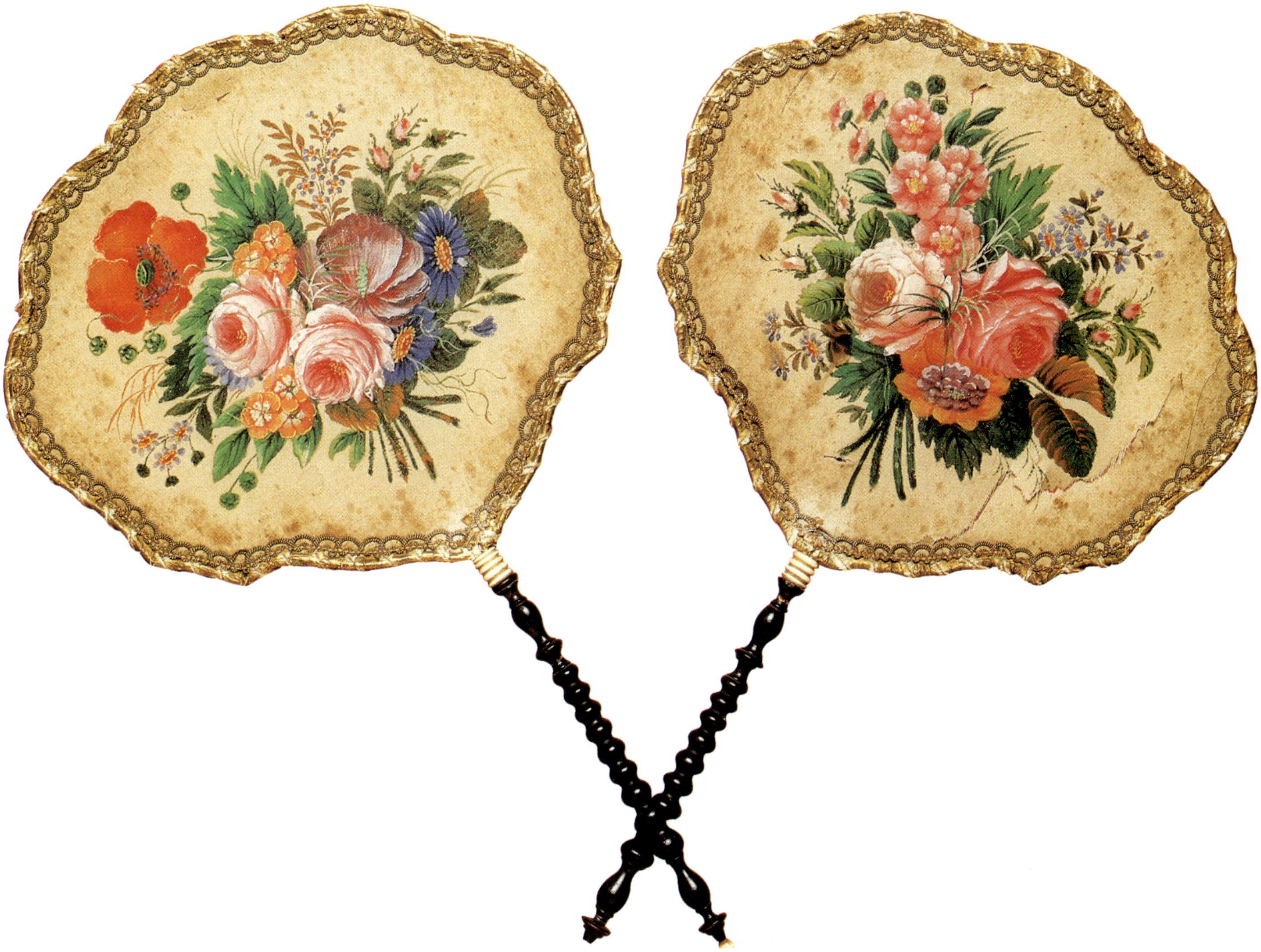

Zwei Lichtschirme aus bemalter Seide mit Blumenmotiven. Privatbesitz.

Porzellantasse gemalt oder als Motiv für eine Stickvorlage. Bei der Betrachtung der zauberhaften Bilder über Wohnräume dieser Zeit erkennt man die häufige Verwendung von Vitrinen und Etagères. Sie boten Platz für kleine Sammlungen von Porzellan oder Glas, die so zur Schau gestellt wurden.

Bei den Porzellangegenständen nahmen die „Sammeltassen“, die aus der berühmten Wiener Porzellanmanufaktur stammen, eine zentrale Stellung ein. Oft sieht man auch die Glasbecher mit ihrer typischen zylindrischen Form, am Sockel glockig aufspringend, aus geschliffenem oder bemaltem Glas. Diese Gegenstände zierten oft Blumenornamente oder Landschaftsszenen, Motive also, die wir in fast identischer Form in den Stickerein wiederfinden. In diesen Räumen fehlte niemals ein Sekretär, auf dem

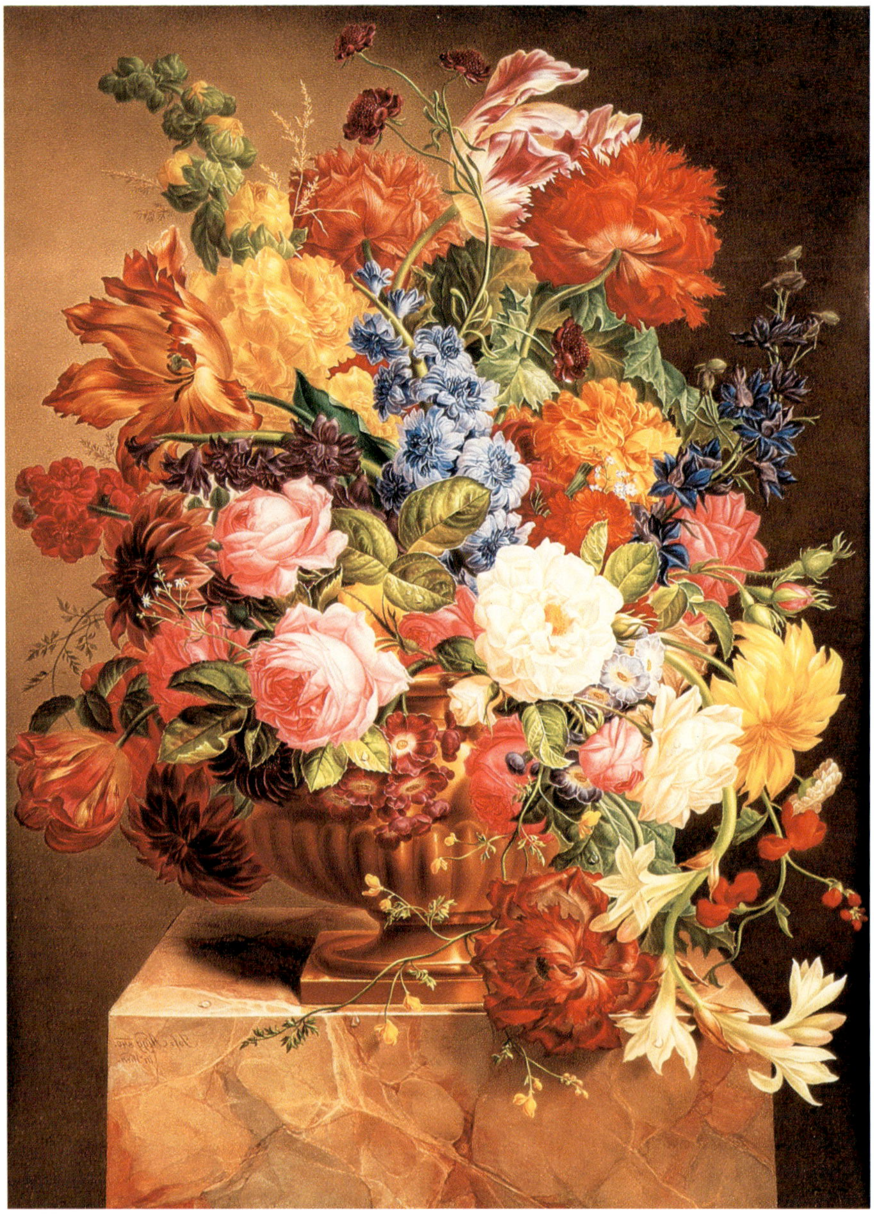

*Oben: Porzellan mit Blumenkomposition von Josef Nigg. Wiener Porzellanmanufaktur, 1840. Österreichisches Museum für angewandte Kunst, Wien.*

meist eine große Uhr in Tempelform thronte. Das Thema des Tempels taucht auch bei Landschaftsbildern häufig auf, in denen Urnen zu sehen sind, in welchen symbolisch als Opfergabe an die Liebe Weihrauch und Blumen verbrannt wurden. Die Liebe zur Natur war ein allgegenwärtiges Phänomen, das in den Bildern wie auch in den Häusern selbst zu beobachten war, wo überall Pflanzen und Blumen wucherten: echt, getrocknet, gemalt, als Einlegearbeit an Möbeln, auf Sofas oder Lehnstühle gestickt, auf Wandbordüren gezeichnet. Diese intime Welt, die den Freuden des häuslichen Lebens gewidmet und von Poesie, Harmonie

*Gegenüberliegende Seite: Dieselbe Blumenpracht ist Thema dieser komplexen Stickvorlage.*

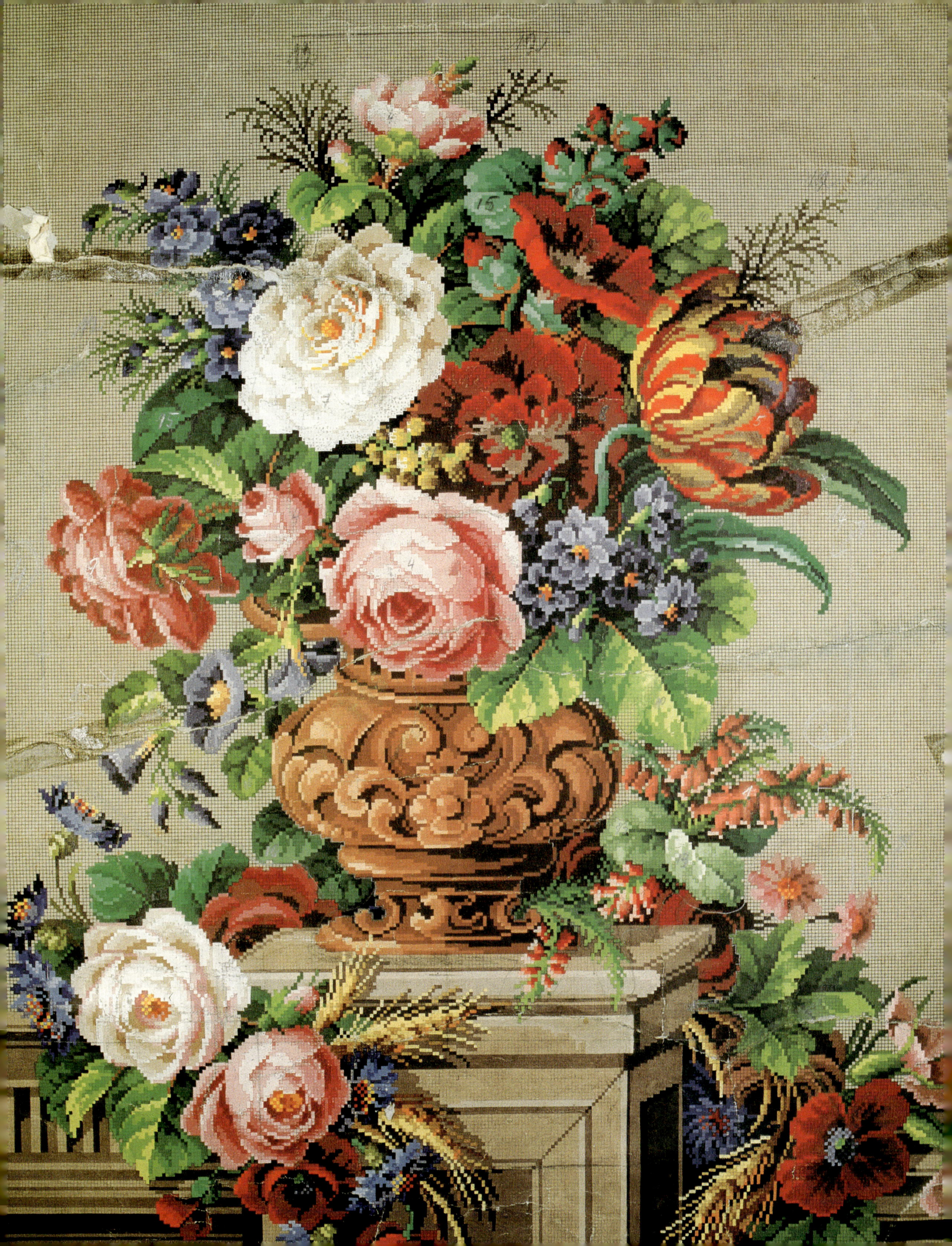

*Diese drei reizenden Valentinsgrüße zieren beliebte Motive der Biedermeierzeit. Museo Etnografico di Dietenheim, Teodone, Brunico (Bruneck).*

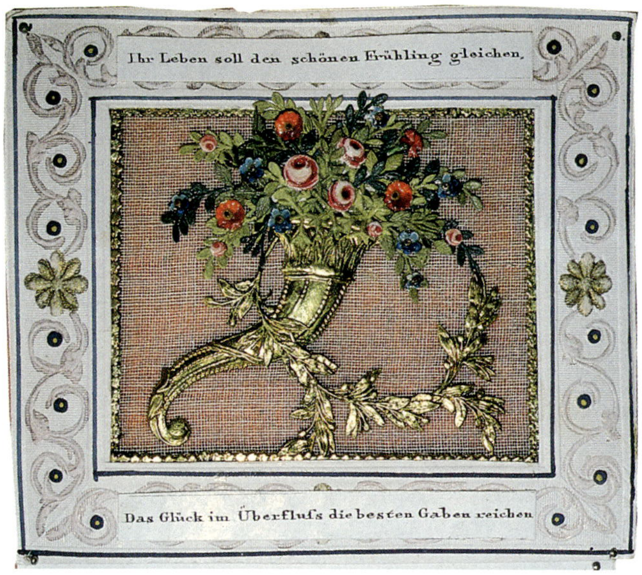

Ihr Leben soll den schönen Frühling gleichen.
Das Glück im Überfluſs die besten Gaben reichen


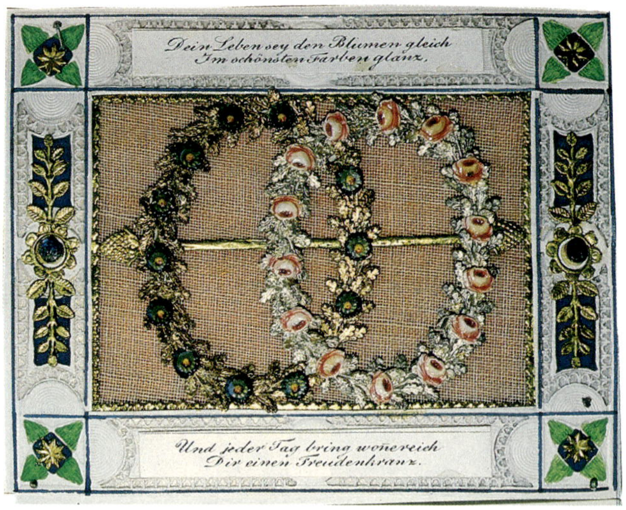

Dein Leben sey den Blumen gleich
Im schönsten Farben glanz.
Und jeder Tag bring wonereich
Dir einen Freudenkranz.


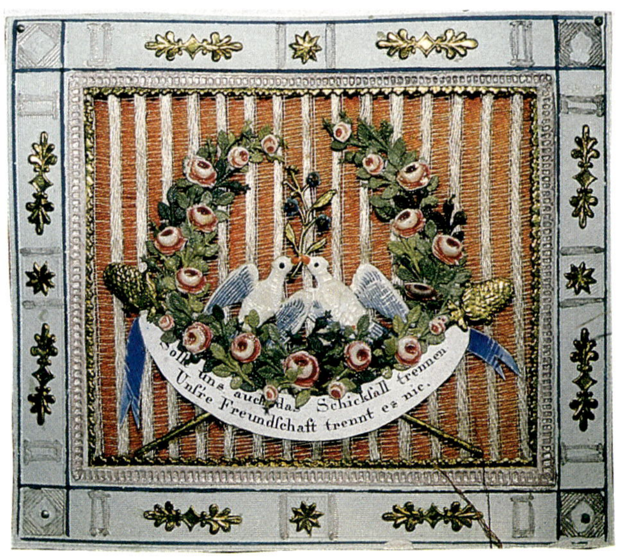

Soll uns auch das Schickſall trennen
Unſre Freundſchaft trennt es nie.

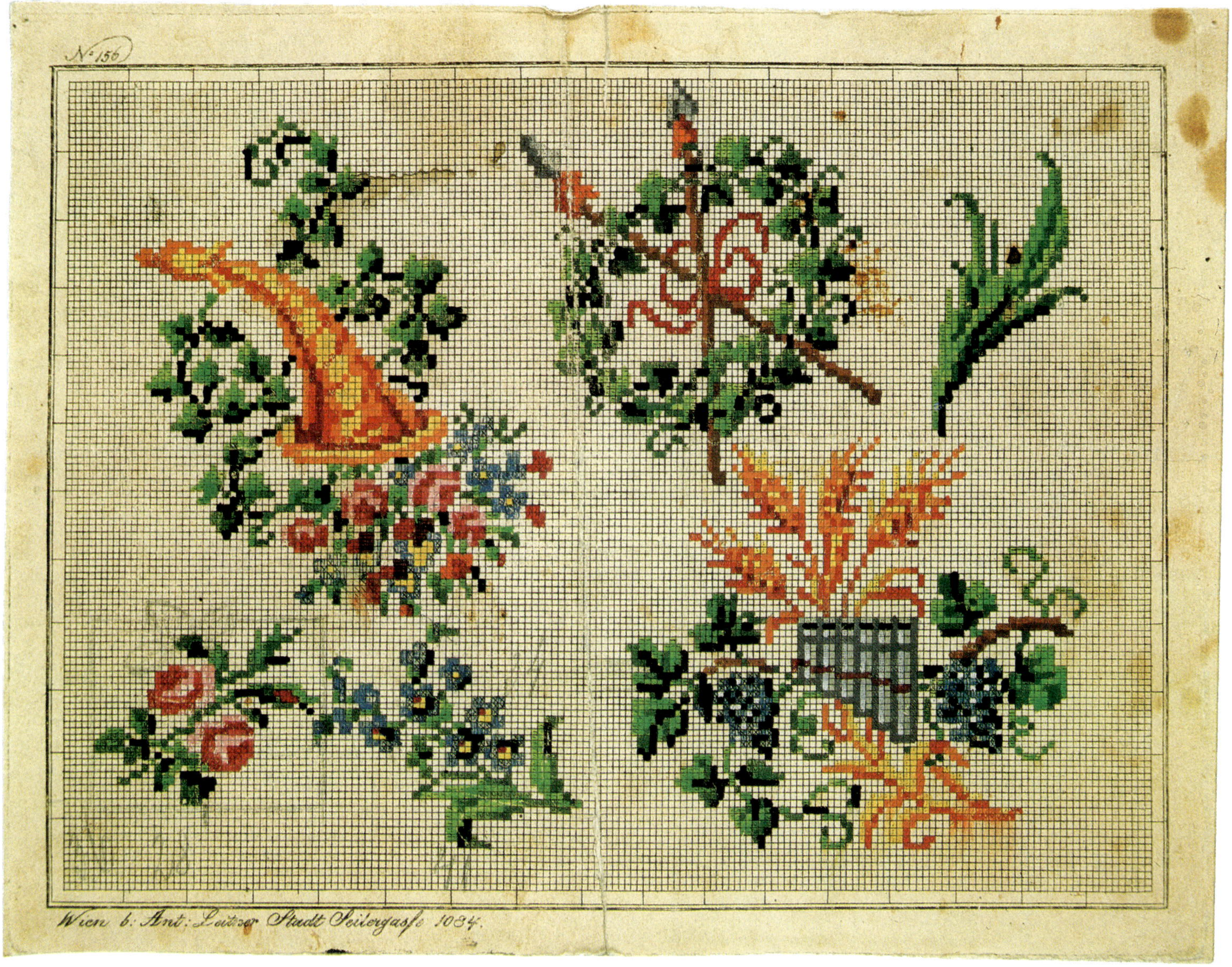


Stickvorlage mit kleinen Motiven, ähnlich jenen der Grußkarten der vorangehenden Seiten (Stickvorlage: Seite 202, 205)

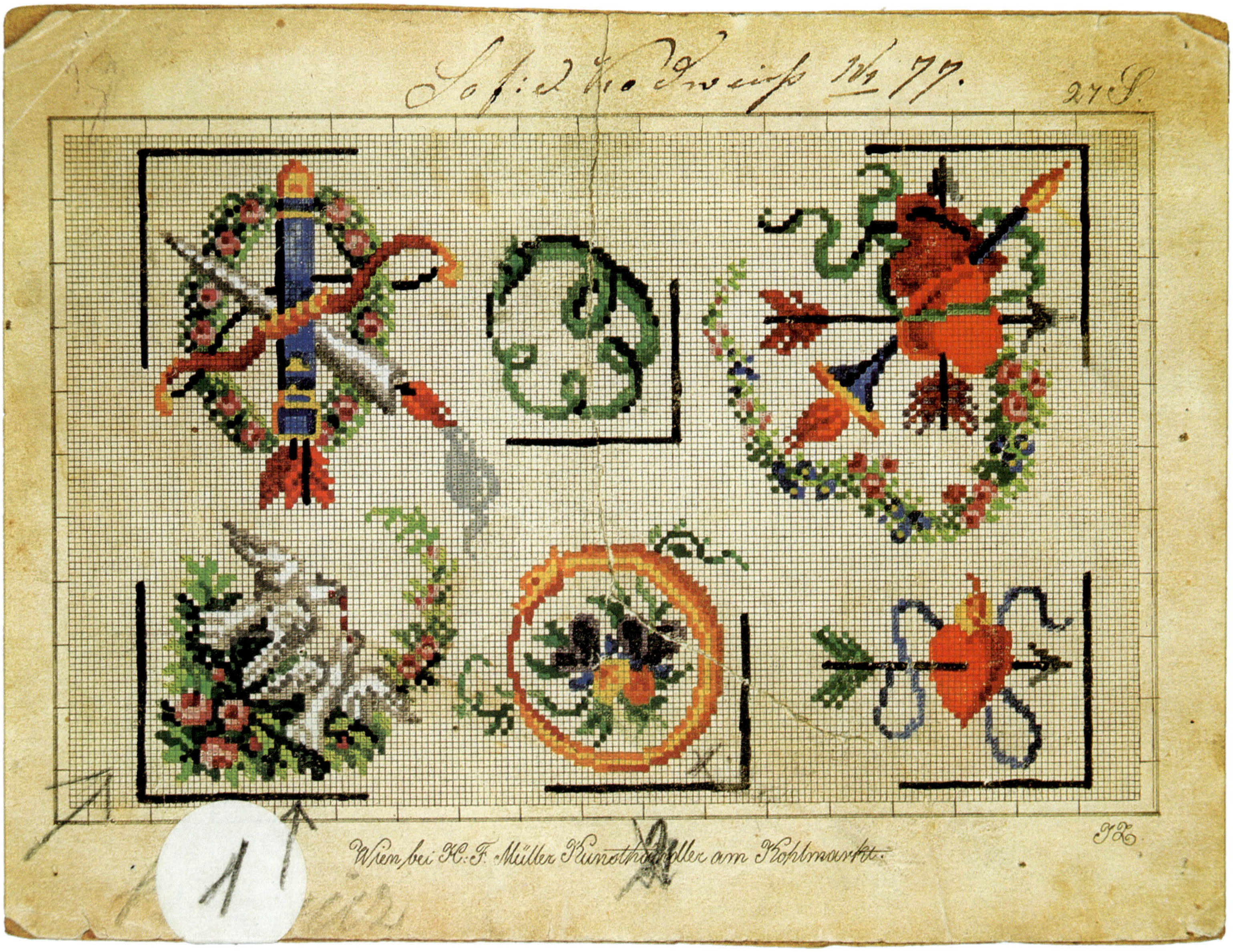


und Eleganz erfüllt war, kapselte sich zwar gegenüber der Außenwelt ab, die Allgegenwärtigkeit der Natur war jedoch nicht ausgeschlossen worden, ganz im Gegenteil – sie wurde möglichst originalgetreu in den Innenräumen reproduziert. In diesen Aquarellen sind nur selten Personen abgebildet, und dennoch läßt sich eine weibliche Präsenz, eingefangen durch die Stickarbeiten, die die Zimmer verzieren, erahnen: ein Ofenschirm, Glockenzüge, die Petit-Point-Stühle, ein Fußschemel, Alben, deren Deckel oft mit Perlen bestickt sind, Zigarrenetuis aus Leder, verziert mit feinstem Chenille oder zarter Seide, zauberhafte Billets, an Wandspiegel gesteckt, Lichtschirme, bestickt oder auf

*Auch diese Stickvorlage zeigt das Motiv der zwei Tauben zwischen Blumen. Stickvorlage mit kleinen Ornamenten, die den Grußkarten der vorhergehenden Seite ähneln.*

*(Stickvorlage: Seite 205, 206)*

Seide bemalt, und die unverzichtbaren Beistelltischchen, auf denen man das Handarbeitskästchen abstellen konnte. Sicher drücken die Worte Mario Praz' in seinem Buch „Philosophie der Einrichtung“ mit großem Einfühlungsvermögen jenes Gefühl aus, das uns diese kleinen Meisterwerke – die Miniaturen der Innenräume – vermitteln, indem sie uns in eine Welt der Vergangenheit, voll des Zaubers, eintauchen lassen: „Helle, frische, sparsam mit Stuck und Medaillons verzierte Räume, die als Hintergrund für die klare Linienführung des Interieurs aus Mahagoni, die Einrichtungsgegenstände aus Silber, die Kristallgläser dienen, all dies kennzeichnet eine Phase der menschlichen Kultur, die möglicherweise nicht mehr übertroffen wurde, in der die Zurückhaltung von der Umgänglichkeit, der Gebrauch von Eleganz, die positive Haltung vom Traum nicht zu trennen war.“

[1] William M. Johnston, „Vienna, Vienna ...“, A. Mondadori, Mailand, 1981.

*In Wien gedruckte Vorlage mit der Darstellung eines Tempels, ein während der ersten Hälfte des 19. Jh.s häufig verwendetes Thema.*

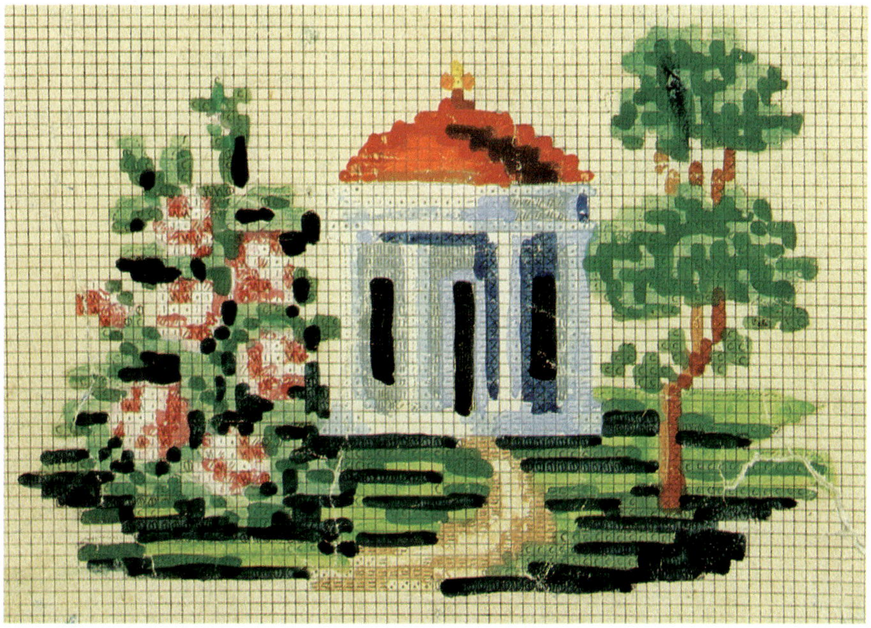

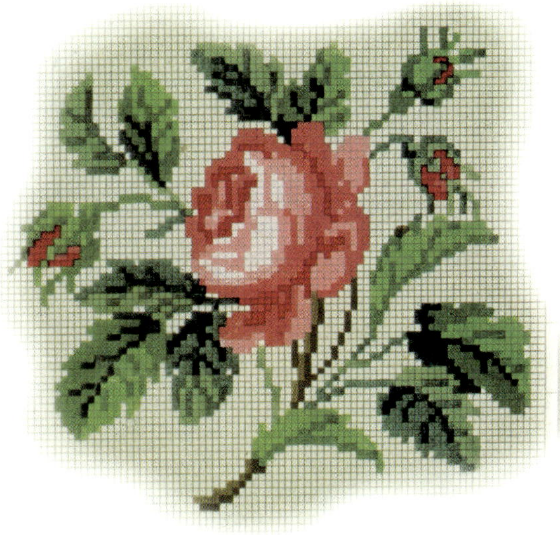

*Die Rose, ein in der Biedermeierzeit sehr beliebtes Blumenmotiv. Deutsches Stickmuster-Museum, Celle (Stickvorlage: Seite 189)*

# Die Berliner Arbeit

KAPITEL 6

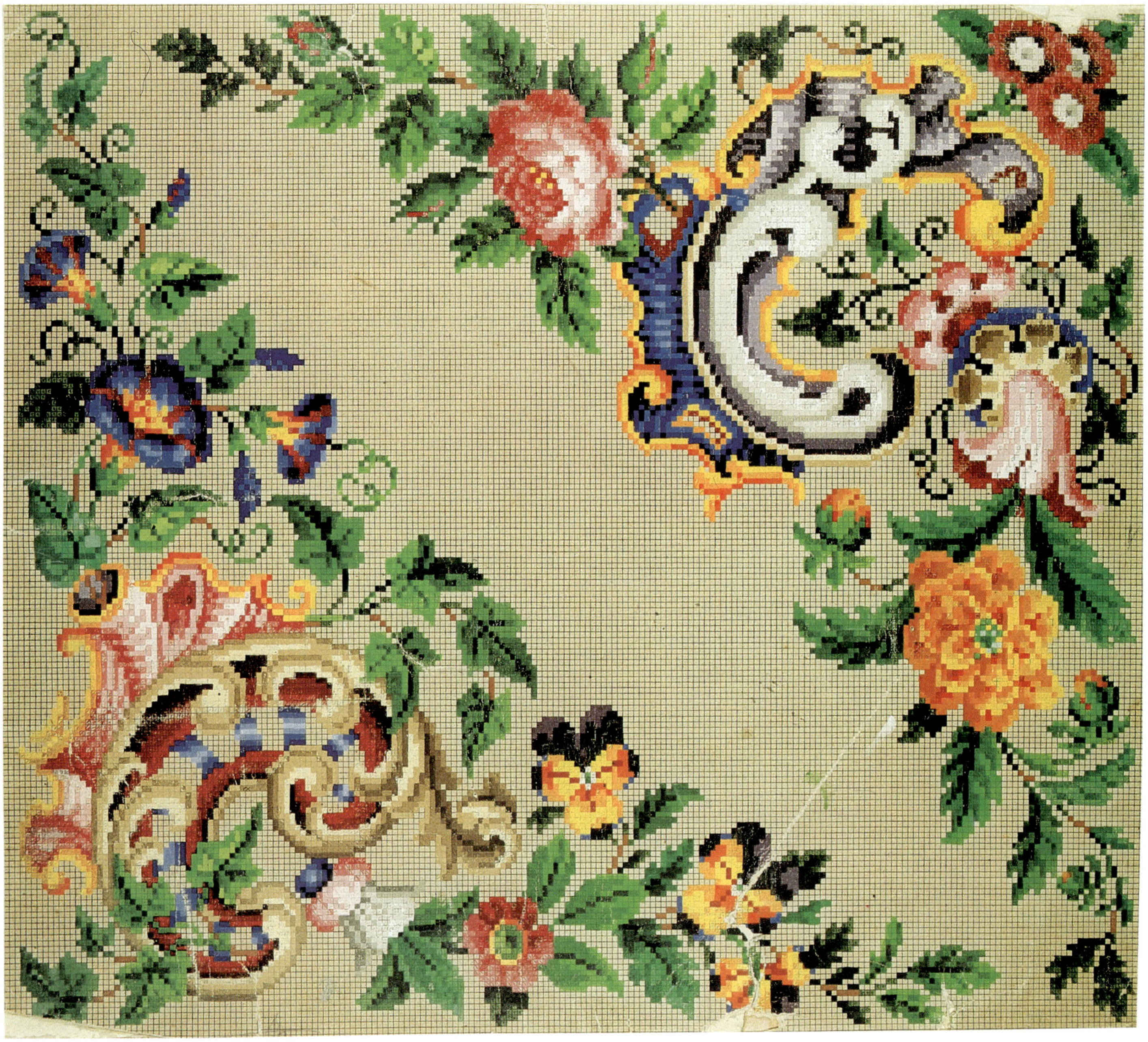

Oben: Zwei Eckornamente, reich verziert mit Voluten und Blumen; im gleichen Stil, jedoch mit kleinen Unterschieden.

Im Jahr 1986 besuchte ich in Wien eine bedeutende Ausstellung über die Biedermeierzeit. Obwohl dem Kunsthandwerk im allgemeinen breiter Raum gewidmet war, fand sich hier doch nur wenig zum Thema Stickerei. Dasselbe galt für die 1990 im Pariser „Bagatelle" gezeigte Biedermeier-Ausstellung, wo sich deren Präsentation auf ein paar schön gearbeitete Handarbeitsköfferchen beschränkte. Es ist unglaublich, daß dieser Bereich der angewandten Kunst so augenscheinlich vernachlässigt wird, sowohl was die handwerklichen Gegenstände betrifft, als auch in bezug auf die Muster. Damals war das Musterzeichnen

Gegenüberliegende Seite: Lyra-Motiv, durchwoben von einem Rosenzweig und einem Zweig mit weißen Blüten. Württembergisches Landesmuseum, Stuttgart.

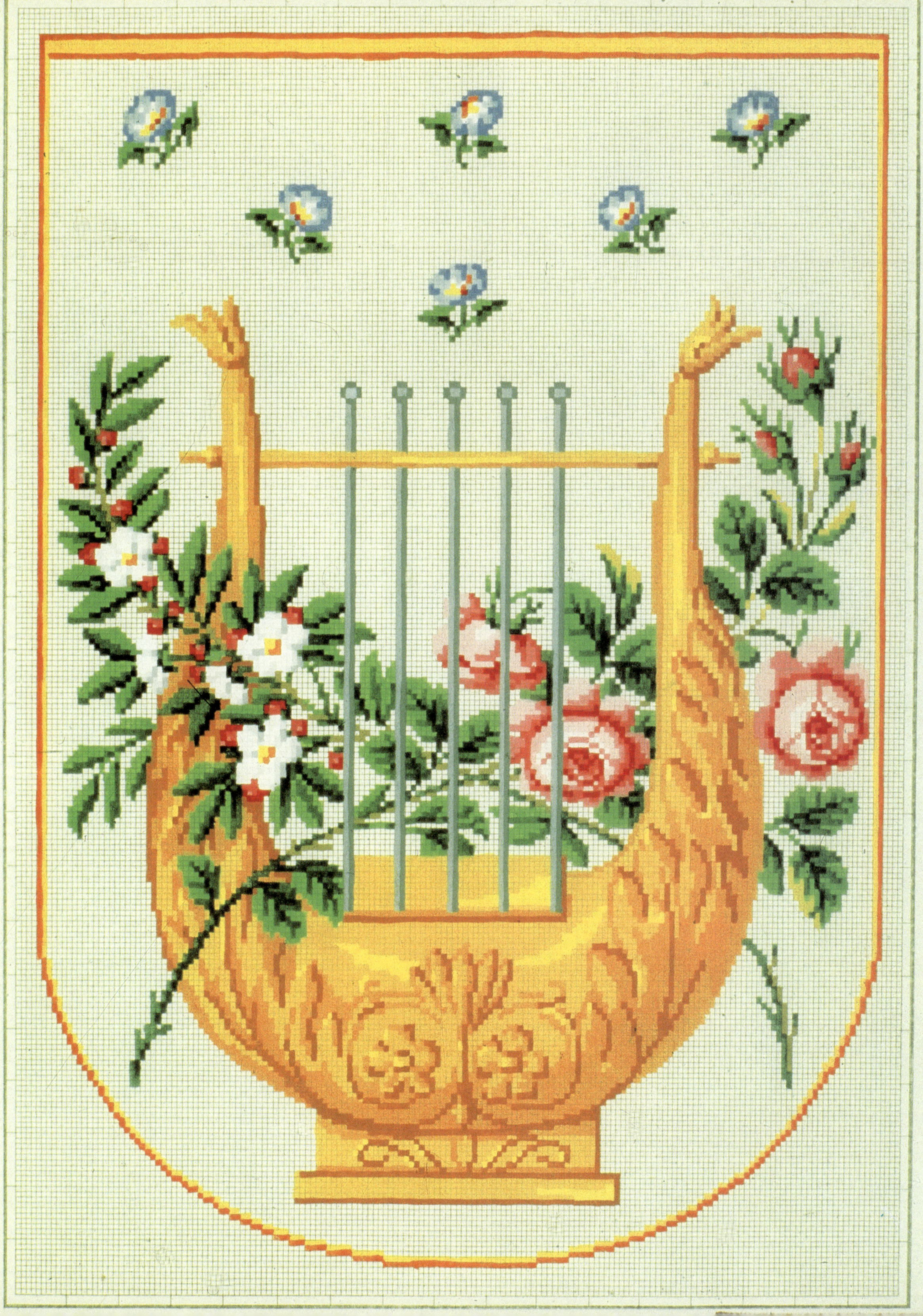

Berlin Verlag von G. Eduard Müller.

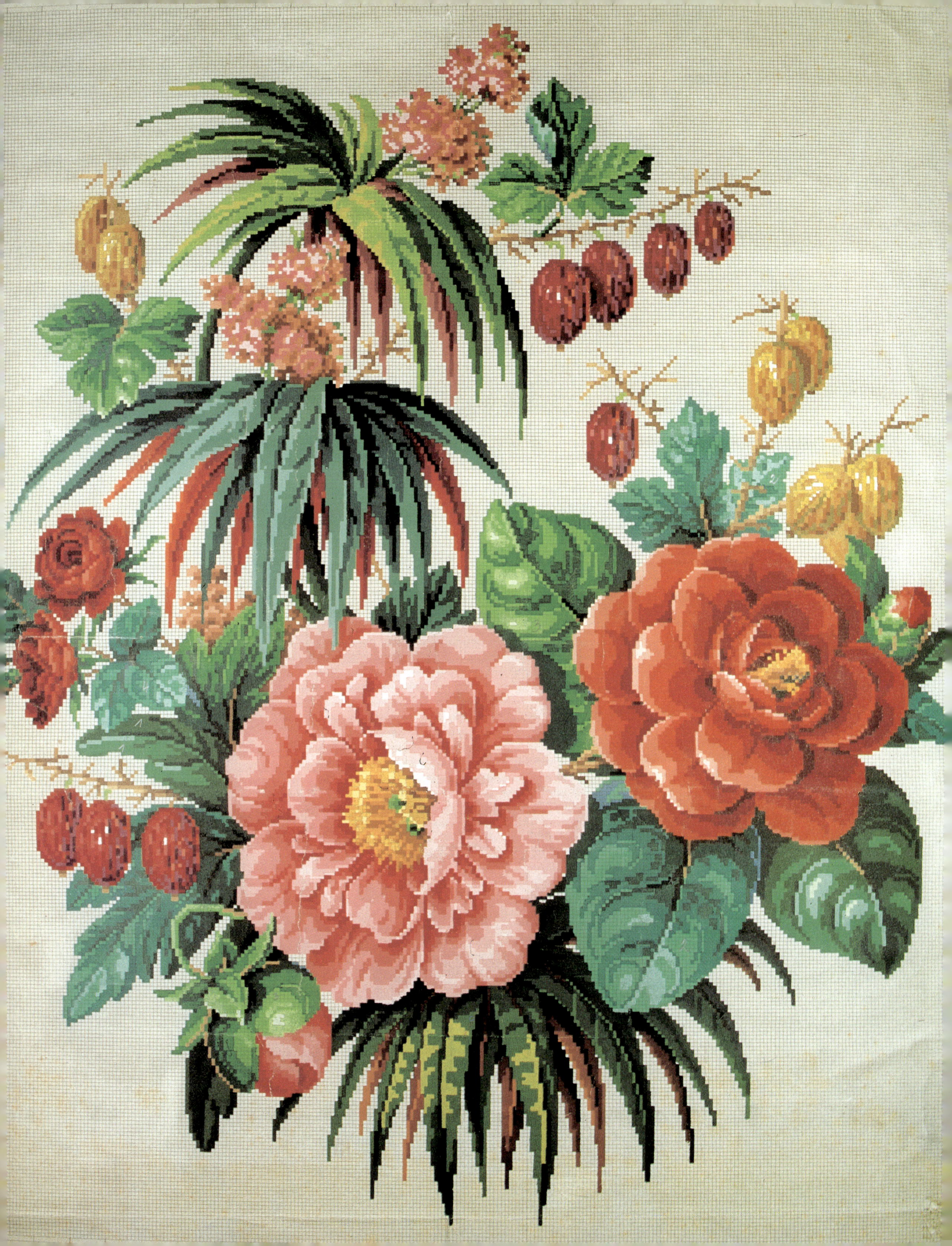

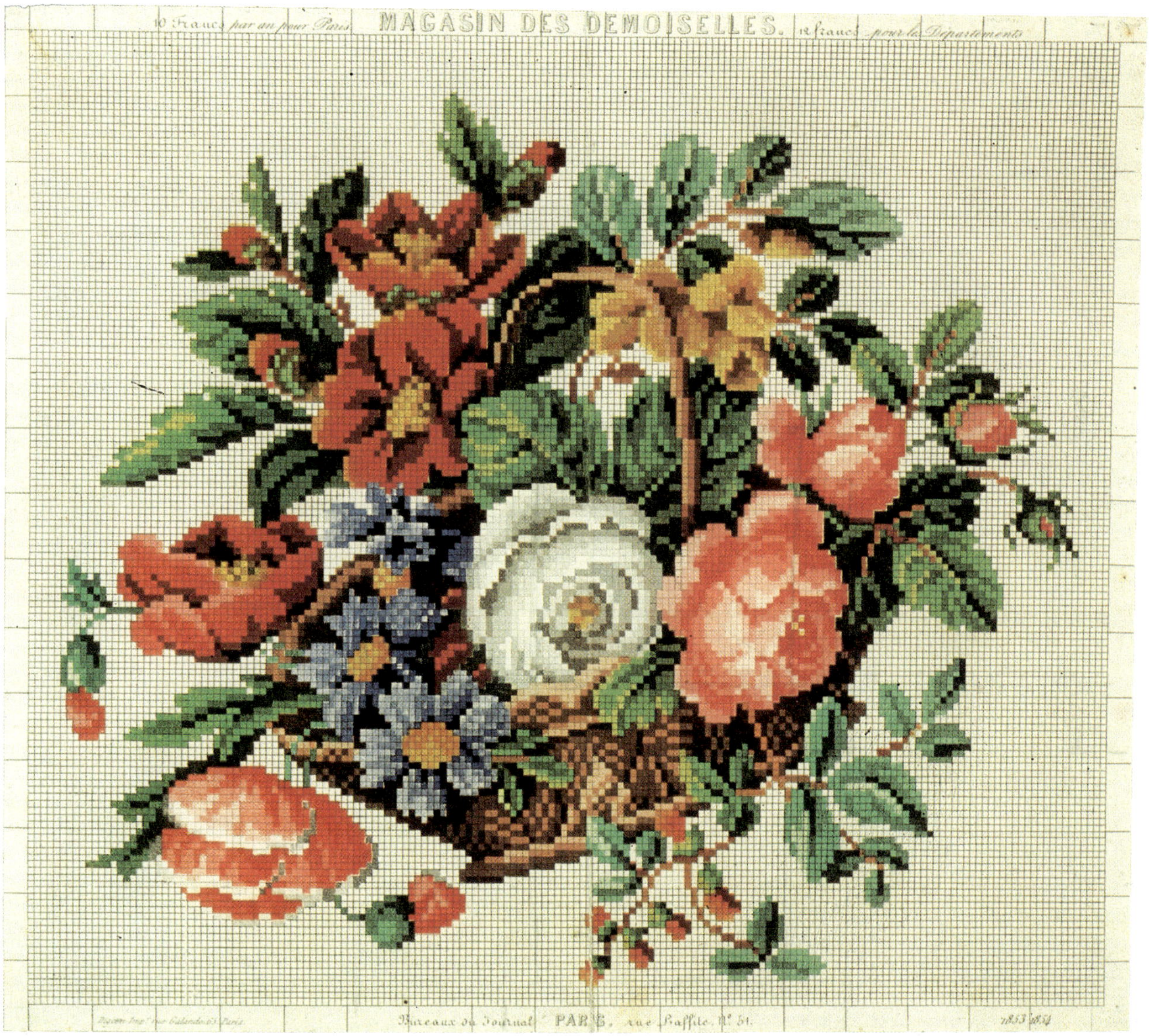
10 Francs par an pour Paris
MAGASIN DES DEMOISELLES.
12 francs pour les Départements
Bureaux du Journal PARIS, rue Laffite. N.º 51.
1853 1854

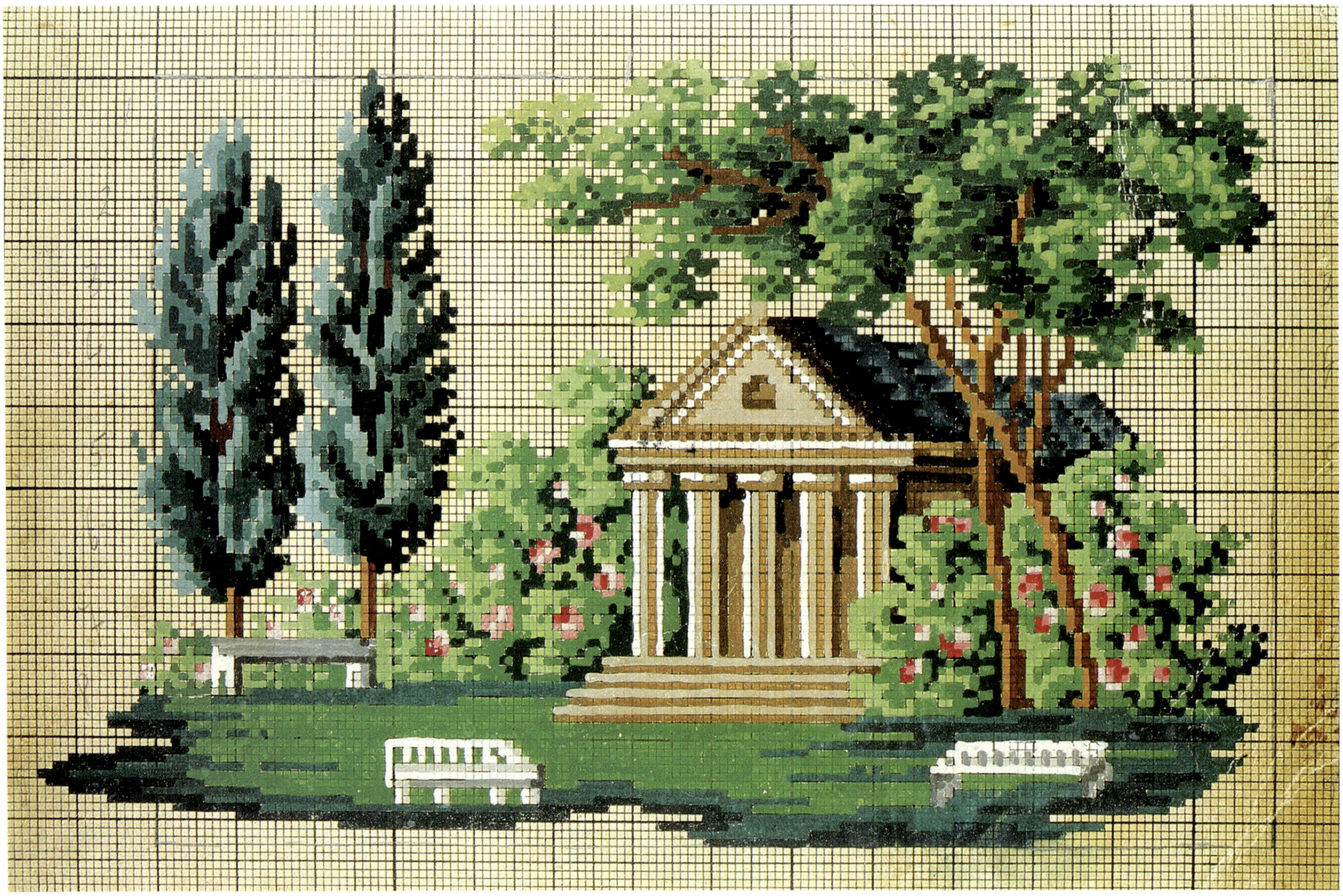

*Seite 68: Vorlage von Sejou, Paris, eine Kamelie und eine Pfingstrose, auf einen Zweig Stachelbeeren gerankt.*

*Vorhergehende Seite: Ein überquellender Blumenkorb mit einer Vielzahl von Blüten ist Thema der Vorlage. Eigentum der Autorin.*

professionellen Künstlern vorbehalten, die Ausführenden gingen aus den einschlägigen Schulen oder Zünften hervor. Auftraggeber waren Personen gehobenen sozialen Ranges.

Im 19. Jahrhundert fand diese Kunst weitere Verbreitung und wurde jedem zugänglich gemacht. Der Grund für den enormen Erfolg und die starke Verbreitung der Petit-Point-Technik in diesem Jahrhundert ist nicht zuletzt einer einfachen, doch wirkungsvollen Idee zuzuschreiben: Der Berliner Verleger Phillison veröffentlichte 1804 seine erste Vorlage auf kleinkariertem Papier, wobei jedes Kästchen einem Stich entsprach. Die Vorlagen wurden zuerst mit der Hand gezeichnet und dann für den Druck auf Kupferplatten übertragen, auf denen die Karos deutlich zu erkennen waren. Die ältesten Vorlagen wurden anschließend in Handarbeit mit Wasserfarben koloriert. Jedes Kästchen entsprach einem Stich, einem *petit point*, einem Halbstich oder einem Kreuzstich, der auf einem Gewebe mit regelmäßiger Fadenstruktur auszuführen war: Leinen oder Canvas. Dadurch war es jedem, der dies wollte, möglich, auch komplexe Arbeiten auszuführen. Jeder konnte eine Vorlage auf kariertem Papier kaufen und – sofern er die Geduld dafür aufbrachte – eine Stickerei fertigen.

Die Vereinfachung der Technik führte also zu einer Verbreitung und zum Erfolg dieser Arbeiten, die sowohl von Berufsstickerinnen als auch privat im häuslichen Bereich ausgeführt werden konnten. Viele Verleger folgten dem Beispiel Phillisons, und die „Berliner Arbeit" erreichte in Europa – und später in der ganzen Welt – eine Popularität, wie sie von keiner anderen Form der Handarbeit je erreicht wurde. Die wichtigsten Werkstätten hatten ihren Sitz in Berlin, Hamburg und Nürnberg, wo viele große und kleine Verlage angesiedelt waren. In ganz Europa

*Gegenüberliegende Seite: Griechisch inspirierter Tempel in einem Garten.*

*Unten: Eine Girlande aus Stiefmütterchen. Italien. Eigentum der Autorin.*

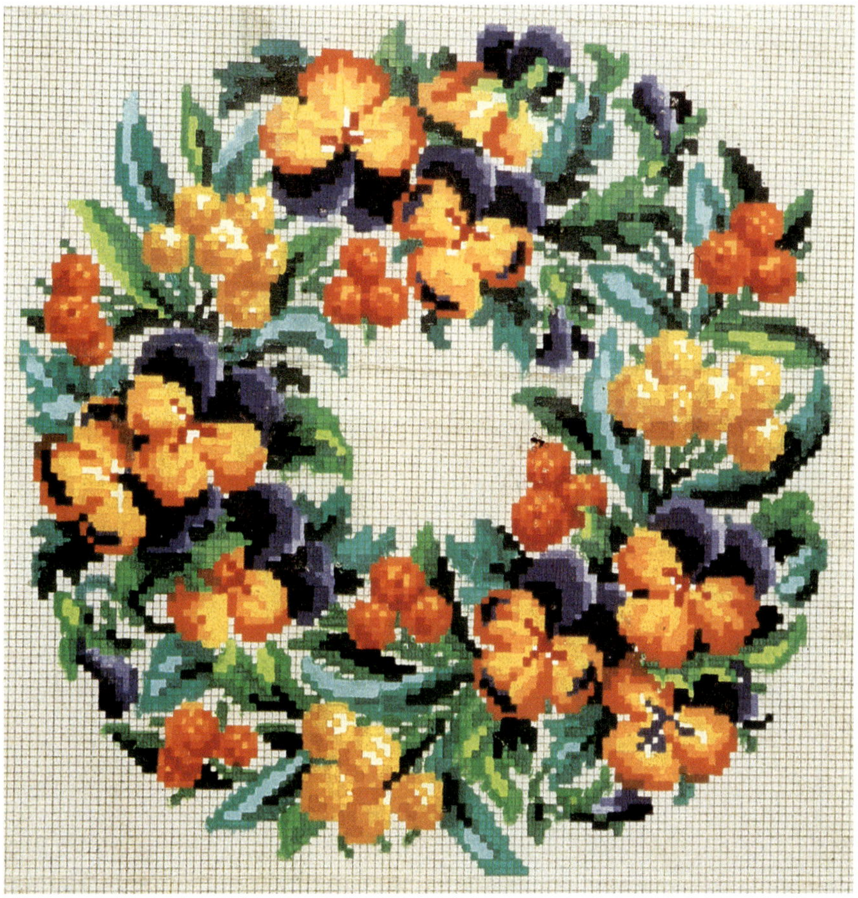

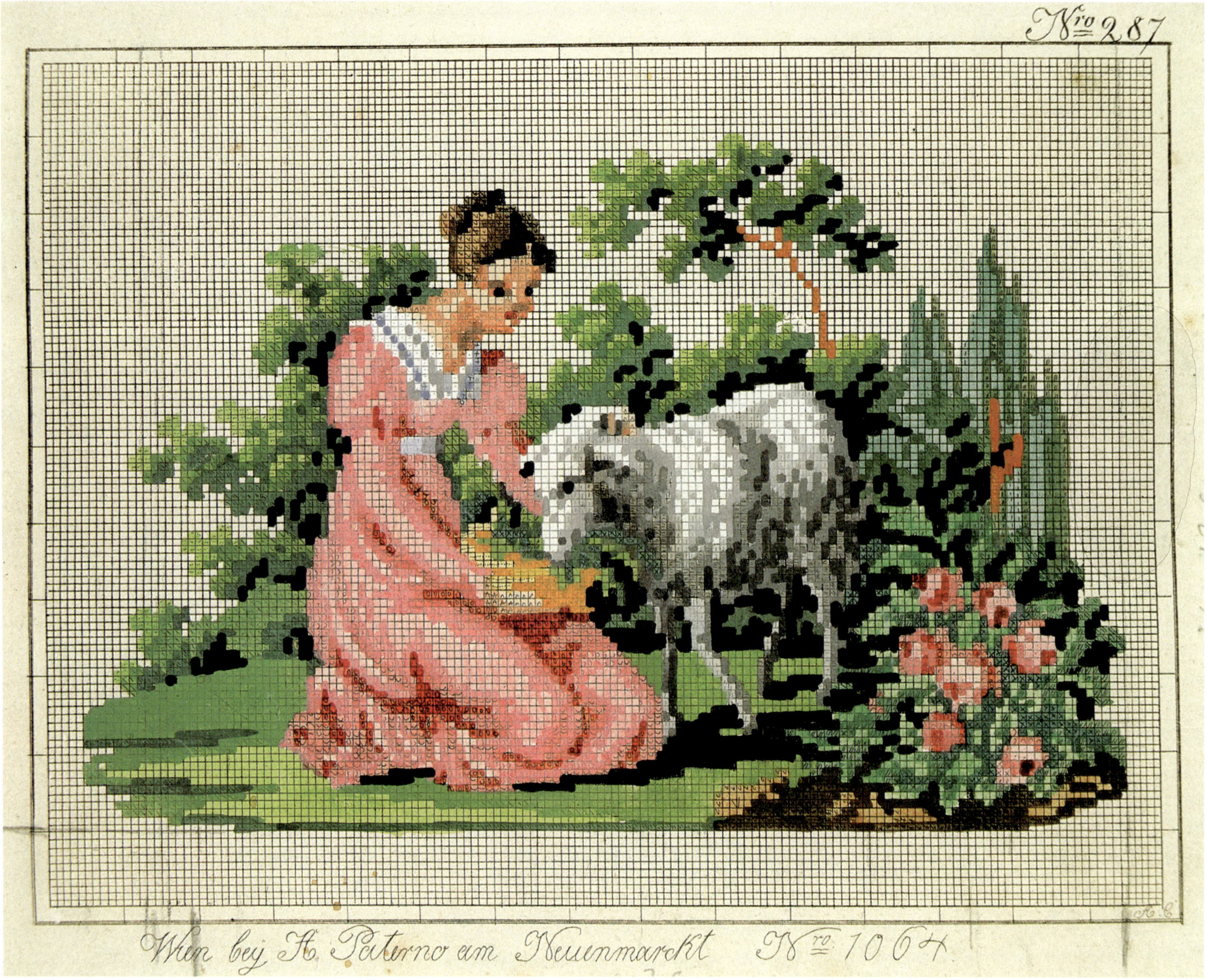


*Pastoralszene, Verlag Paterno.*

*(Stickvorlage: Seite 194)*

entstanden Fachgeschäfte, und Deutschland war die erste Nation, die erst handkolorierte Vorlagen und später industriell gedruckte Musterbücher exportierte, die sich einer einzigartigen Beliebtheit erfreuten.

Das wichtigste Unternehmen, das sich in Berlin mit dem Export für die Verlagshäuser beschäftigte, war B. Sommerfeld. Durch Ausstellungen – darunter 1851 die Weltausstellung im Cristal Palace in London – exportierte Sommerfeld seine Vorlagen in die ganze Welt, bis nach Amerika, China und Japan. Für viele Länder wurden sogar spezielle Muster entworfen, wie man an den Vorlagen mit orientalischen oder religiösen Motiven erkennen kann, die für Rußland oder Griechenland bestimmt waren.[1]

Einer der bedeutendsten deutschen Verleger – er konnte auf dreißig Jahre Tätigkeit zurückblicken – war L. W. Wittich, der handkolorierte Vorlagen veröffentlichte, die nach und nach aufgelegt und einzeln verkauft wurden: ein System, dem enormer Erfolg beschieden war. Er war auch der erste, der seine Muster nach London in jenes Geschäft exportierte, welches das berühmteste seiner Zeit werden sollte: Wilks in der Regent Street. Ab 1830 stockte Mister Wilks sein Sortiment kontinuierlich auf und kaufte direkt die besten Erzeugnisse der internationalen Produktion auf, wodurch er einen geradezu unbeschreiblichen Bekanntheitsgrad und enorme Verkaufszahlen erreichen konnte. Die Vorlagen trugen seine Anschrift und seinen Namen als Aufdruck neben jenem des Verlegers. Im Jahr 1840 war die Zahl der veröffentlichten Vorlagen bereits auf mehr als 14 000 angestiegen.

Auch in Frankreich gab es eine beachtliche Produktion von Stickvorlagen. Um 1820 veröffentlichte Augustin Legrand als erster ein Album mit dem Titel „L'art de broder“, das etwa zwanzig handgemalte Vorlagen enthielt. Nach 1830 wurde die Produktion durch das Entstehen der einzelnen Verlage intensiviert, die dann durch die Gründung oder das Illustrieren von Fachzeitschriften weltweit bekannt wurden. Der Verleger Mallez

*Vorlage mit Kerzenlöscher, möglicherweise bestimmt zum Verzieren eines Etuis für dieses Werkzeug. Verlag Paterno.*

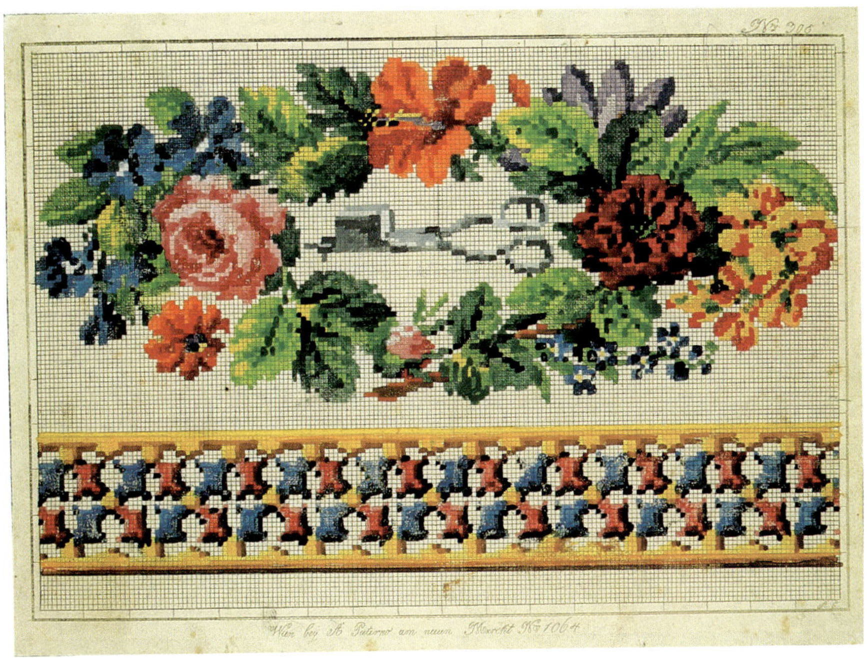

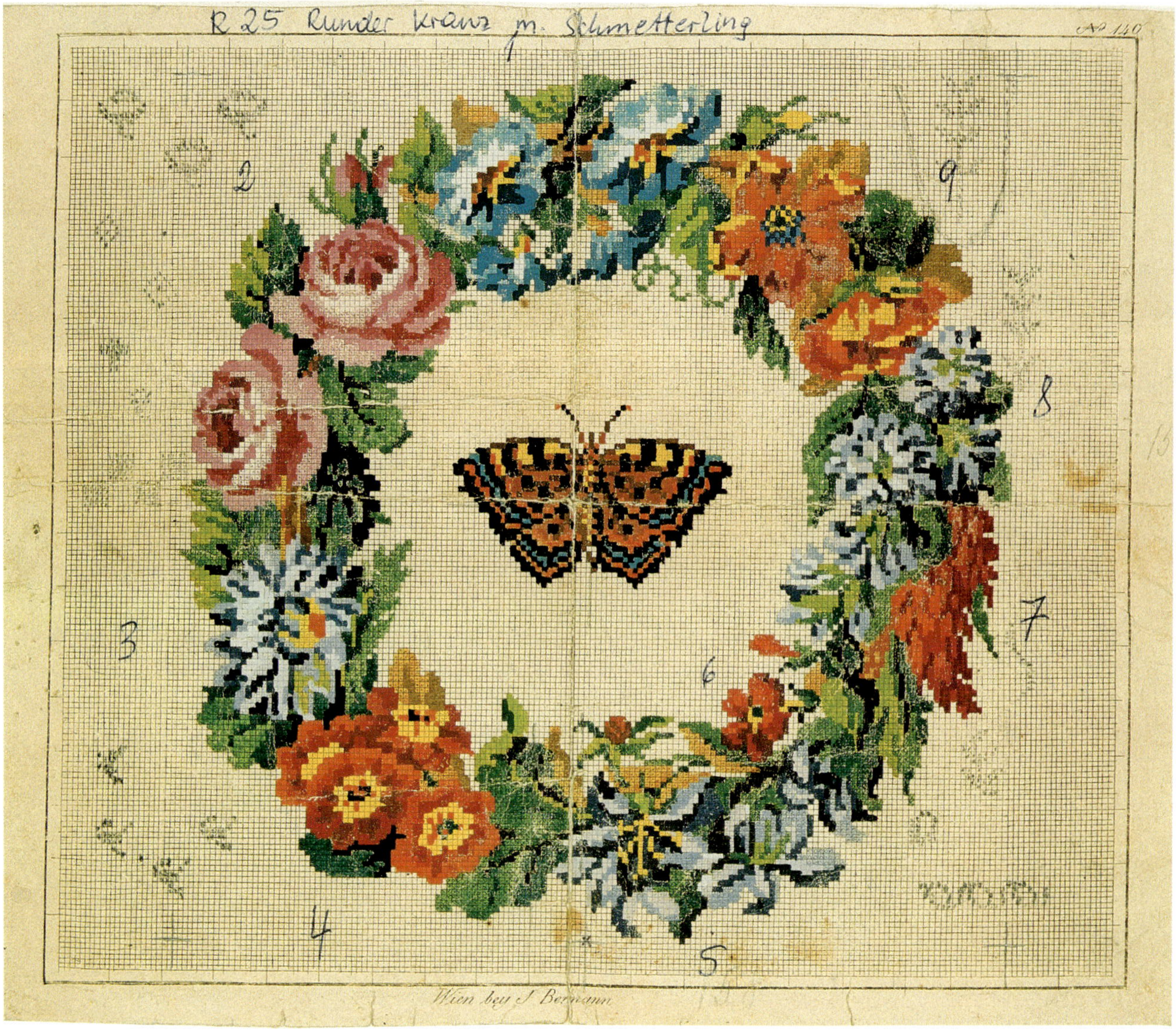


*Oben: Prunkvolle Blumengirlande, in der Mitte ein Schmetterling, aus dem Hause Bermann. Im Hintergrund deutlich erkennbar einige von der Stickerin skizzierte Stellen.*

gründete 1834 die Zeitschrift „La brodeuse", deren Stickmuster vom Verlagshaus Sejou geschaffen wurden. Andere wichtige Verleger waren Martin und Robert. Ihre Produktion war überaus umfassend. Jedes dieser Verlagshäuser veröffentlichte nicht weniger als 1000 Vorlagen, es ist sogar eine Vorlage Nr. 9616 – Verlag Sejou – in der Zeitschrift „La brodeuse"[2] aufgetaucht.
Der berühmteste Verleger in Österreich war Müller, der im Laufe der vierzig Jahre seiner Tätigkeit mehr als 3000 Vorlagen publizierte. Der gebürtige Deutsche war ab dem ersten Jahrzehnt des 19. Jahrhunderts in Wien tätig, kaufte den Verlag Kunsthändler, an dessen Namen er jenen der Straße anhängte, in welchem sich der Firmensitz befand: Kohlmarkt, wie wir auf allen von ihm publizierten Vorlagen sehen können. Weitere Verleger mit einer blühenden Produktion waren Paterno und

*Gegenüberliegende Seite: Prachtvolles Blumenbukett.*

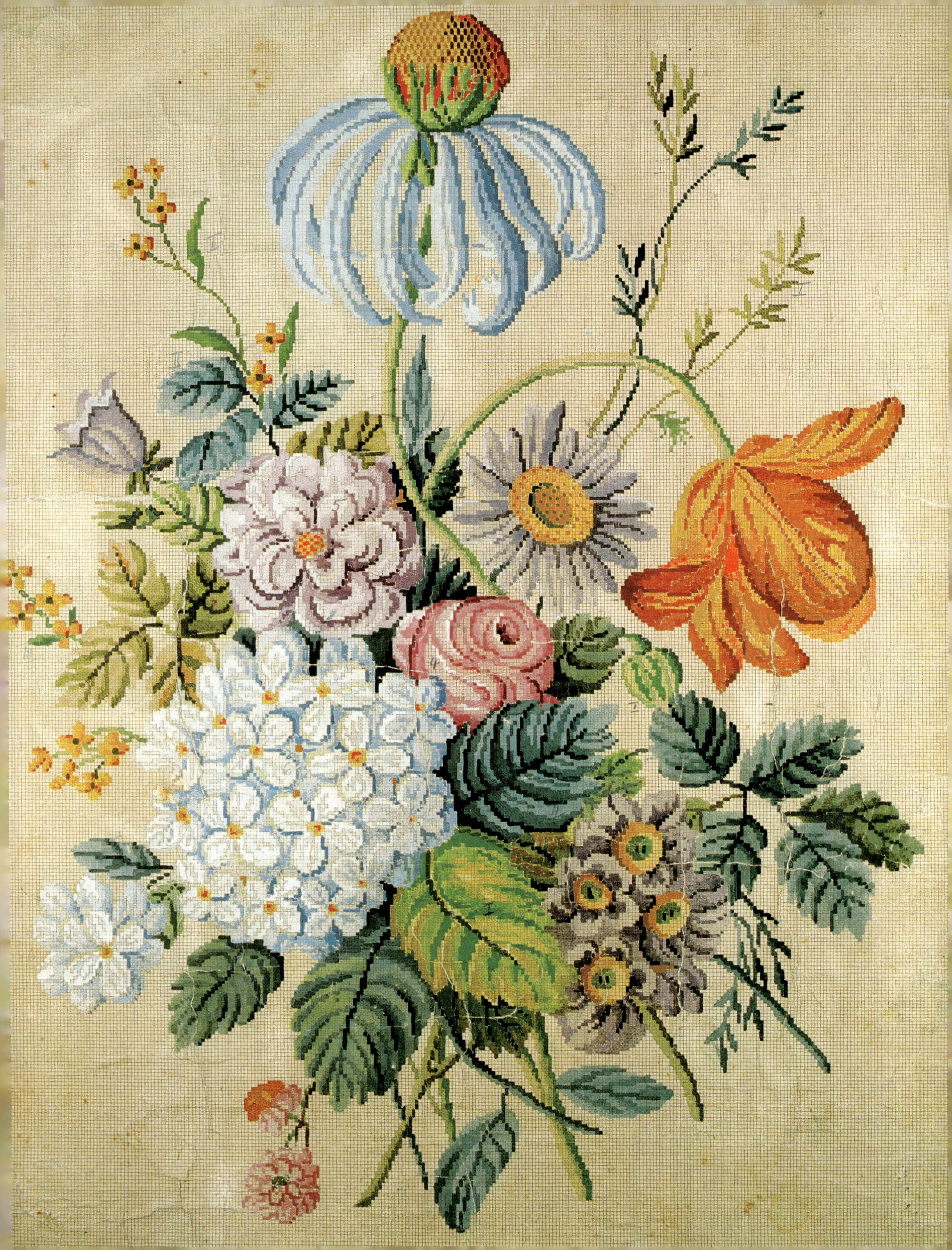

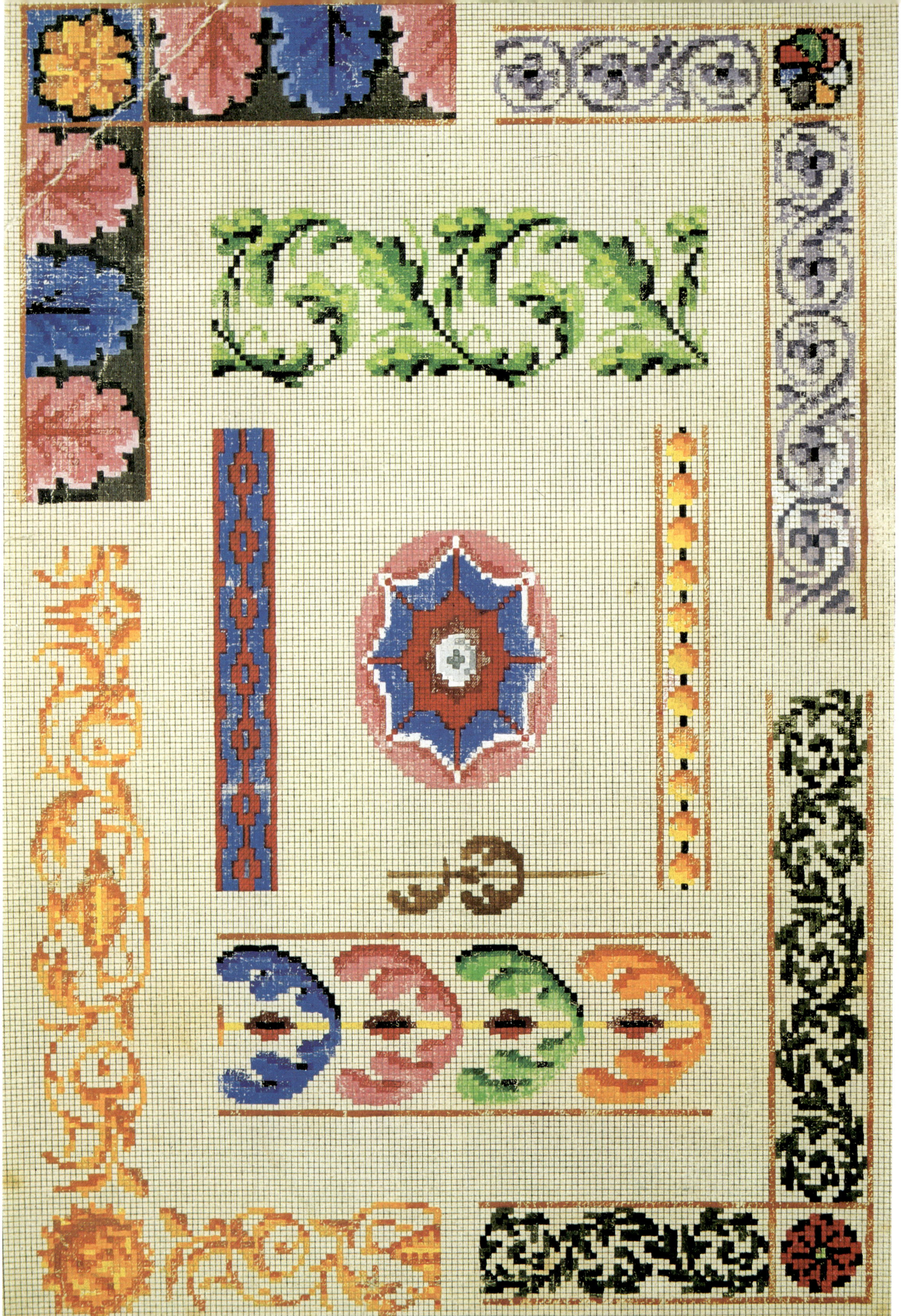

Bermann, wie auch durch zahlreiche Vorlagen in diesem Buch belegt wird.

Meiner Meinung nach unterscheiden sich die Wiener Vorlagen von den deutschen: ich halte sie für leichter in der Komposition, sowohl in bezug auf Muster für kleinere Arbeiten als auch für komplexere Kreationen. Bei der Betrachtung der Stickvorlagen erschien es mir, als hätten diese einen individuelleren Stil – vielleicht deshalb, weil Wien keinen so wichtigen und weiten internationalen Markt zu bearbeiten hatte wie Deutschland und weil die Vorlagen daher mehr den Geschmack jenes Landes widerspiegeln, in welchem sie entstanden sind.

1 Josephine Landwehr-Vogels, „Historische kruissteekpatronen", Zomer & Keuning Boeken B.V., Eden, 1984.
2 *ebenda*

*Hortensiengirlande aus dem Hause Wittich.*
*Deutsches Stickmuster-Museum, Celle (Stickvorlage: Seite 197)*

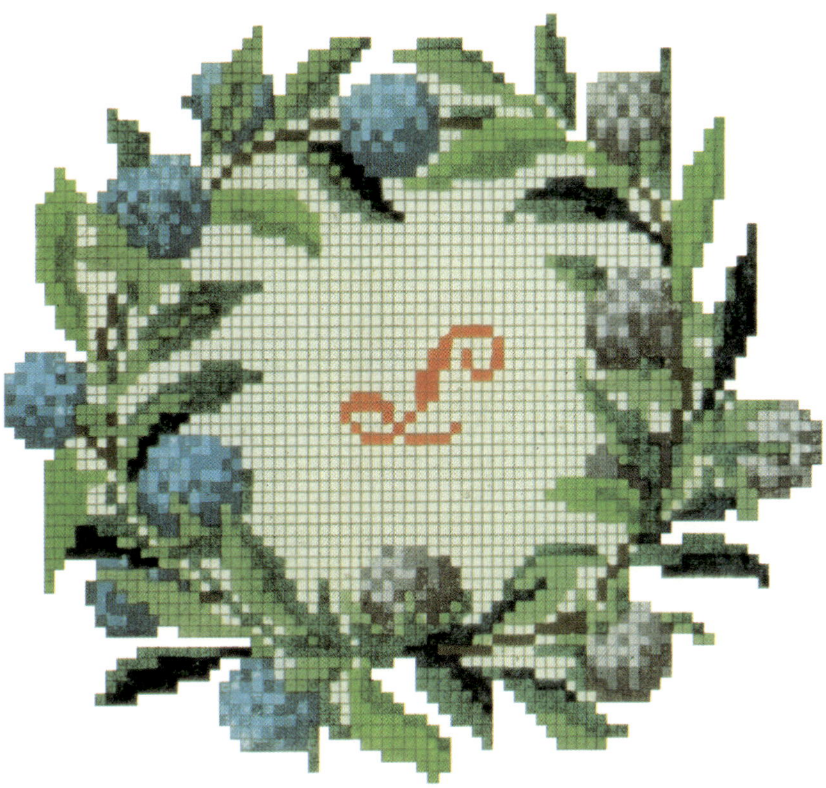

*Füllhorn mit Blumenbukett.*
*Privatbesitz.*

# Eine Kunst zum Wiederentdecken

KAPITEL 7

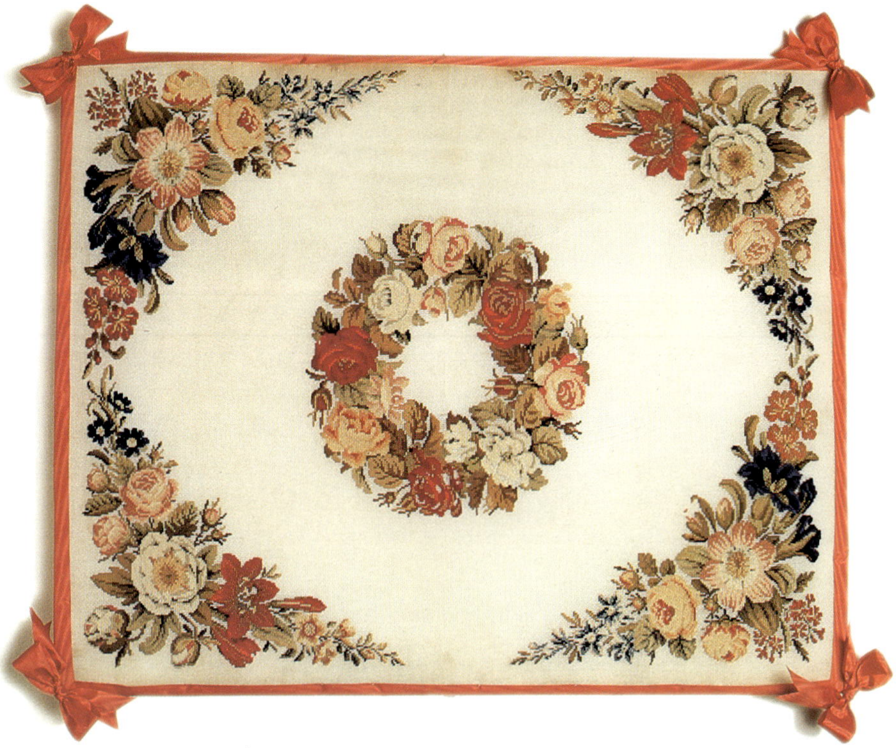

*Beispiel einer Stickerei auf Leinen,*
*nach einer Wiener Vorlage. Privatbesitz.*

Wie wir gesehen haben, war die Produktion von Stickvorlagen im 19. Jahrhundert sehr weit verbreitet und erfreute sich eines unglaublichen Zuspruchs in der ganzen Welt. Unter dem Stichwort „Stickerei“ finden wir in den verschiedenen Enzyklopädien erschöpfende Abhandlungen über deren Ursprünge und Geschichte sowie die Entwicklung, die sie im Laufe der Jahrhunderte in den einzelnen Bereichen erfahren hat. Kommt man jedoch zum vergangenen Jahrhundert, findet man bestenfalls eine Erwähnung des „Petit Point“, meist jedoch wird dieses Thema mit wenigen Worten abgetan. Das Phänomen, das allgemein unter der Bezeichnung „Berliner Arbeit“ bekannt ist, findet nicht einmal als Ausdrucksform der Volkskunst eine Erwähnung. Und doch wird jenem fachlich geschulten Autor, der den Text zum Stichwort „Stickerei“ in der Enzyklopädie verfaßte, die Bedeutung der Berliner Arbeit sicher ein Begriff sein, ebenso wie die Tatsache, daß es Museen und Bibliotheken gibt, die ihr große Aufmerksamkeit und Beachtung schenkten, nicht nur im Hinblick auf ihre Bedeutung in der Erziehung der Mädchen im Laufe der Zeit, sondern im Hinblick auf ihren Wert als wahre Kunstwerke. In einigen Fällen mußte ich mit viel Geduld und Entschlossenheit bei den Kuratoren der Textilabteilung so mancher Museen oder Bibliotheken darauf bestehen, die Muster oder kunsthandwerklichen Gegenstände des 19. Jahrhunderts besichtigen zu dürfen. Ihr Vorhandensein in den Archiven des Museums war oft nicht einmal bekannt. Vielleicht ist dieser Umstand der Tatsache zuzuschreiben, daß die Gegenstände in der Intimität des häuslichen Bereichs angefertigt wurden und keinerlei Anspruch stellen, in die Geschichte einzugehen und Zeugnis über den Geschmack ihrer Zeit abzulegen – waren sie doch einzig mit dem Ziel geschaffen, den Wohnraum zu verzieren und ausschließlich die ausführende Person und deren Familie zu erfreuen.

Natürlich waren die Muster, die im 19. Jahrhundert gedruckt und in Stickerein umgesetzt wurden, in ihrer Komposition und der Bedeutung der dargestellten Themen nicht mit den Meister-

*Blumenranke, aus der sich eine prachtvolle Pfingstrose hervorhebt.*

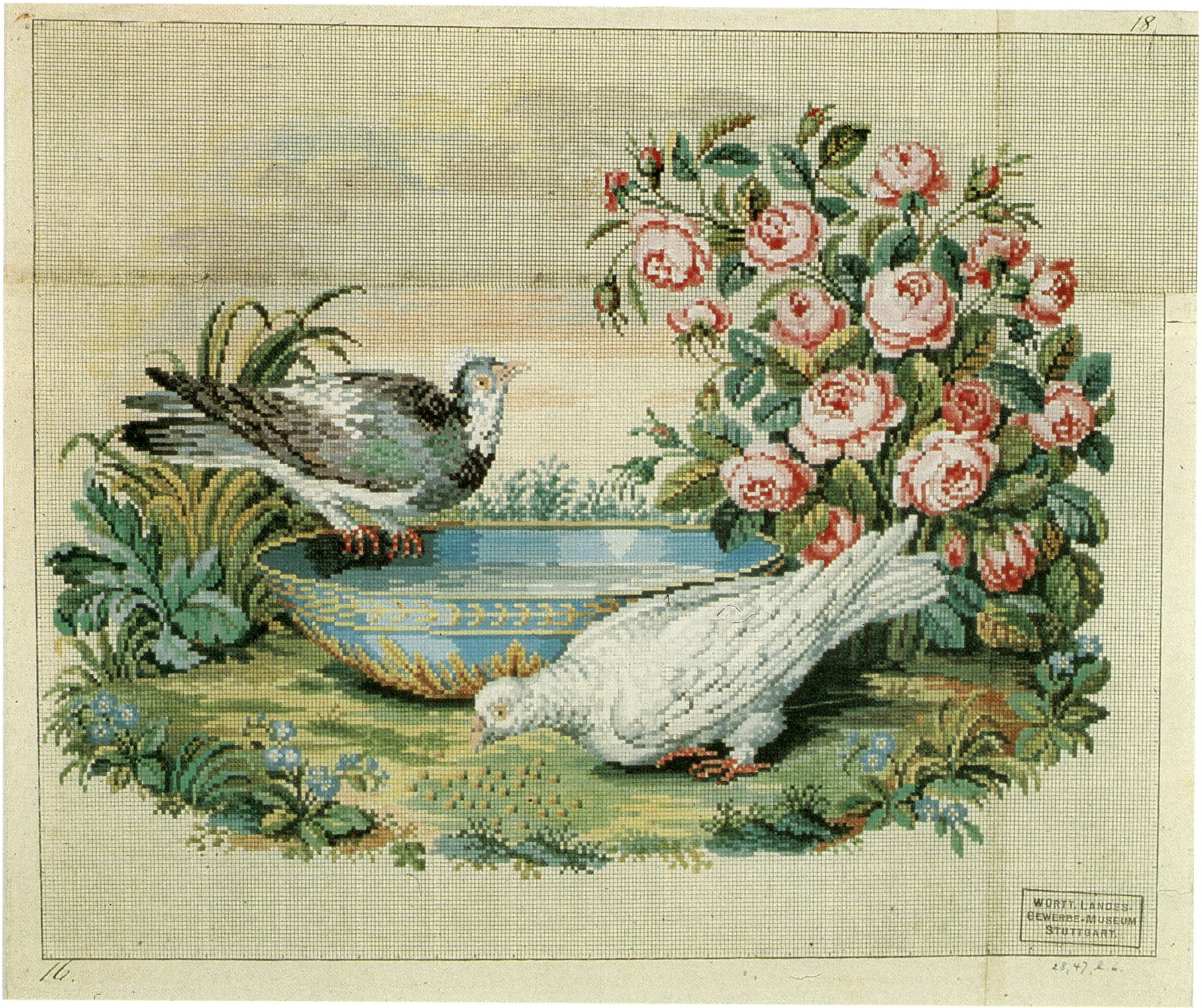


*Vorlage mit Tauben und Blumen: häufig verwendetes Motiv der Biedermeierzeit. Württembergisches Landesmuseum, Stuttgart.*

werken der Vergangenheit zu vergleichen, etwa den von bedeutenden Künstlern entworfenen Wandteppichen oder den Arbeiten der großen Schulen oder Werkstätten. Sowohl in bezug auf die Kreation *per se* als auch auf die Ausführung war die Stickerei bis zum 18. Jahrhundert fast ausschließlich Männersache. Ich sage fast, weil die professionellen Sticker bei nicht allzu aufwendiger Arbeitstechnik oft von weiblichen Mitarbeiterinnen unterstützt wurden, die jedoch außerhalb der Strukturen der Kunsthandwerksbetriebe tätig waren. Dem Berliner Verleger Phillison – den wir im letzten Kapitel bereits kennengelernt haben – ist es zu verdanken, daß die Technik des Petit Point sehr viel unkomplizierter und somit einer breiteren Masse zugänglich gemacht wurde: die Vorlagen wurden einfacher in der Komposition und kleiner in den Abmessungen. Die Verlage bedienten sich der

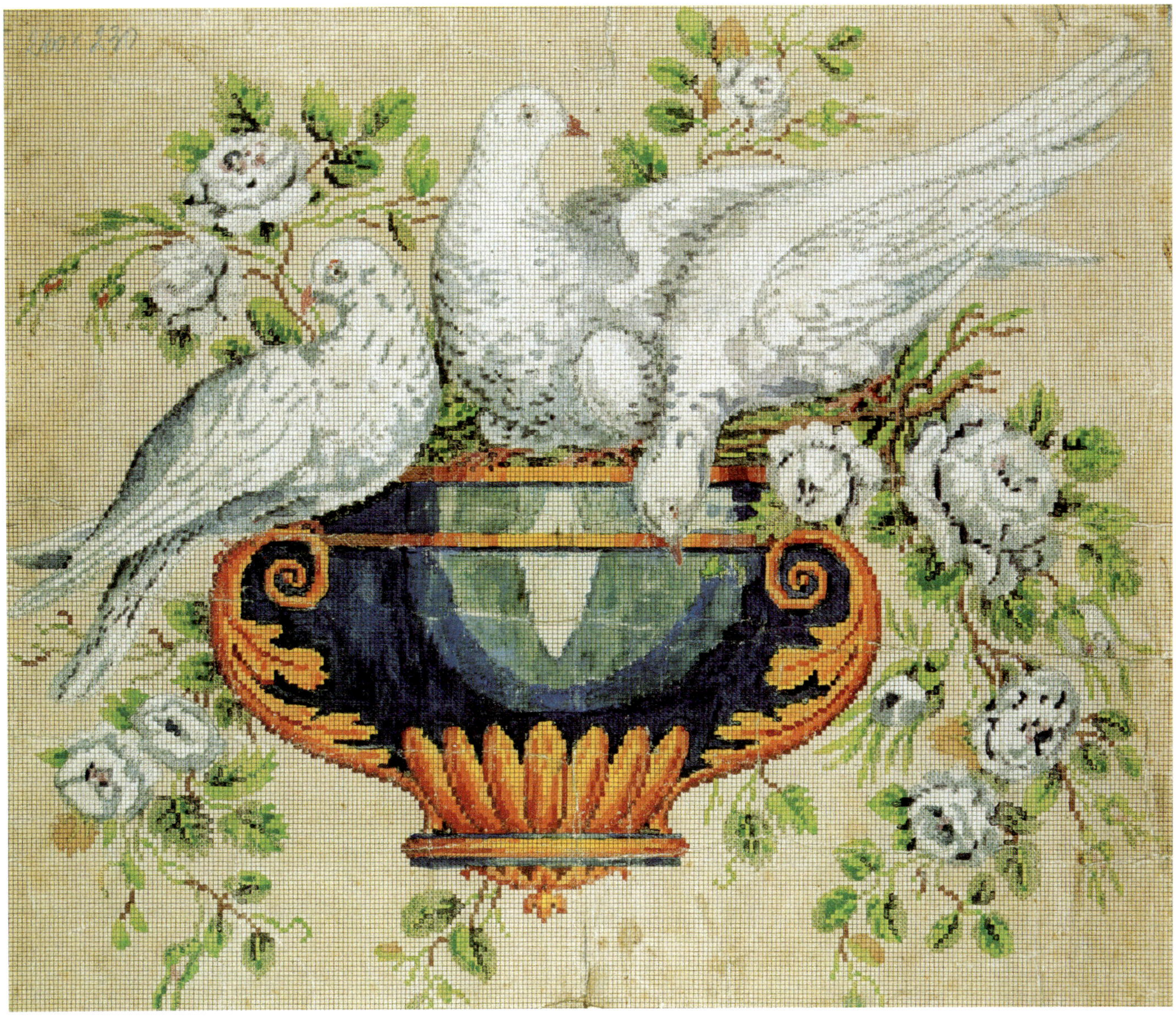

*Drei Tauben sitzen zwischen Blumenranken auf einer blauen Vase mit Verzierungen aus vergoldeter Bronze.*

Werke guter Maler und Musterzeichner zur Erstellung der Vorlagen. Es waren zwar nicht die großen Namen der Vergangenheit darunter, nehmen wir aber diese Arbeiten als Zeugnis der Entwicklung eines Bereichs der dekorativen Künste, so glaube ich, daß sie gewiß der Beachtung wert sind. Es mutet mich daher seltsam an, daß in vielen Büchern über die angewandten Künste und Kleinkünste im allgemeinen die meisten Autoren, seien sie auch noch so sensibel und bemüht, künstlerische Inhalte in den verschiedenen Bereichen zu erfassen, niemals – ich erdreiste mich, dieses Wort in seiner Endgültigkeit zu verwenden – die Stickerei oder die mit der Nadel gefertigten Tapisserien des 19. Jahrhunderts erwähnen. Dieses Thema wird nur von jenen Fachleuten in einschlägigen Büchern aufgegriffen, die ganz spezielle Arbeiten und Meisterwerke behandeln.

Aber ich bin nicht die einzige, die dies so empfindet. In seinem Buch „Ornament und Kunst. Schmucktrieb und Ordnungssinn in der Psychologie des dekorativen Schaffens“ hielt das auch der Wiener Ernst Gombrich – wahrscheinlich der profundeste Kenner dieses Bereichs – fest. Im Anschluß an seine Ausführungen darüber, wie er dazu kam, die Faszination des Dekors zu begreifen, als er die bäuerlichen Stickerein aus der Slowakei betrachtete,

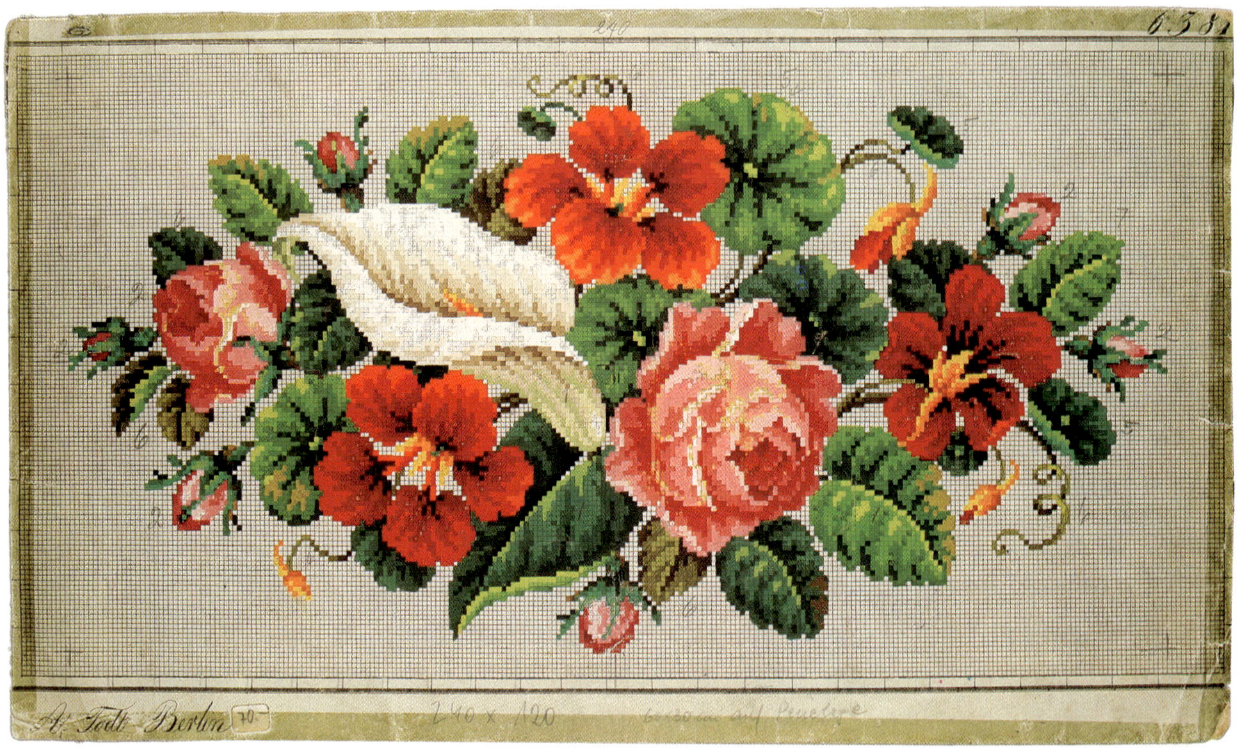

*Oben: Eine schneeweiße Kalla zwischen Rosen und Kresse.*

*Gegenüberliegende Seite: Vorlage für einen Sesselbezug mit reichem Blumenmotiv.*

die seine Mutter gesammelt hatte, schrieb er: „Ich kann mich gut an mein Staunen erinnern, warum solche Werke nicht als ‚Kunst‘ angesehen werden sollten wie bedeutende Gemälde.“

Ich glaube nicht, daß die Kenner dieser Kunstgattung, die diesen Teilbereich nicht einmal erwähnen, dies aus mangelnder Vorbereitung tun, zeigen sie doch auch sonst bei der Behandlung der unterschiedlichsten Themen ihre profunden Kenntnisse. Ich hege den an Gewißheit grenzenden Verdacht, daß sie es bewußt unterlassen, über dieses Thema zu sprechen: Es besteht die vorgefaßte Meinung, daß diese Art von Arbeiten, die nicht im professionellen Bereich gefertigt werden, Teil einer femininen Welt,

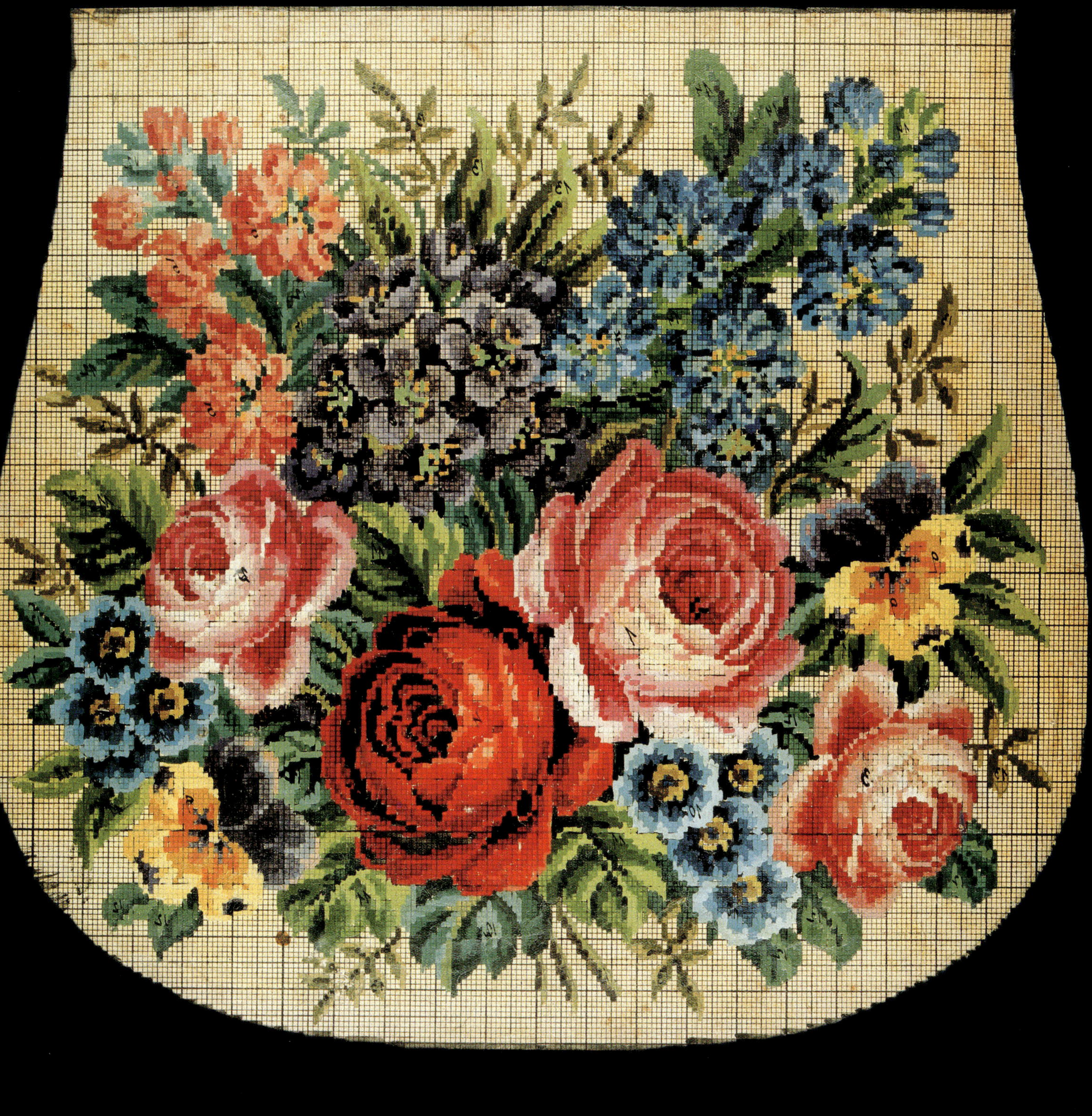

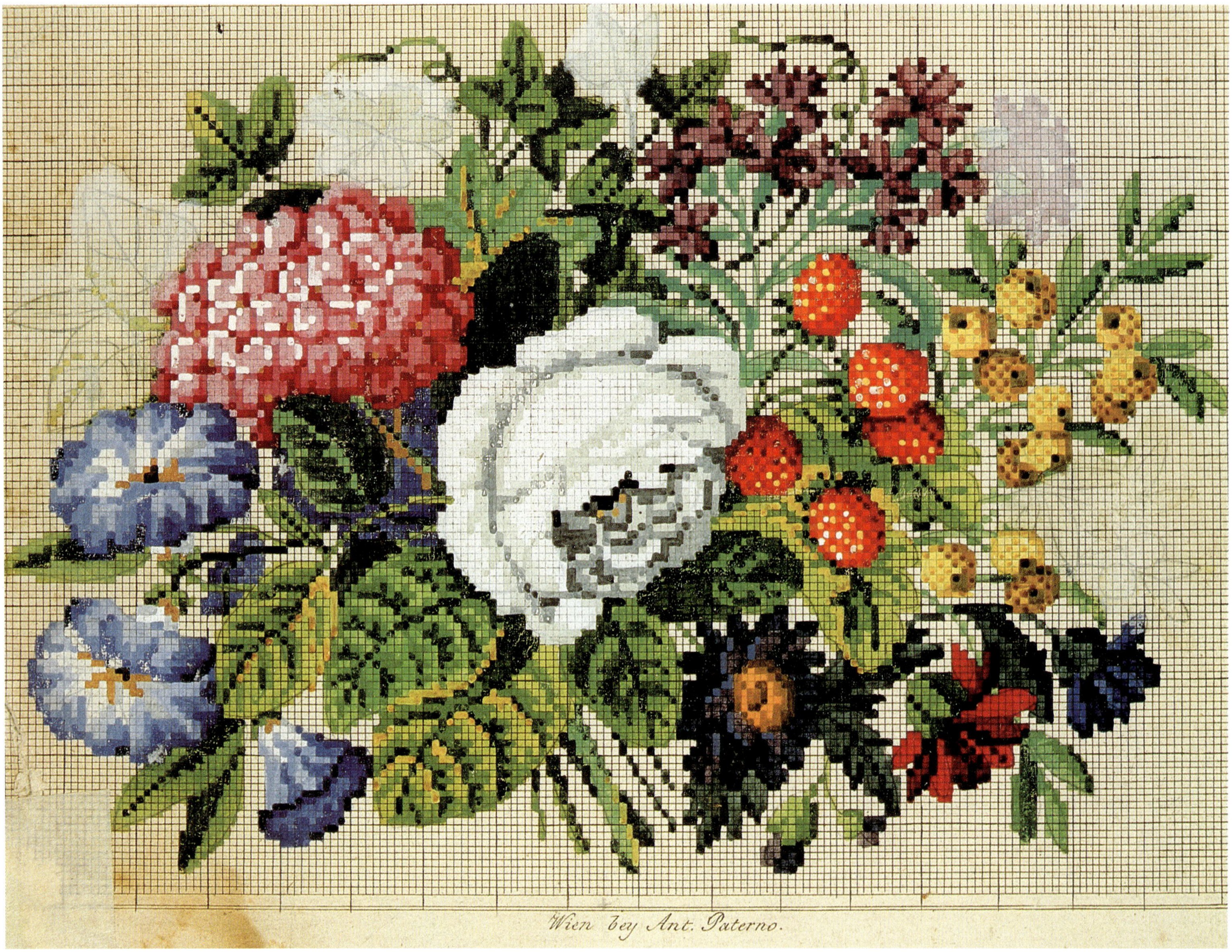


*Ein Bund Erdbeeren, eingebettet in ein Blumenbukett, als Thema einer von Paterno veröffentlichten Vorlage.*

einer Welt der „kleinen Frauen" ist, die sich mit nichtigen Beschäftigungen die Zeit vertreiben.

Diese Überzeugung entbehrt meiner Meinung nach jeglicher Grundlage, umso mehr, als das Herstellen einer Stickerei für ein Sofa eine in jeder Hinsicht aufwendige Arbeit darstellt. Und die Tatsache, daß sie mit Freude ausgeführt und nicht mit Geld entlohnt wird, beraubt sie weder ihres Inhaltes noch ihres Wertes. Der wahre Künstler ist sicher derjenige, der die Vorlage entwirft, die Person, die nach dieser Vorlage stickt, bedient sich dieser, um eine Arbeit auszuführen, an der sie scheinbar keinerlei Verdienst hat, abgesehen von einer ordentlichen Portion Geduld. Jedoch: die Wahl und eventuelle Veränderung des Motivs, die Ausführung und schließlich die Verwendung der fertiggestellten

Stickerei – all dies sind ästhetisch motivierte Entscheidungen, welche das Werkstück zu etwas Einzigartigem werden lassen. Es ist dem Spielen eines Musikstückes vergleichbar: Nur ganz selten ist die ausführende Person auch der Komponist. Die Musik wurde von anderen geschrieben, und wer sie spielt, hat Freude daran. Agatha Christie erzählte in ihrer Autobiographie „Mein Leben", daß ihr das Schreiben anstelle des Stickens zur Gewohnheit geworden ist: „Erzählungen zu schreiben ist für mich zur Gewohnheit geworden, ich würde fast sagen, er ist an die Stelle des Stickens getreten. (...) Wenn jemand diese Gleichstellung als verletzend für den Schriftsteller empfindet, kann ich ihm nur Unrecht geben. Der kreative Impuls kann in jeglicher Form seinen Ausdruck finden. (...) Ich gebe zu, daß ein gewisser qualitativer Unterschied zwischen den viktorianischen Stickerein und den Wandteppichen aus Bayeux besteht, der kreative Impuls ist jedoch meiner Meinung nach in beiden Fällen gleich, (...) und die innere Befriedigung des Künstlers ist stets die gleiche."
Tatsache ist, daß die Personen, die sich mit den angewandten Künsten beschäftigen und darüber schreiben, nicht nur den „Zeitvertreib" der Stickerei geringschätzen, sondern auch all jene Musterzeichner vergessen, die im 19. Jahrhundert Tausende von Stickvorlagen geschaffen haben, die ob ihres ästhetischen Inhalts von unschätzbarem Wert sind.

*Ein kleiner Strauß Vergißmeinnicht, Verlag Müller.*

*(Stickvorlage: Seite 178)*

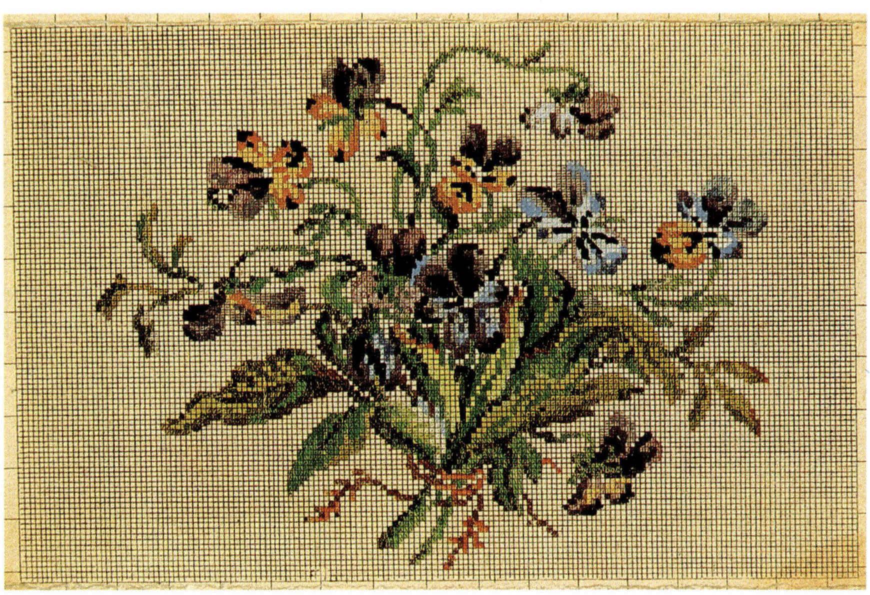

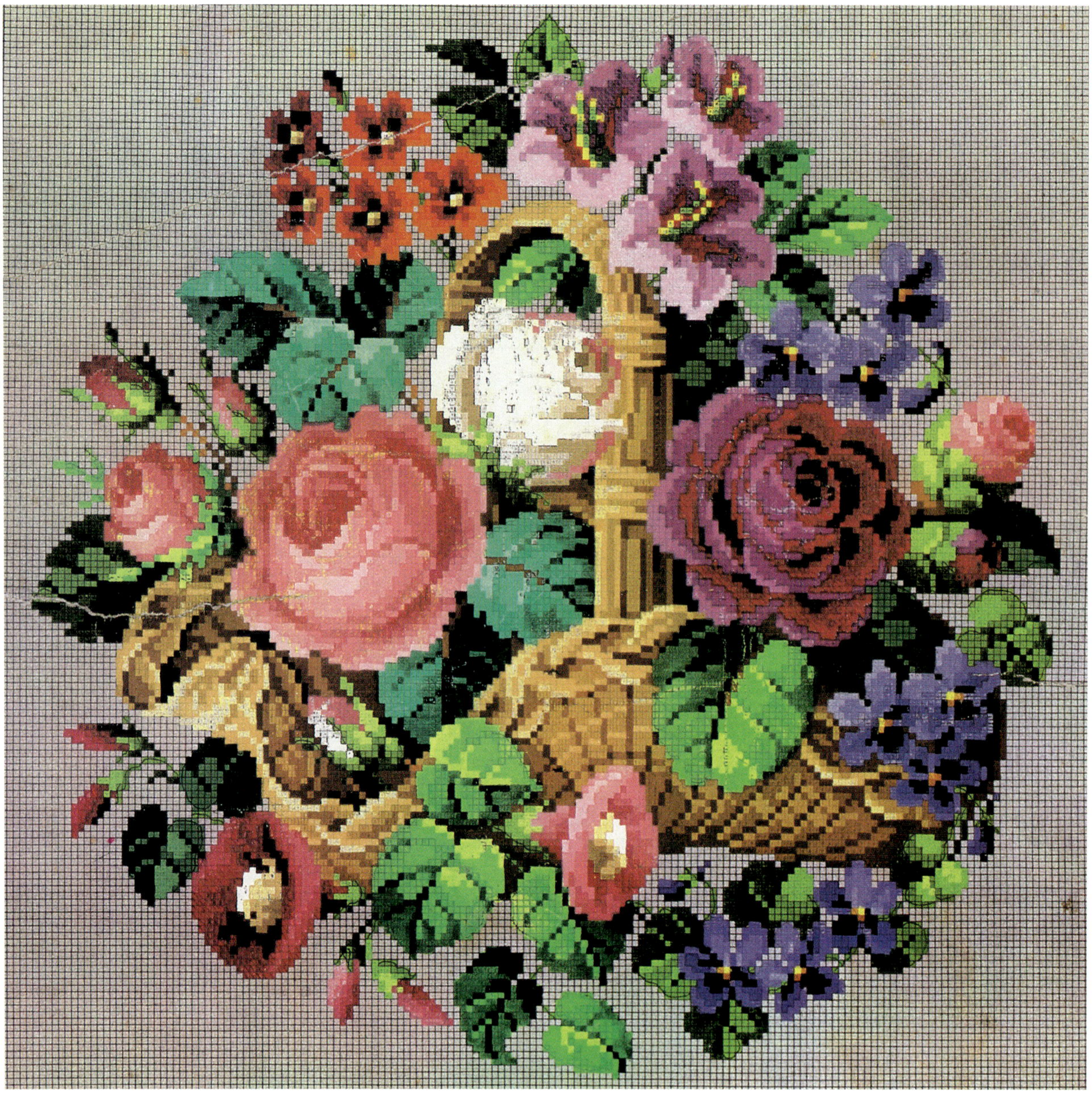

*Oben: Hauptthema dieses Blumenkorbs sind Veilchen und Rosen. Textilmuseum, St. Gallen.*

Die Sammlung Nowotny ist ein bedeutender Teil dieses Buches. Das ist auf die Quantität der gesammelten Vorlagen und Muster, die – wie ich glaube – in keinem Museum zu sehen sind, aber auch auf die Qualität zahlreicher Motive zurückzuführen. Dieses grundlegende Kriterium hat seinen Ursprung nicht zuletzt in der allgemeinen Blüte des Zeitalters, in dem die Nowotnys tätig waren – wobei dies gleichermaßen den gehobenen Geschmack wie den Reichtum der Käuferschaft umfaßt. So konnten die besten und ausdrucksstärksten Künstler und Musterarbeiter als Mitarbeiter gewonnen werden.

*Gegenüberliegende Seite: Das zentrale Motiv dieses Wandteppichs ist eine Komposition aus Blumen in intensiven Farben.*

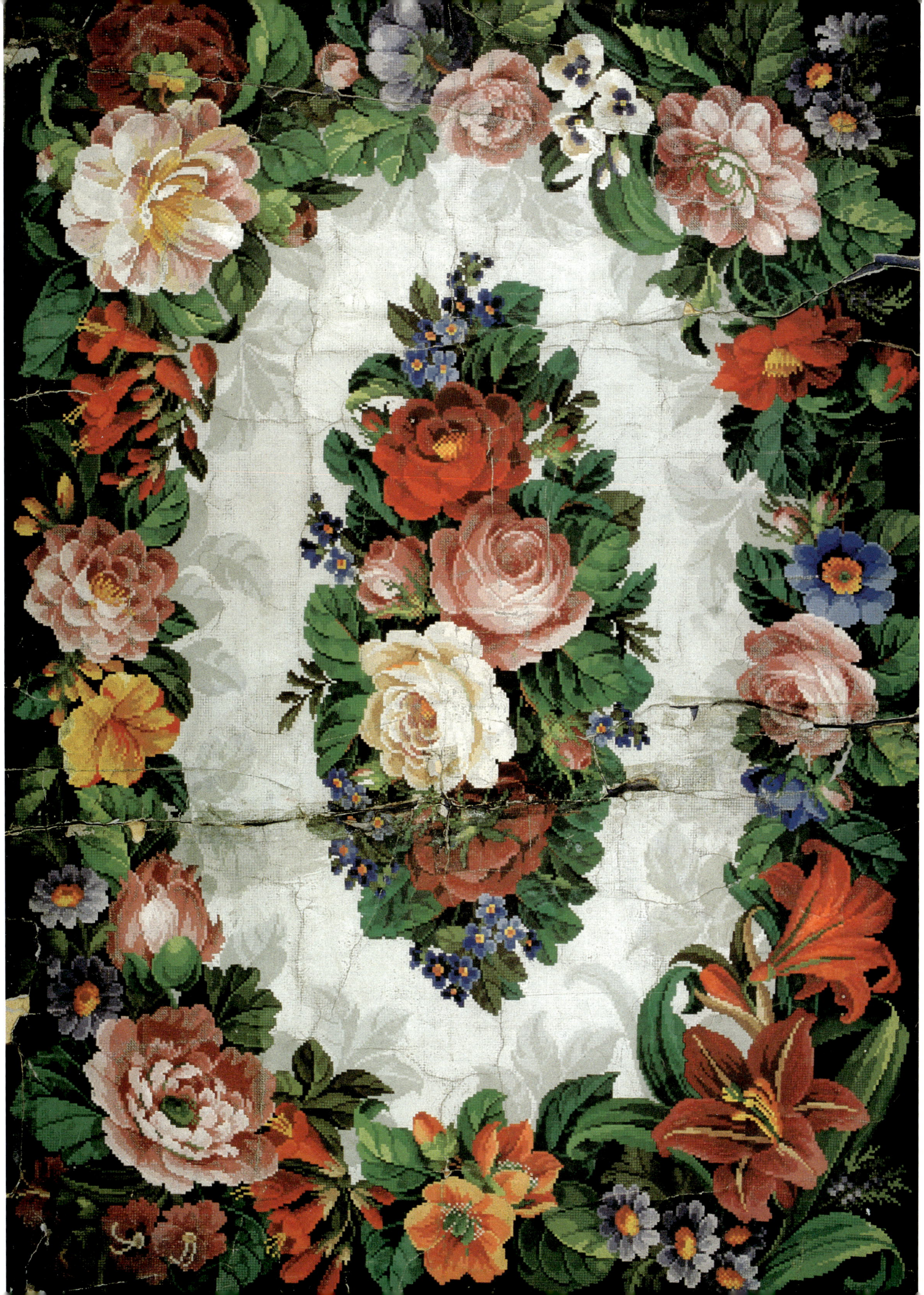

# Buketts und Eckornamente

*Oben und gegenüberliegende Seite: Zwei Originale, Blumenkompositionen. Privatbesitz (Stickvorlage: Seite 174)*

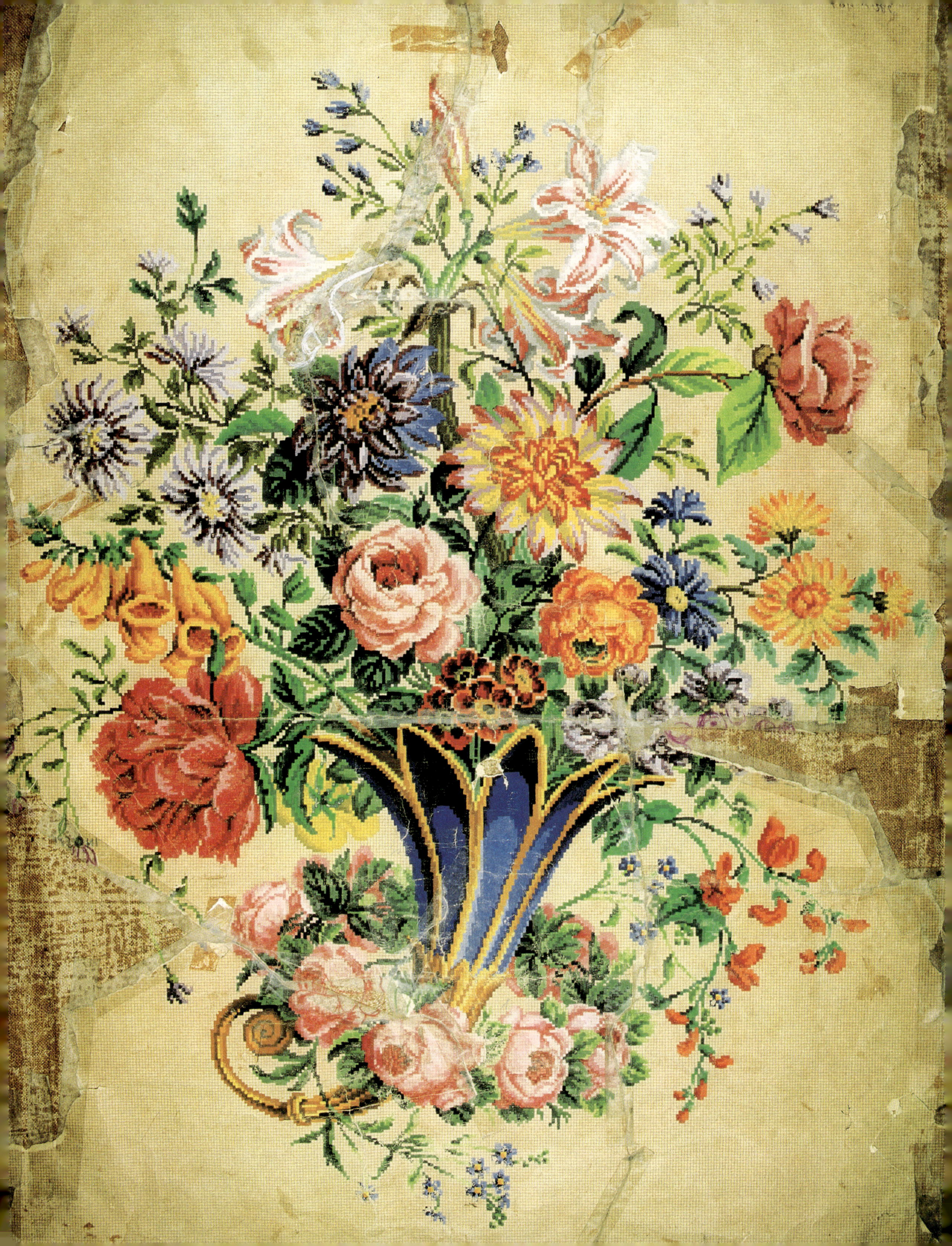

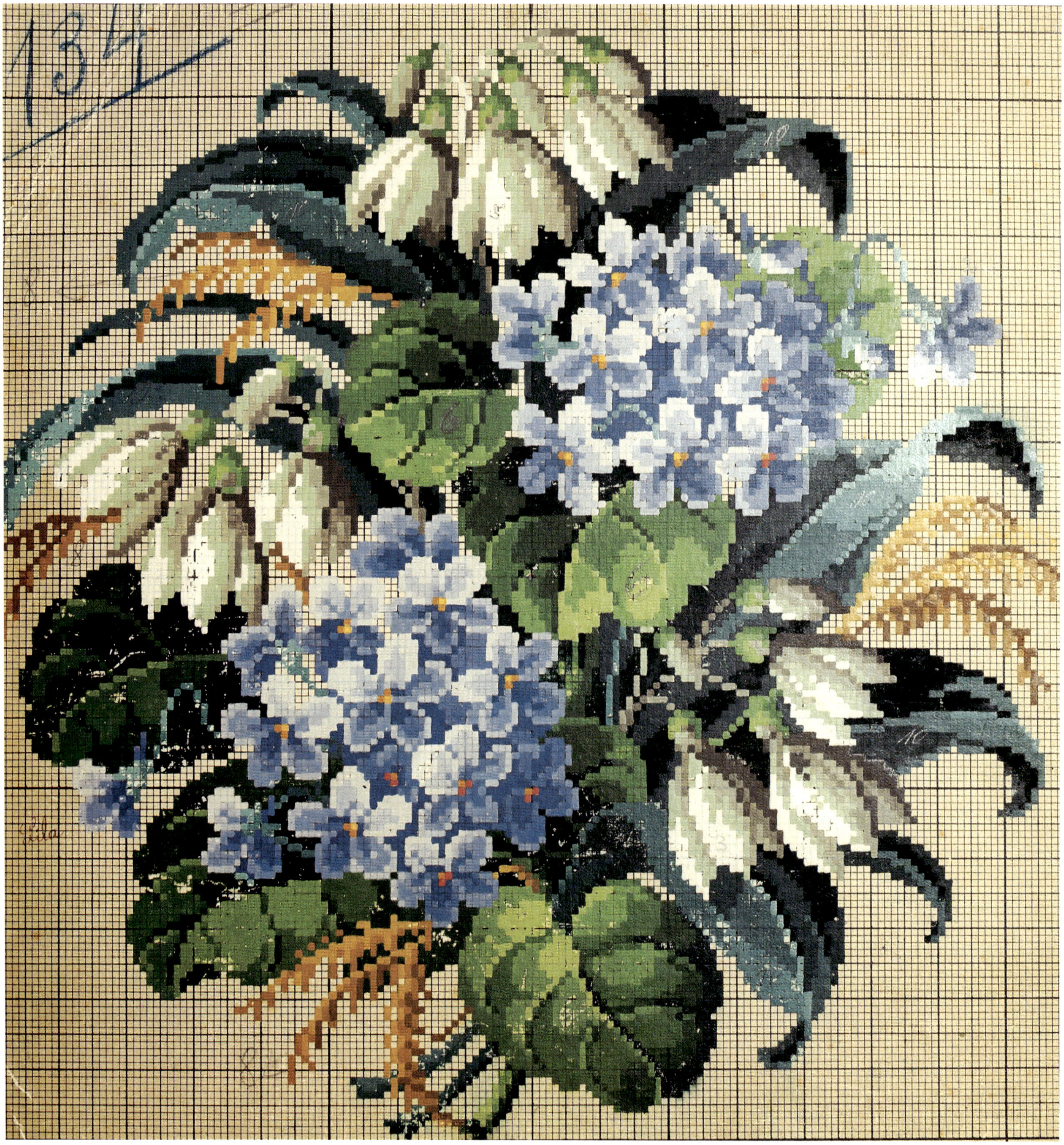


*Bukett aus blauen Hortensien und weißen Blumen (Stickvorlage: Seite 182)*

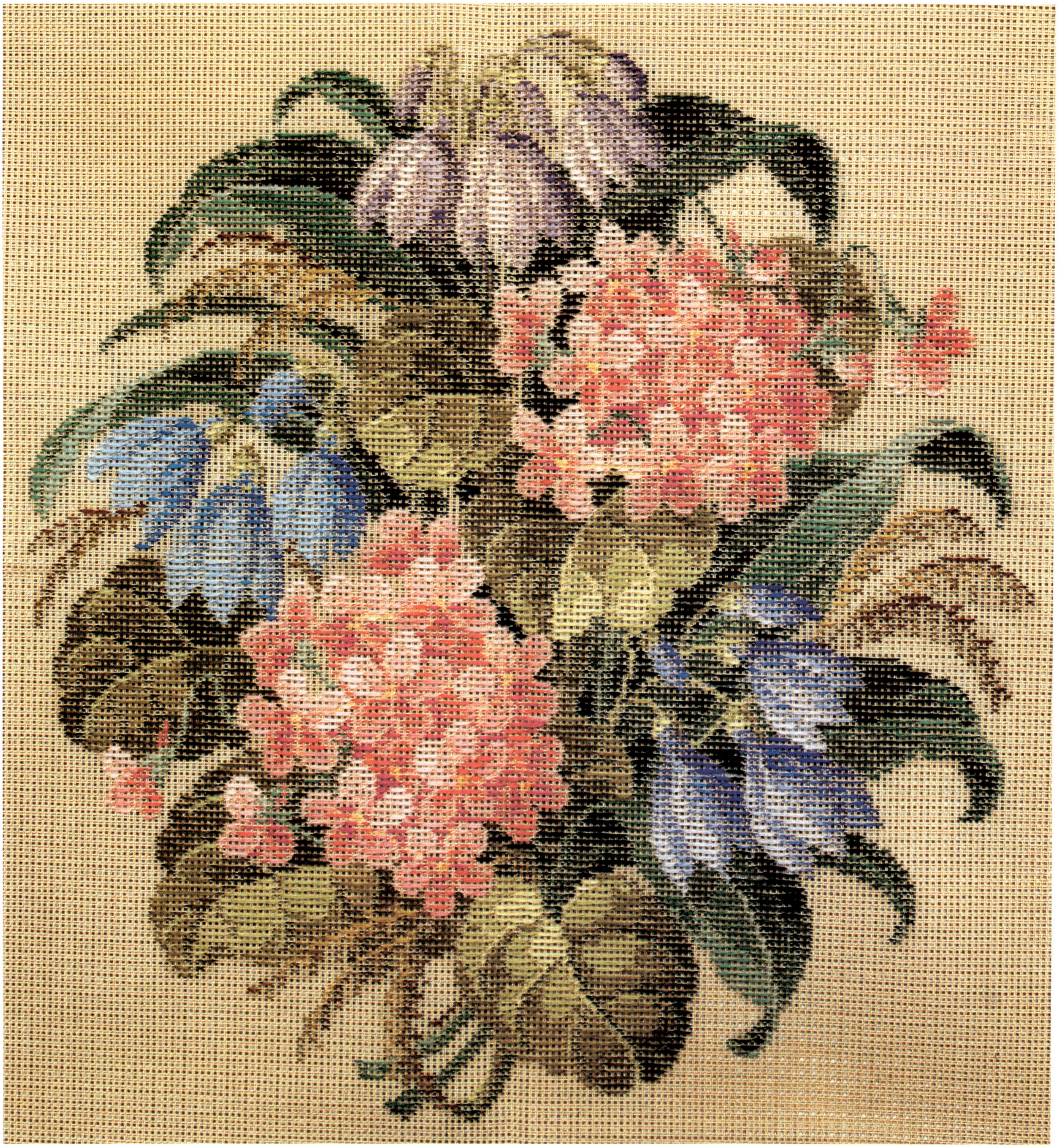

*Dieselbe Komposition mit unterschiedlichen Farben, trassiert auf Canvas.*

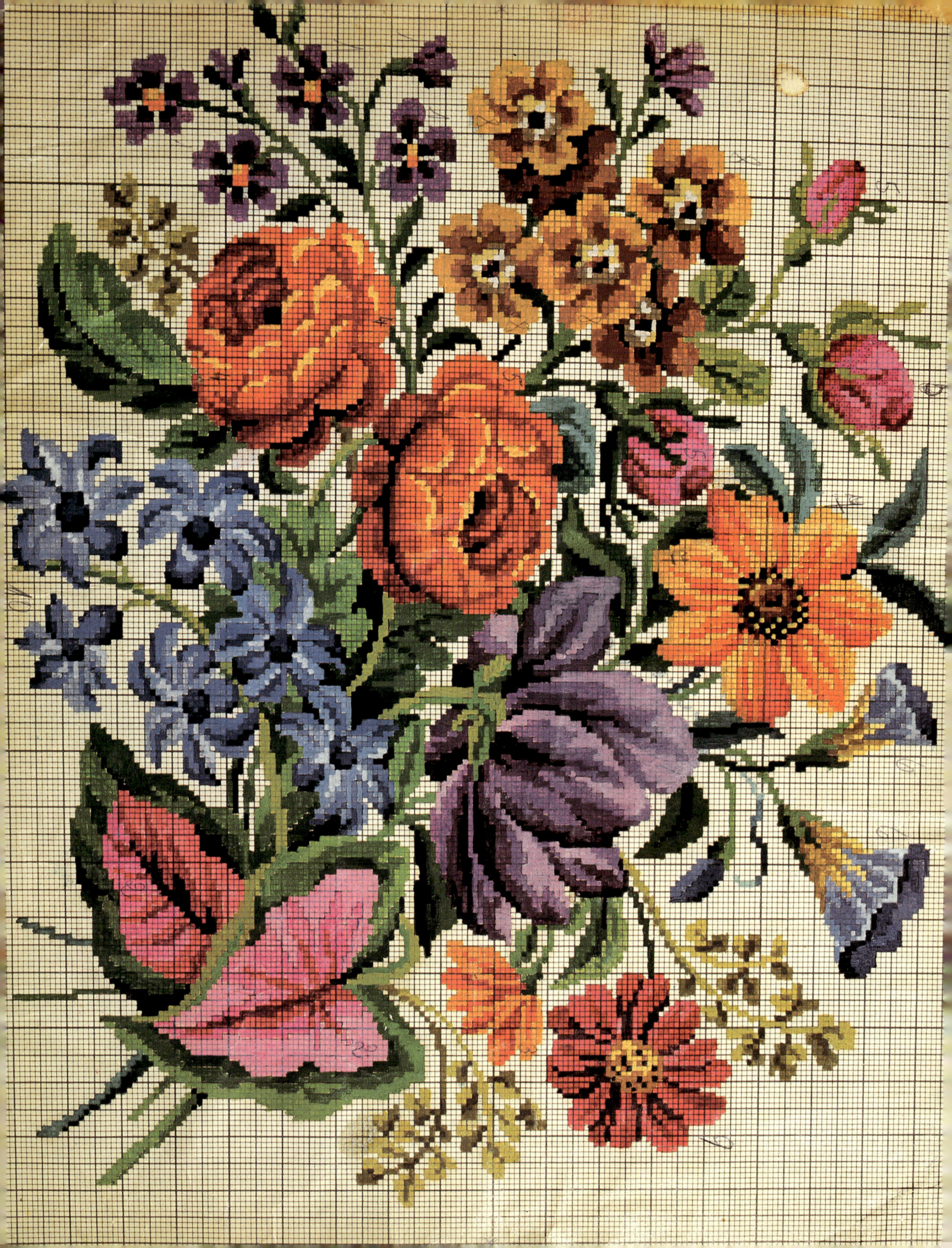

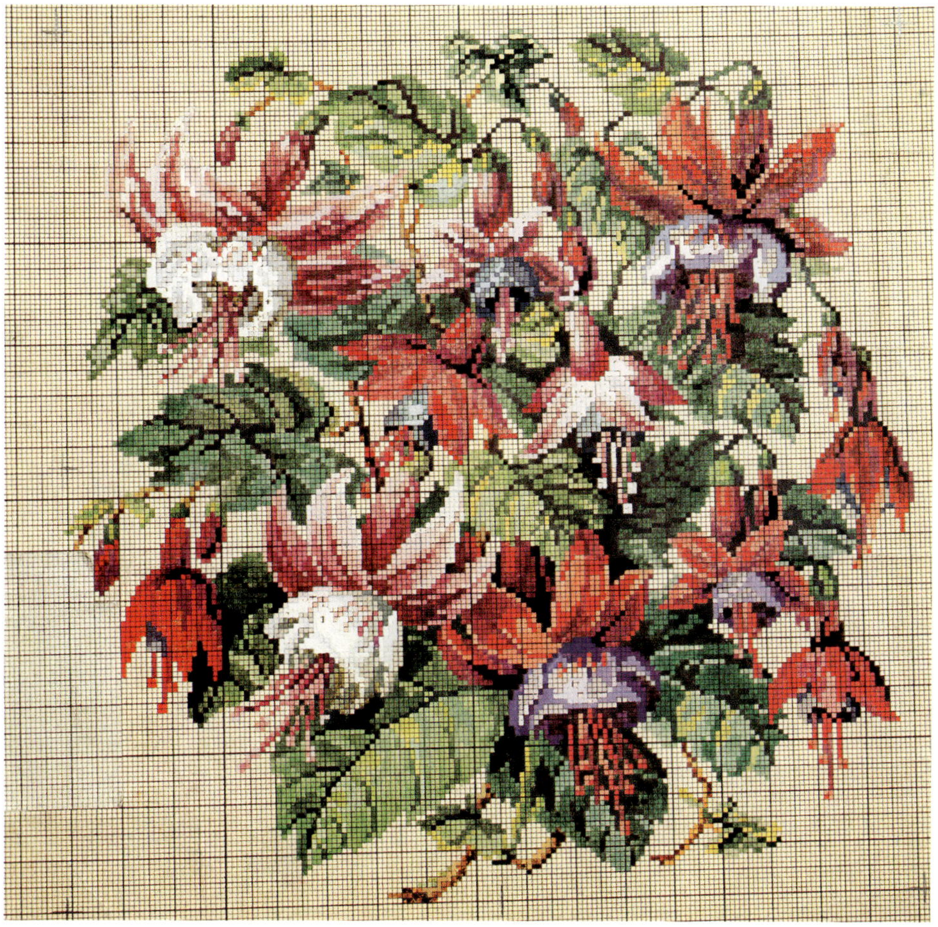

*Links und unten: Zwei Buketts mit ausgefallenen Blumenarten.*

*Gegenüberliegende Seite: Blumenstrauß mit Blättern in intensiven Farben.*

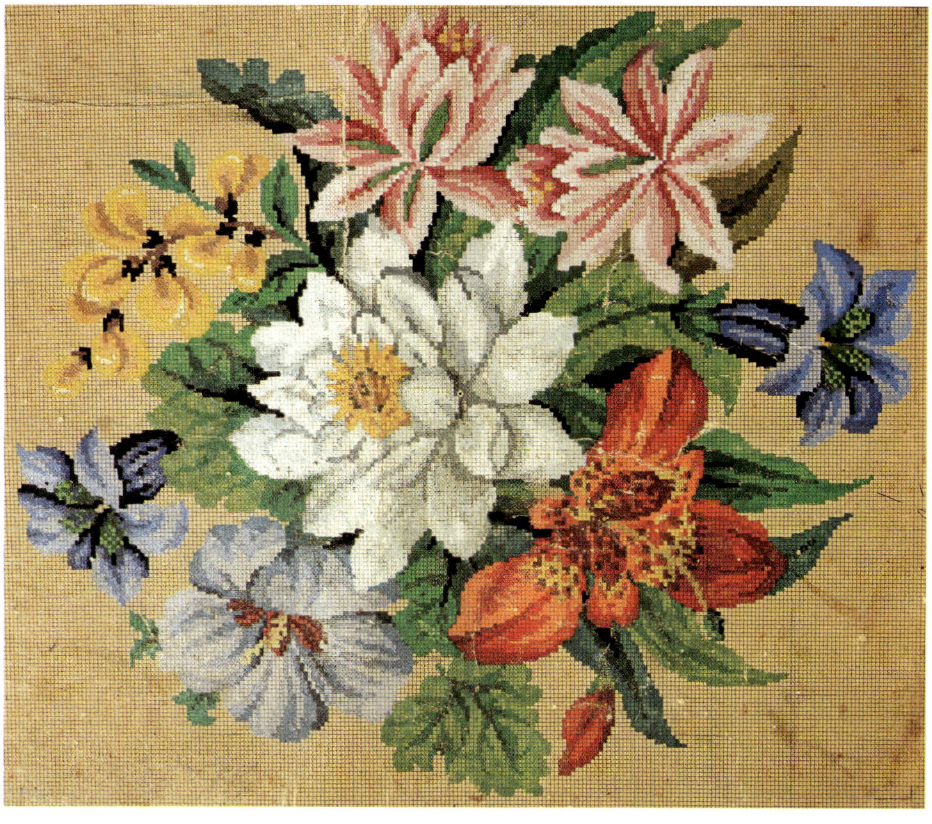

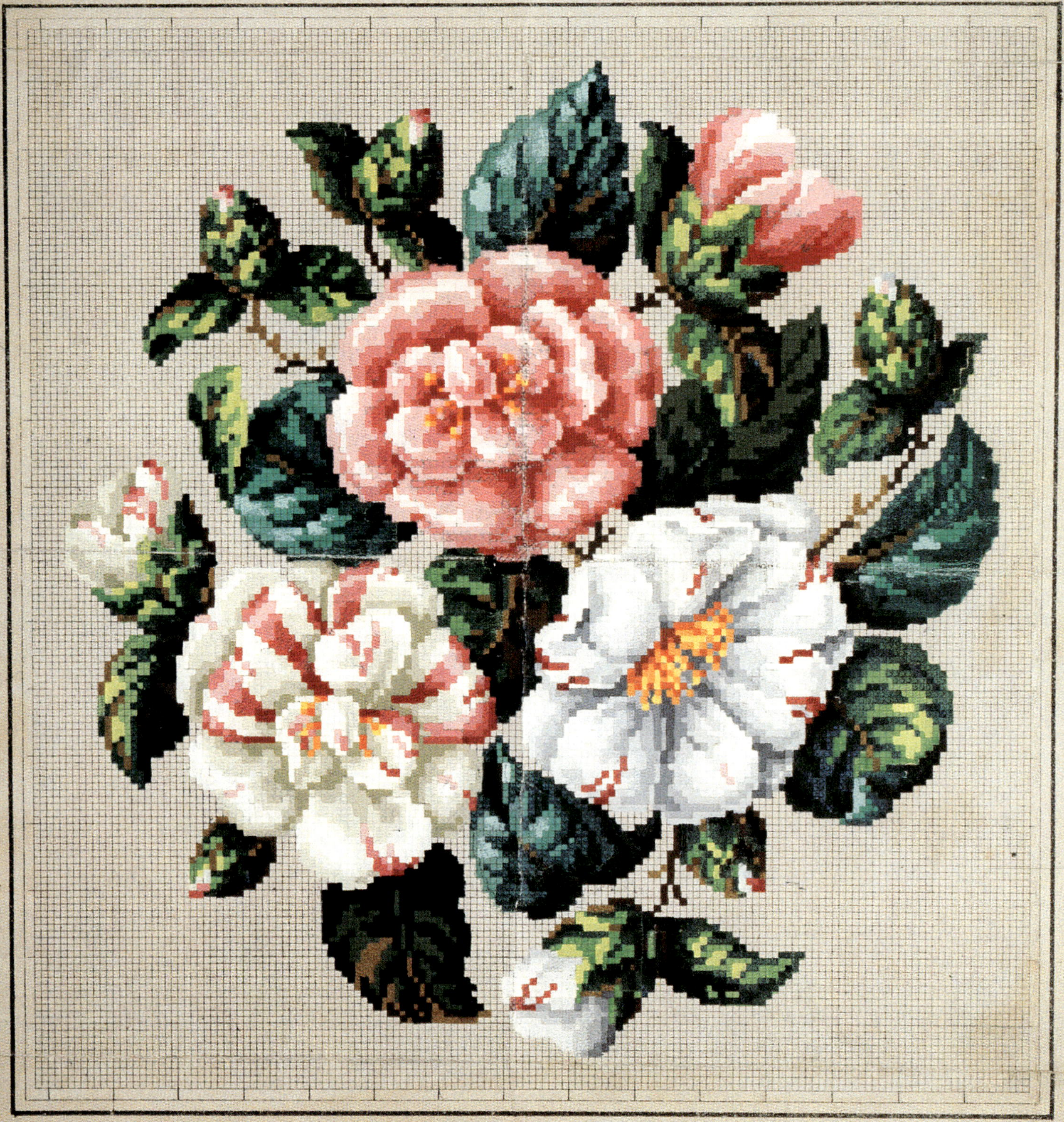

TAV. 10. 1855

Milano Contrada S.t Paolo, 936.

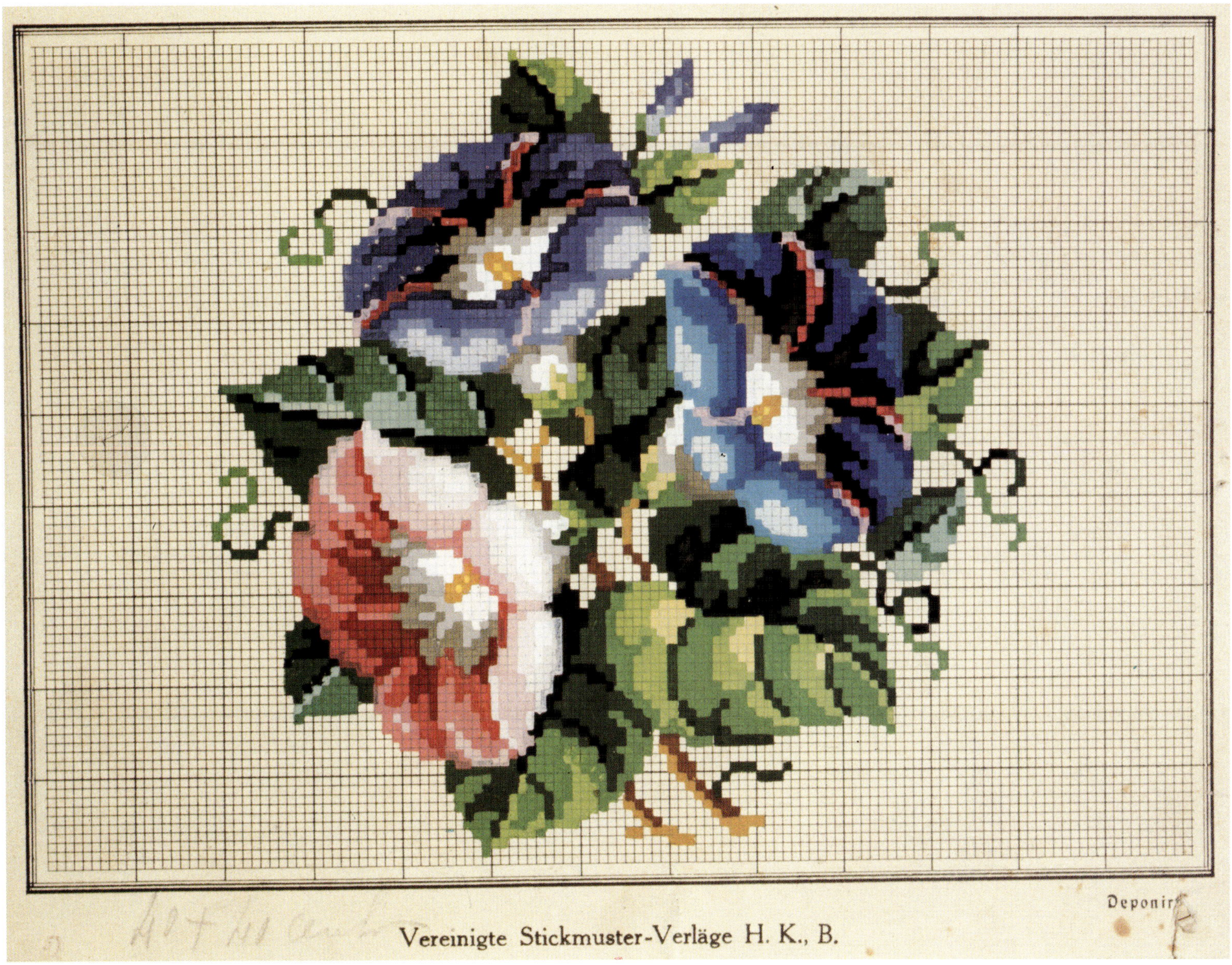


*Oben: Kleiner Strauß mit blauen Glockenblumen. Eigentum der Autorin (Stickvorlage: Seite 173)*

*Gegenüberliegende Seite: Motiv dieser aus Italien stammenden Vorlage sind weiß-rot gesprenkelte Gardenien. Eigentum der Autorin.*

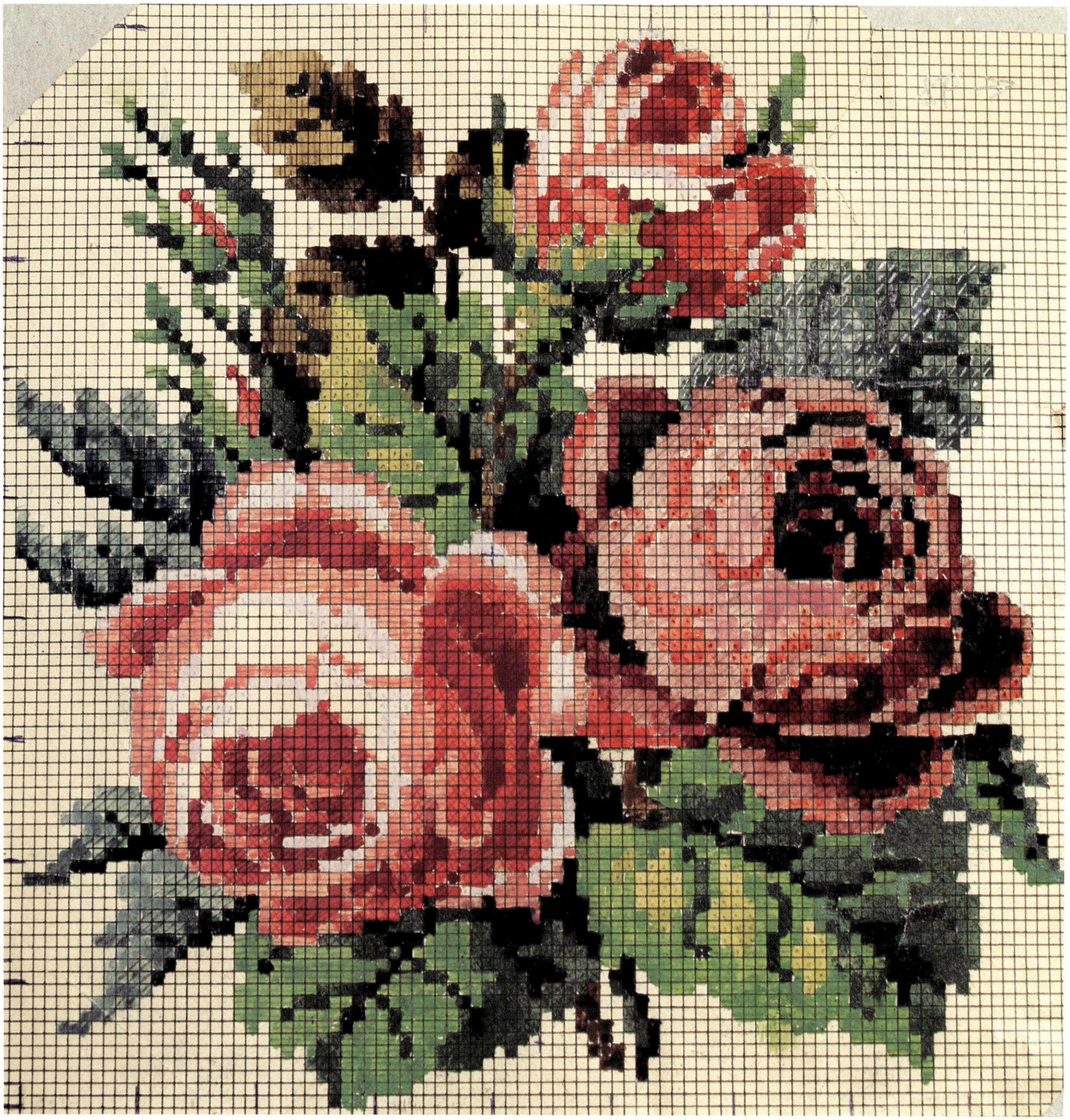

*Ausschnitt aus einer Vorlage (Stickvorlage: Seite 170 )*

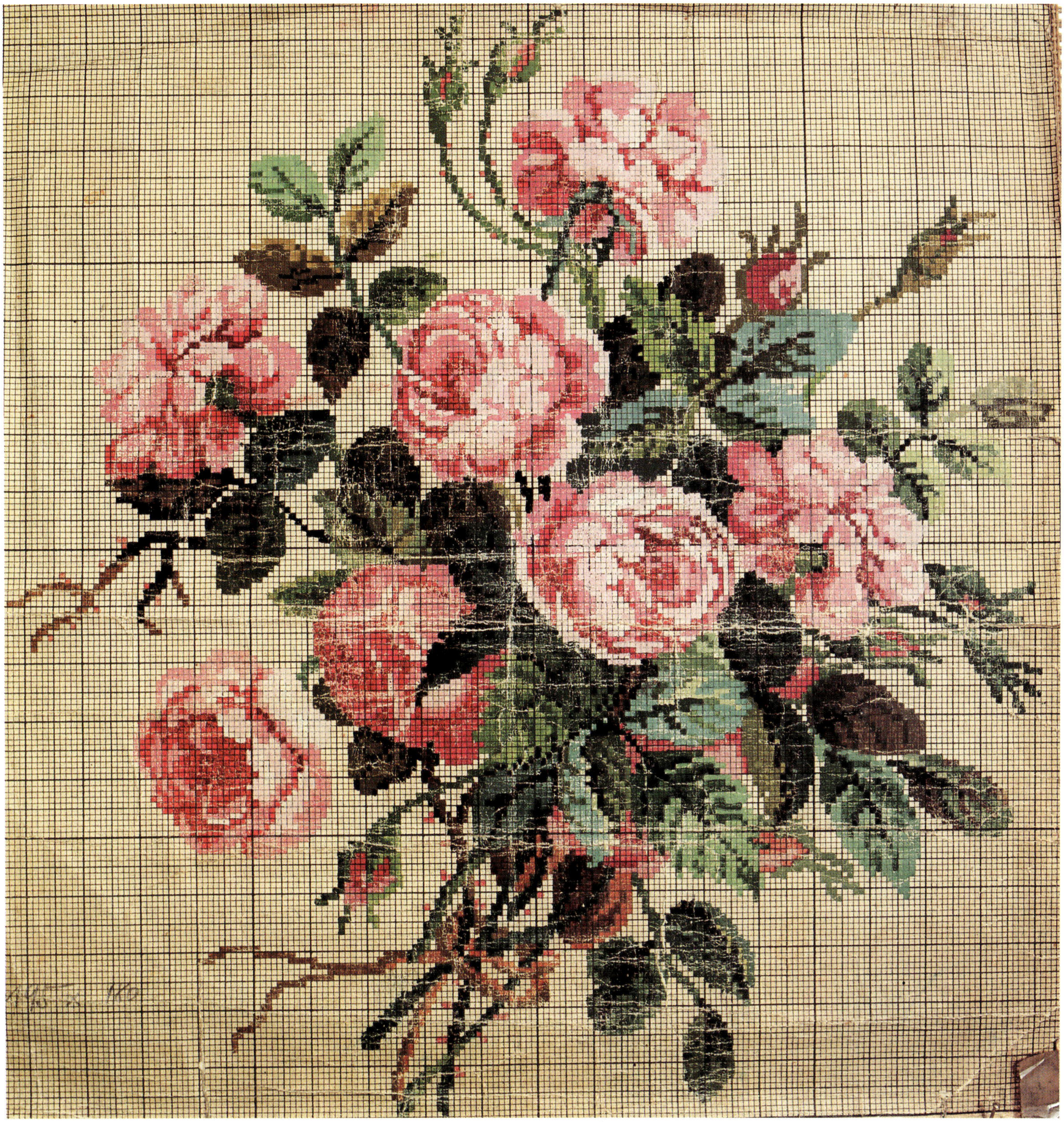

*Einfaches, dabei sehr ansprechendes Bukett.*

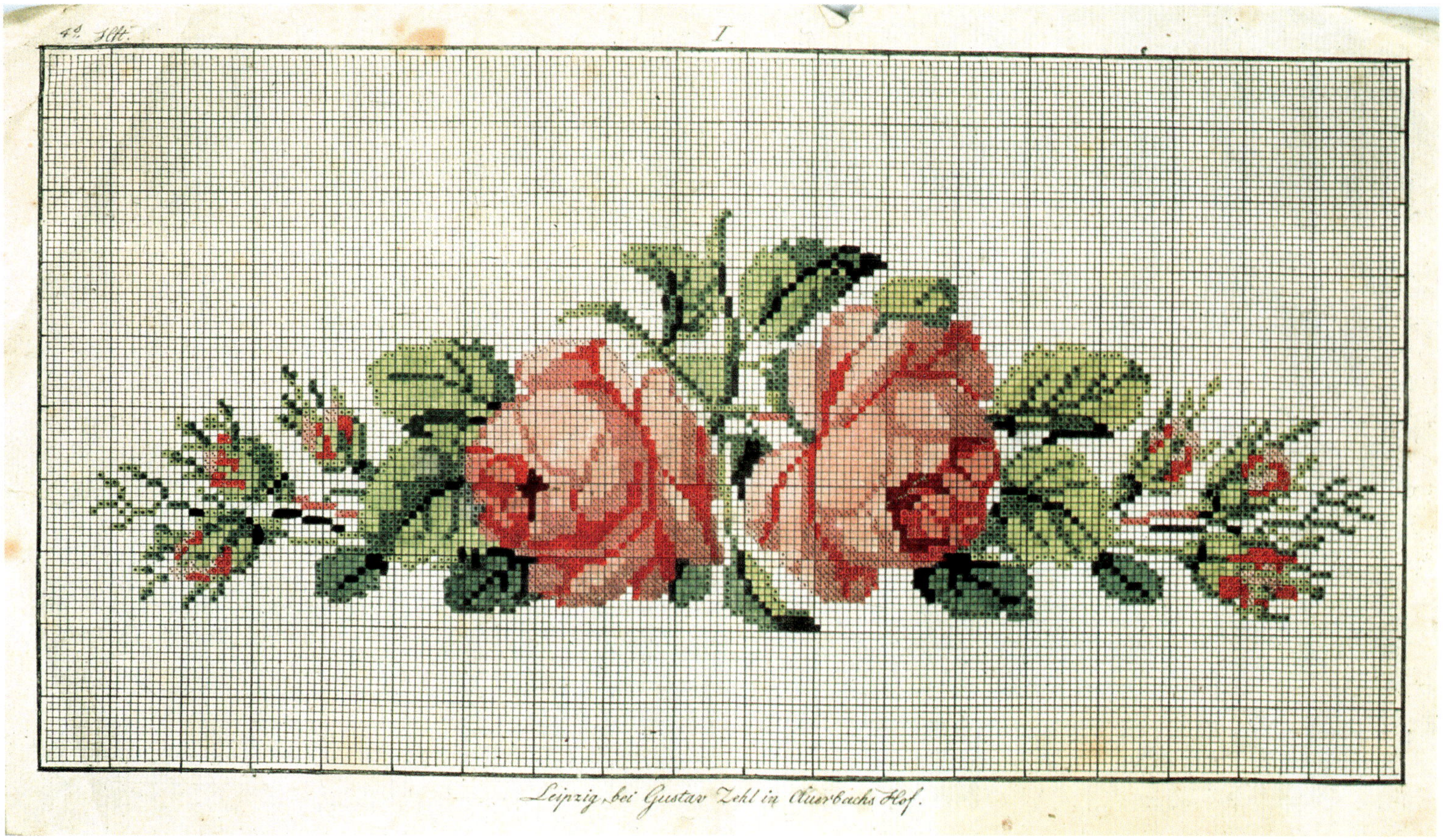

*Oben: Stilisierte Vorlagen mit Rosen und Knospen. Deutsches Stickmuster-Museum, Celle.*

*Unten: Beispiel einer Petit-Point-Stickerei auf Tüll. Eigentum der Autorin.*

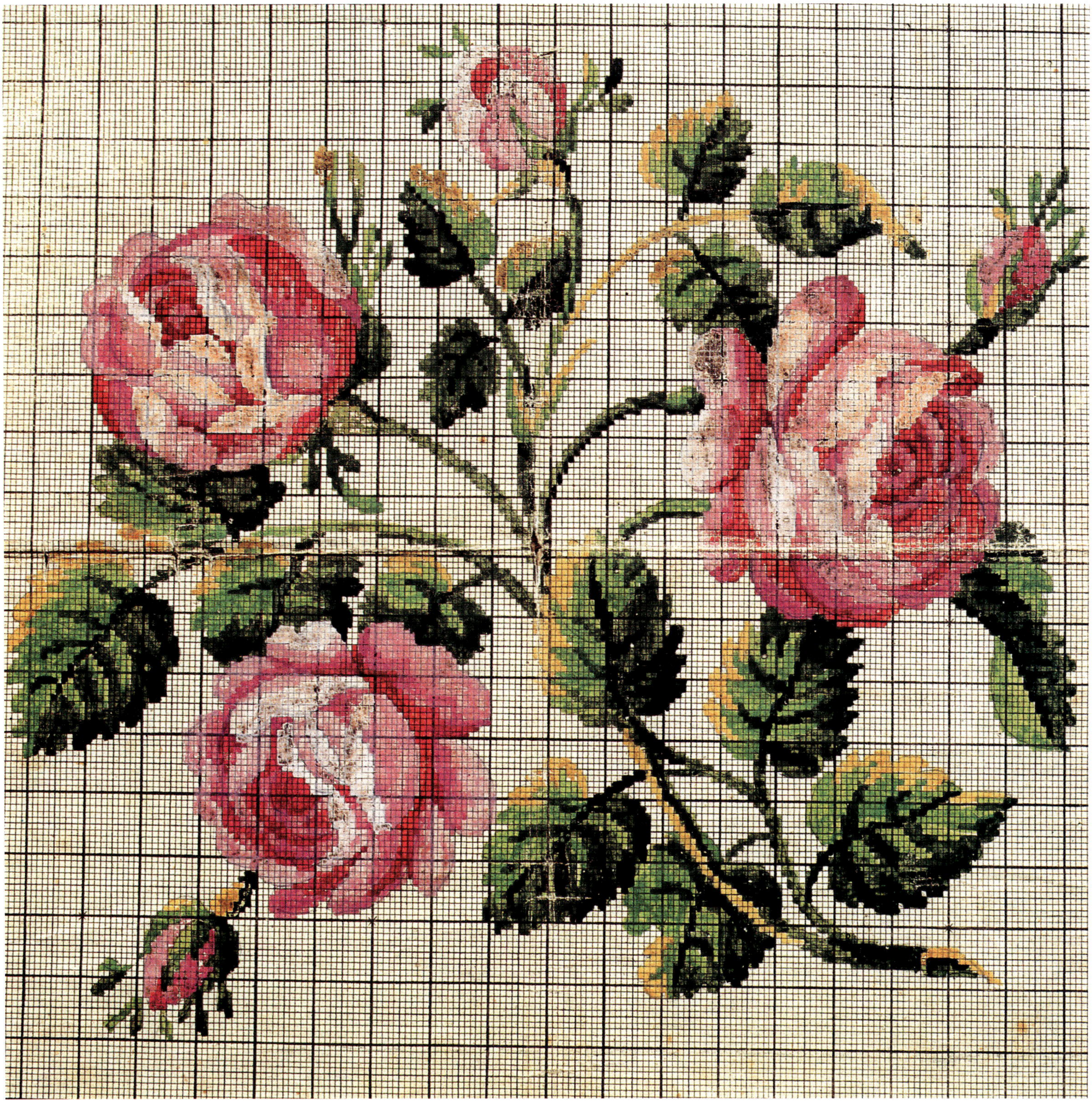

*Ausschnitt aus einem Blumenmotiv mit Rosen.*

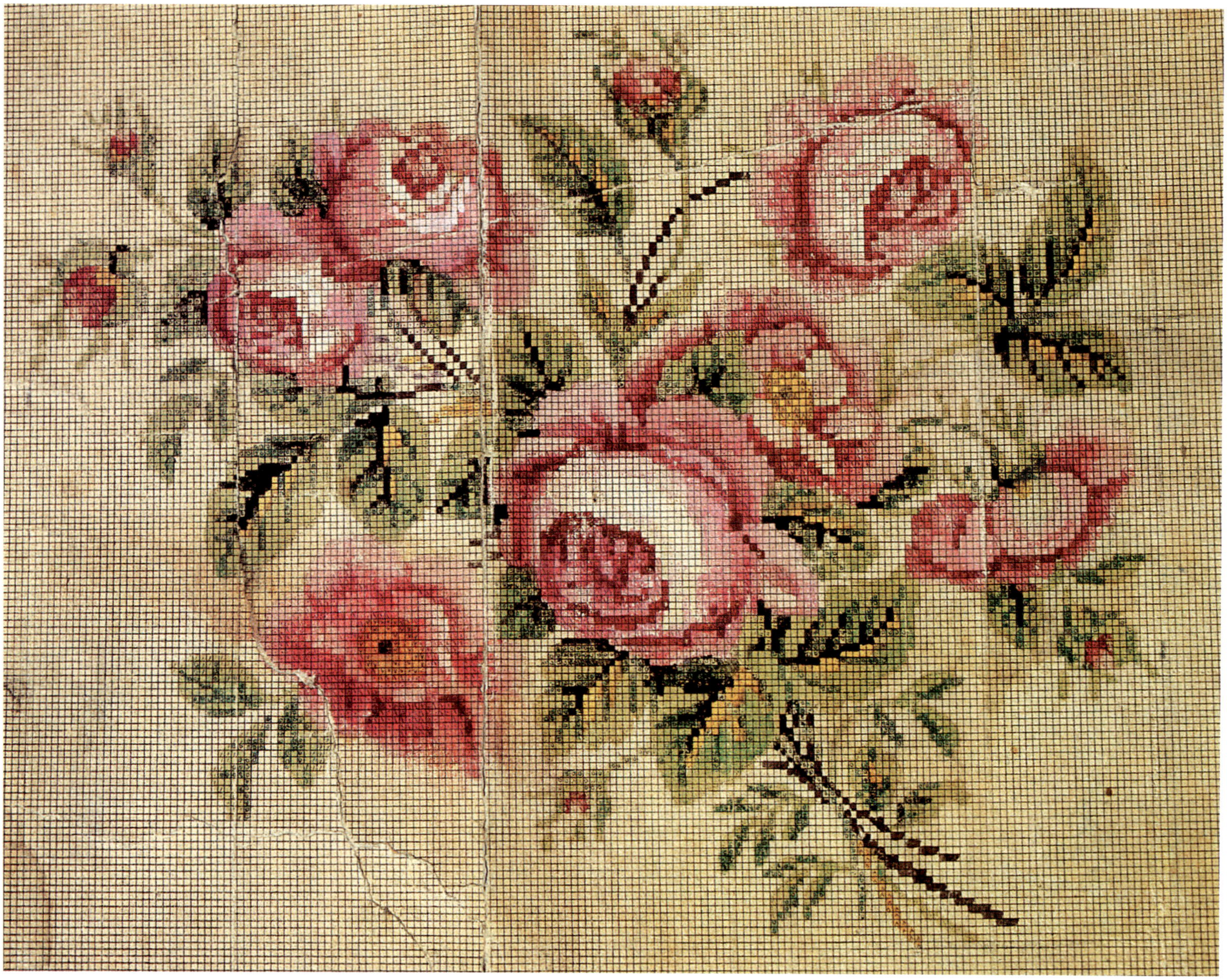

*Rosenzweig.*

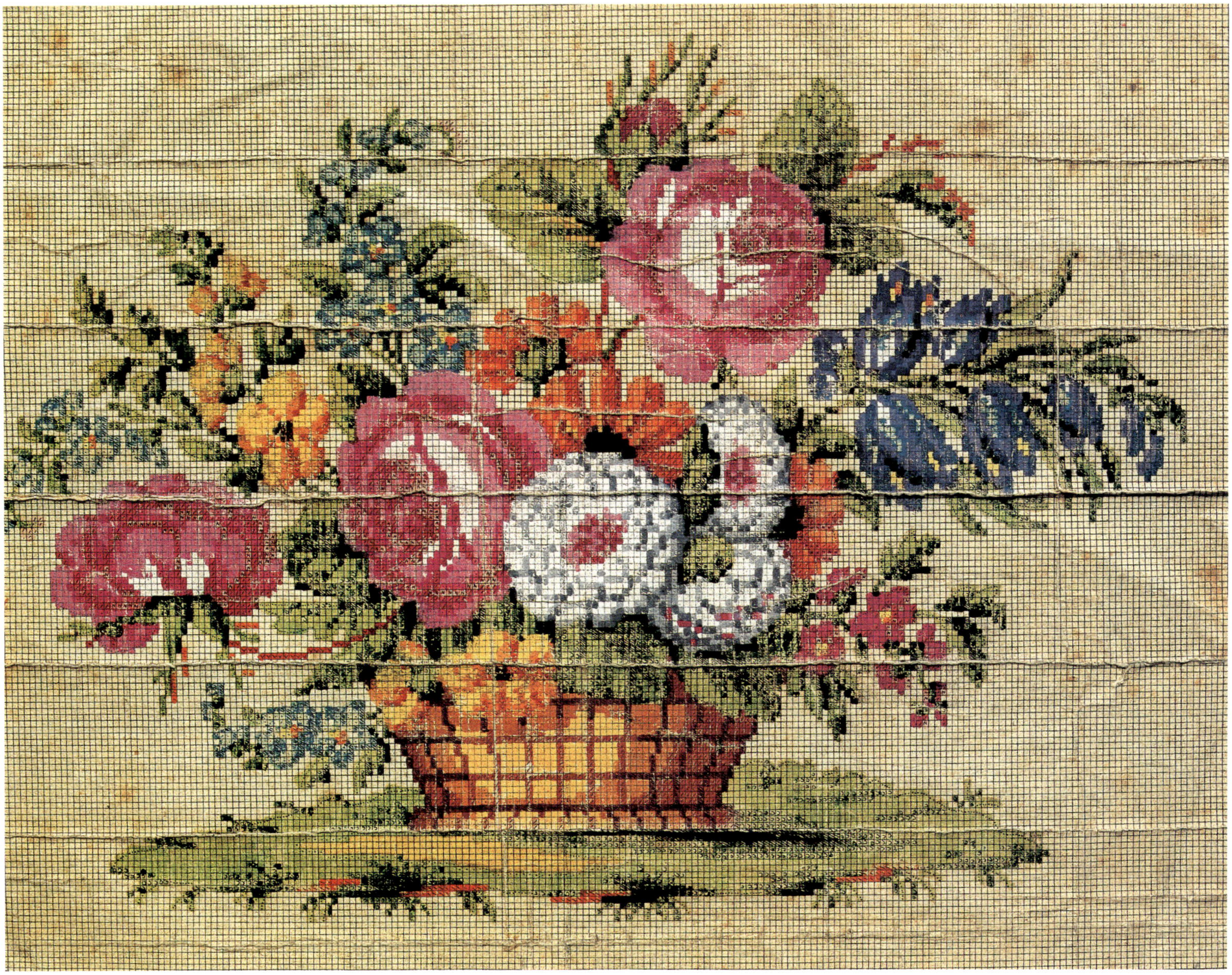

*Blumenkorb im typischen Stil des Biedermeier.*

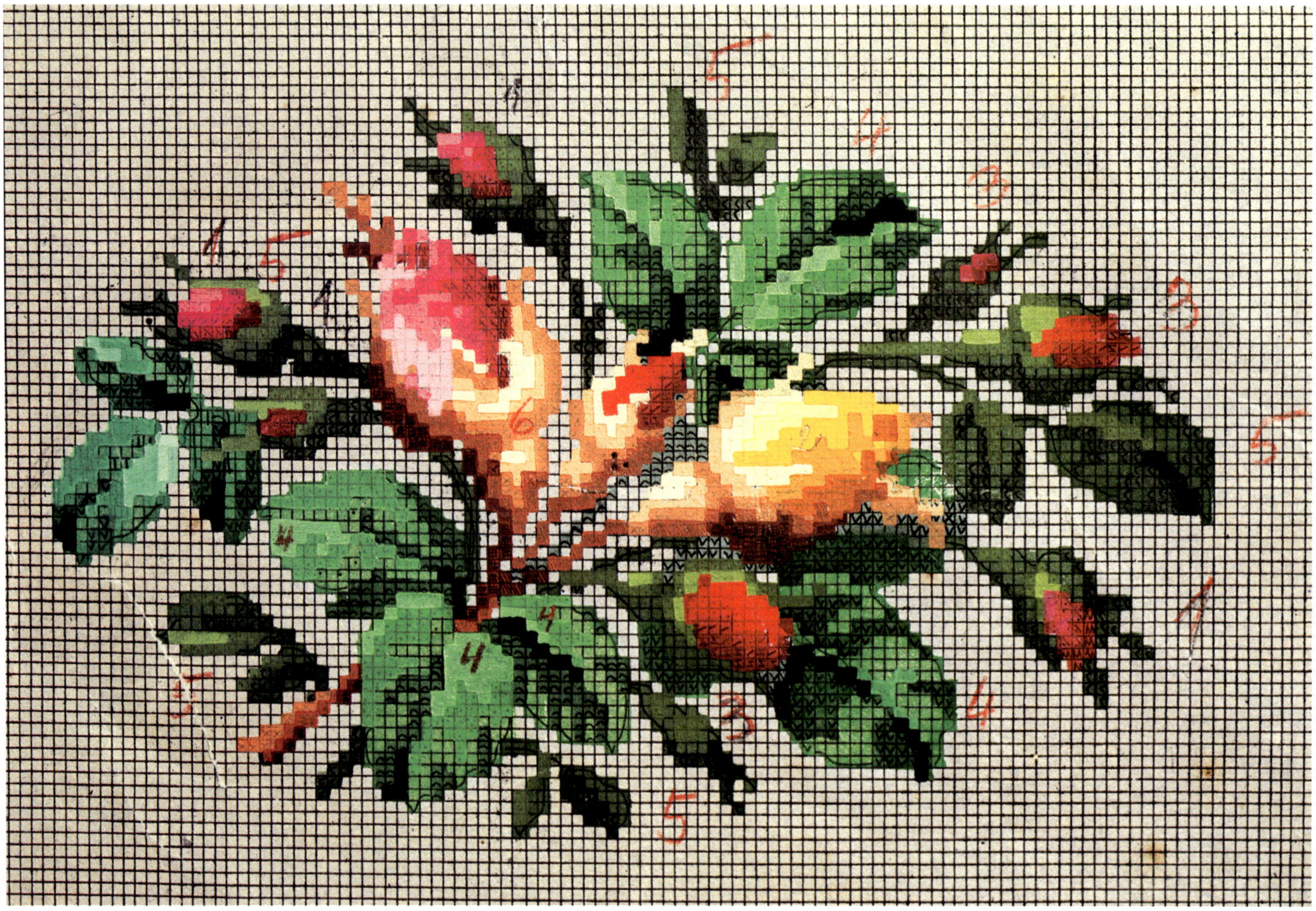

*Zwei Vorlagen mit Rosenknospen (Stickvorlage: Seite 203)*

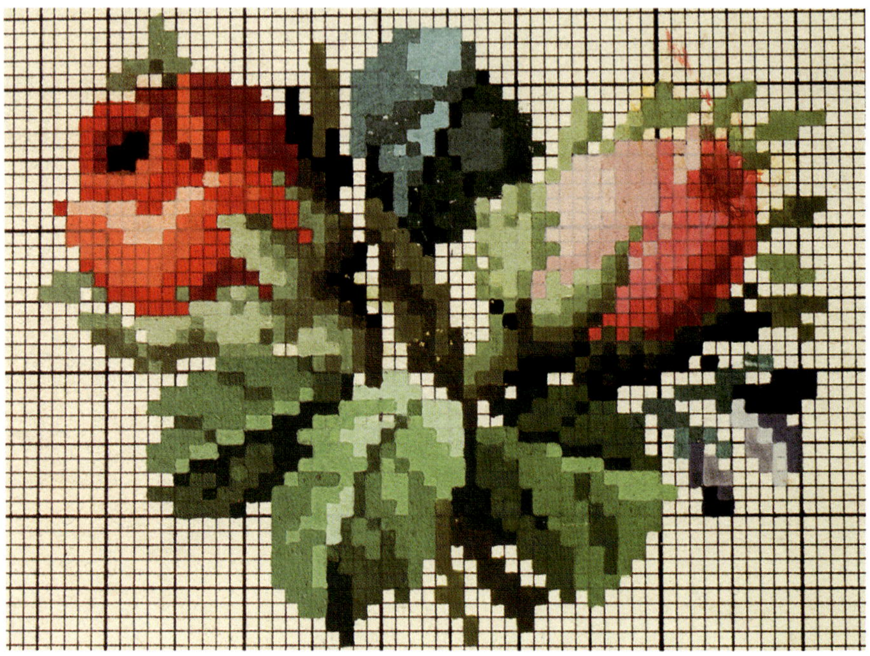

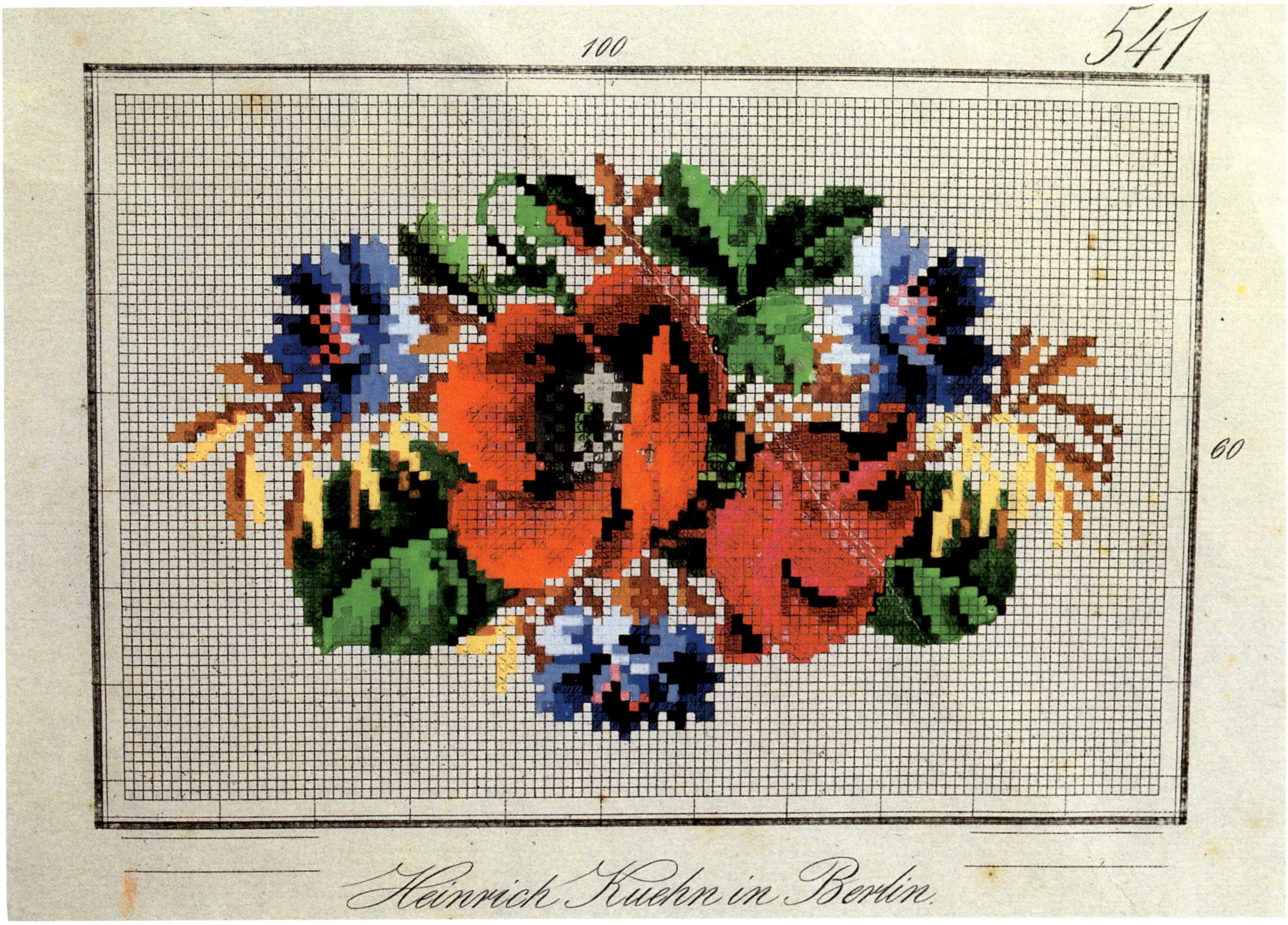


Oben: Ein fröhlicher Strauß mit Mohn- und Kornblumen. Unten: Kleine Glockenblumen, bestechend in ihrer Einfachheit. Verlag Müller.

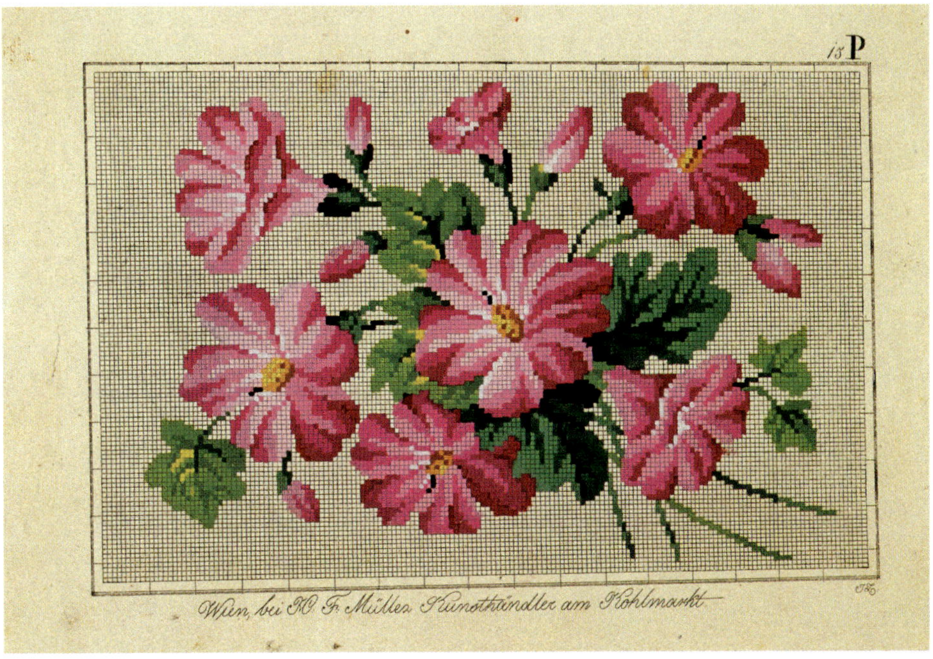

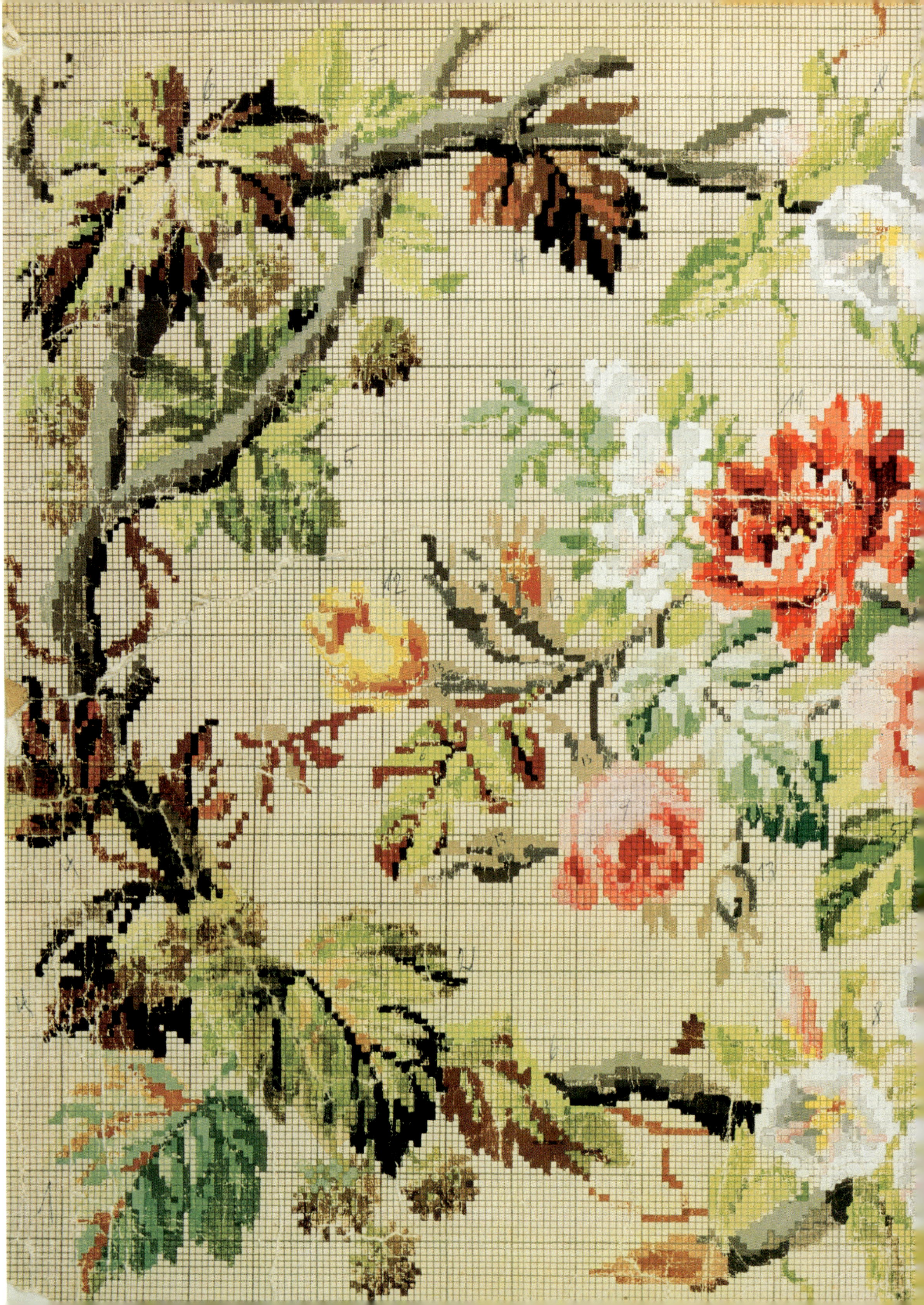

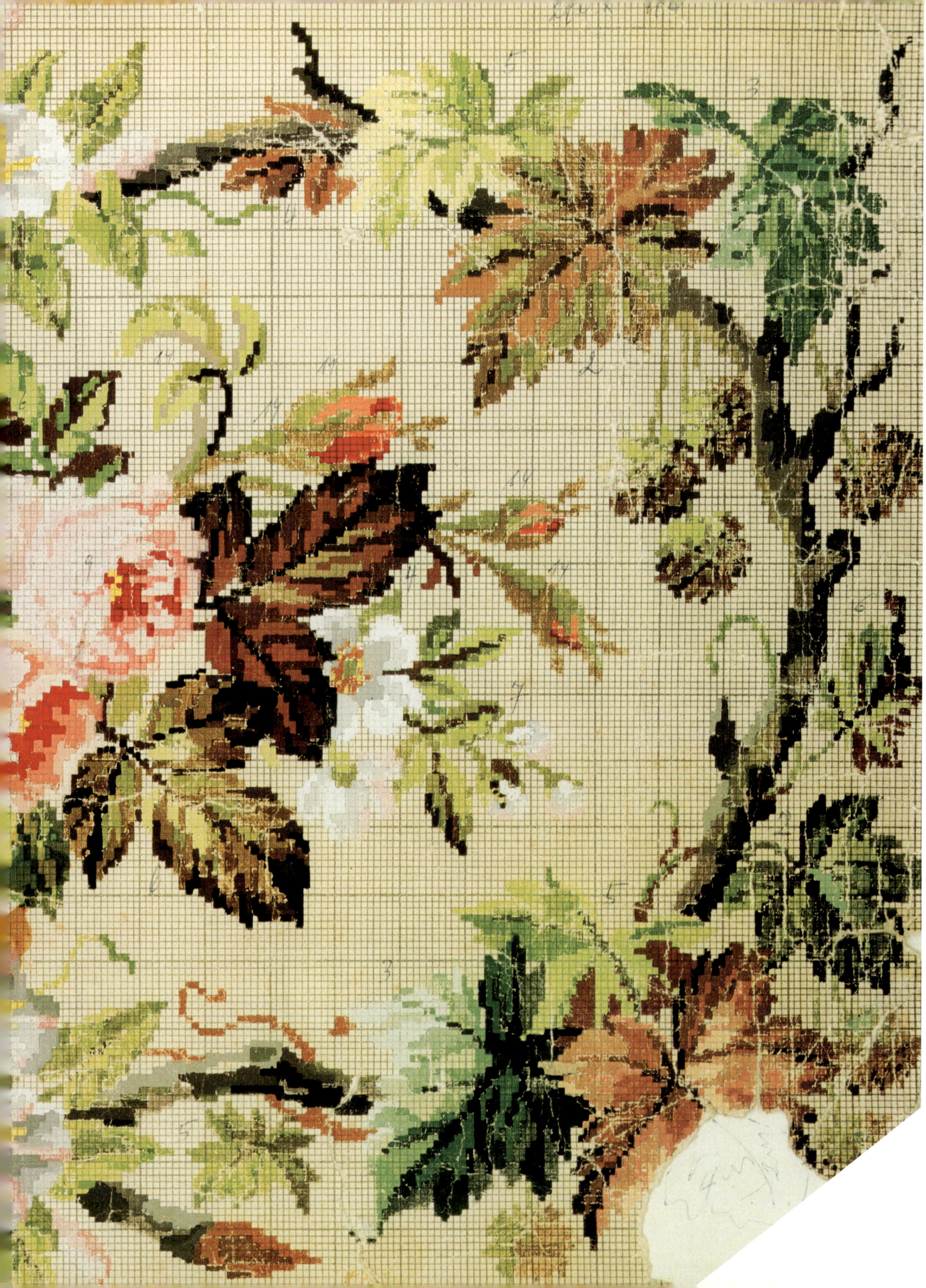

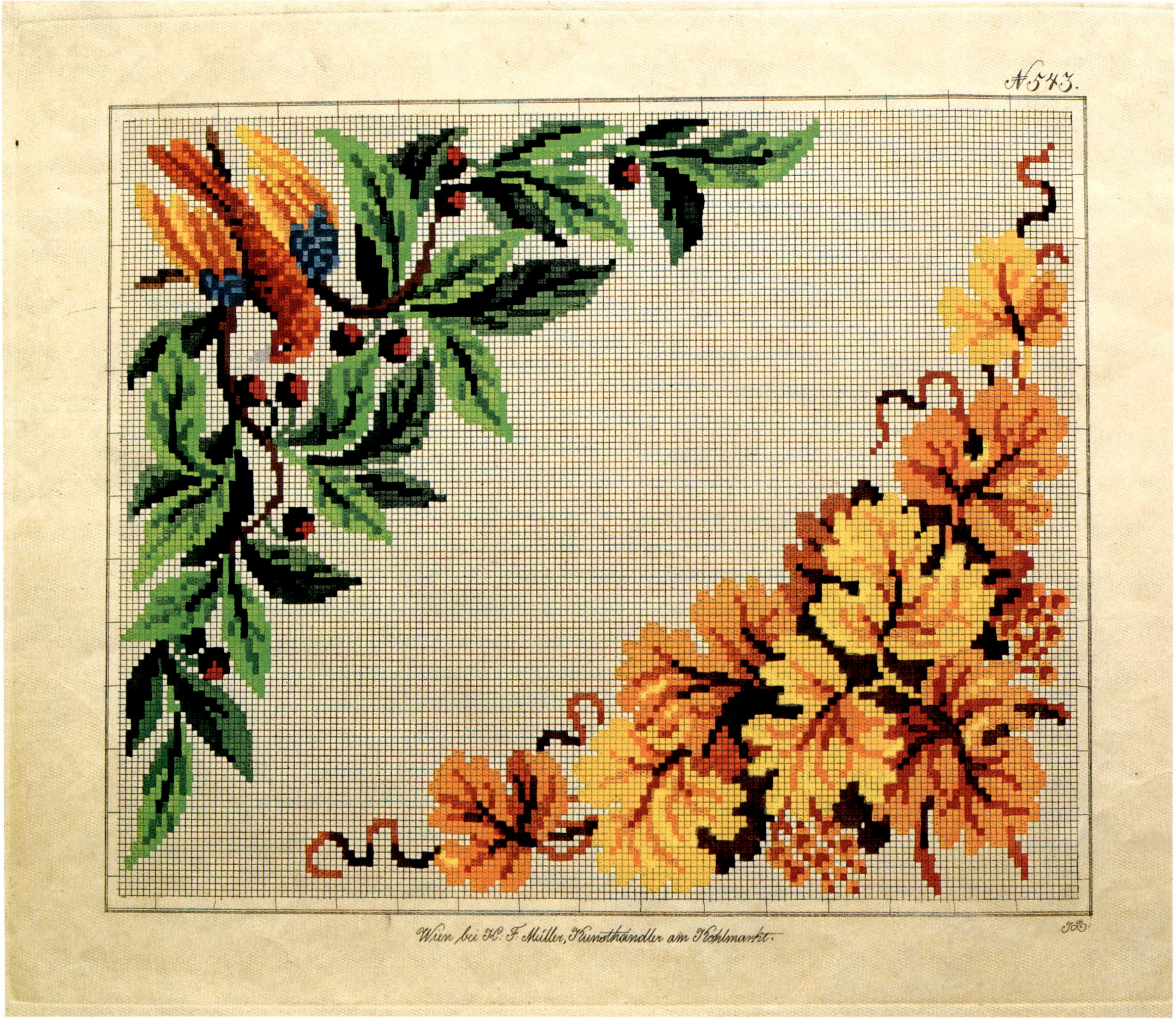


*Vorhergehende Doppelseite: Vorlage für ein Kissen oder einen kleinen Teppich in zarten, hellen Farben.*

*Oben: In der gleichen Vorlage sind zwei unterschiedliche Eckornamente enthalten. Verlag Müller.*

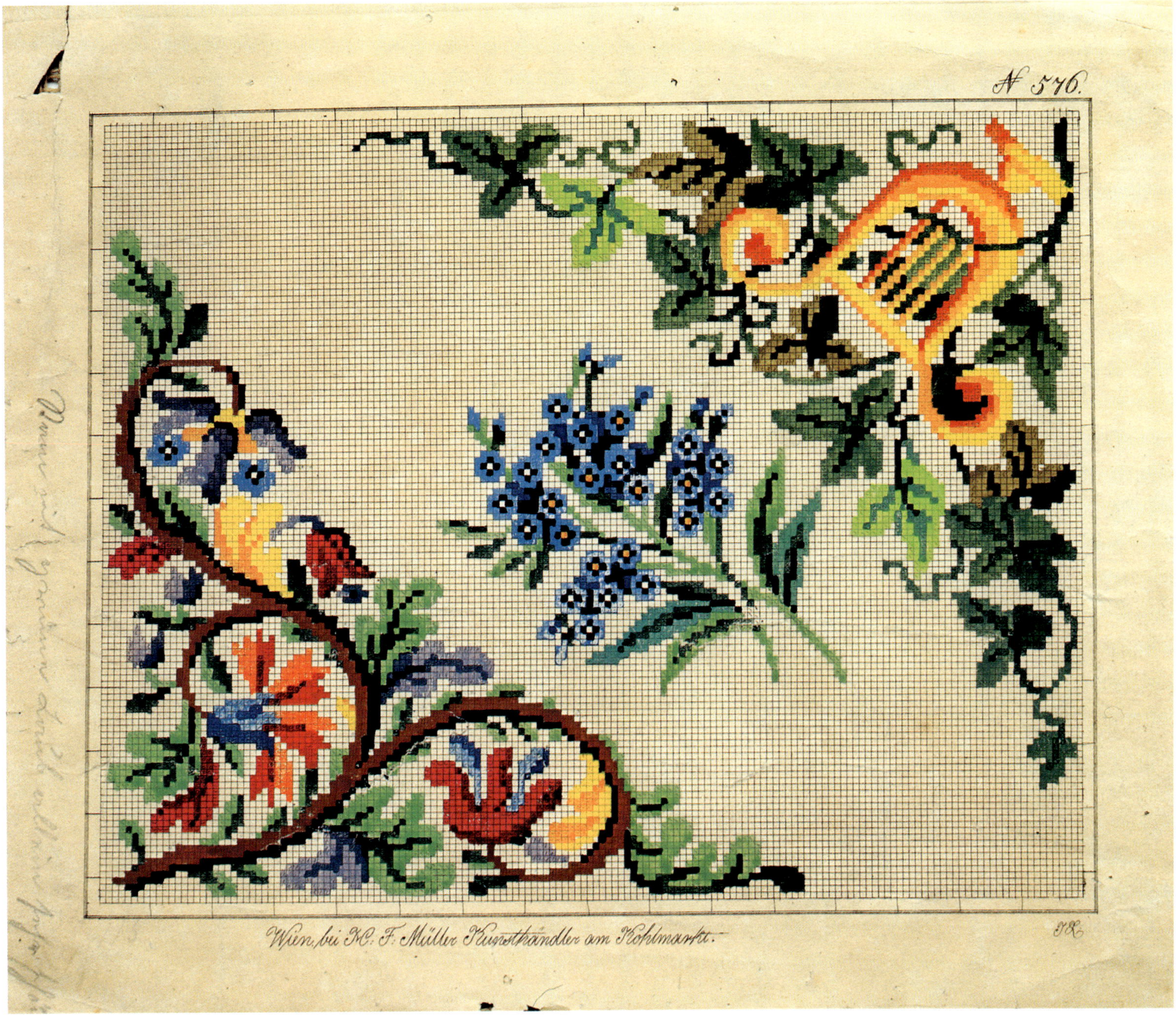


*Weitere zwei Motive für Eckornamente des Verlegers Müller, die zum Komplettieren einer Stickarbeit dienen sollten.*

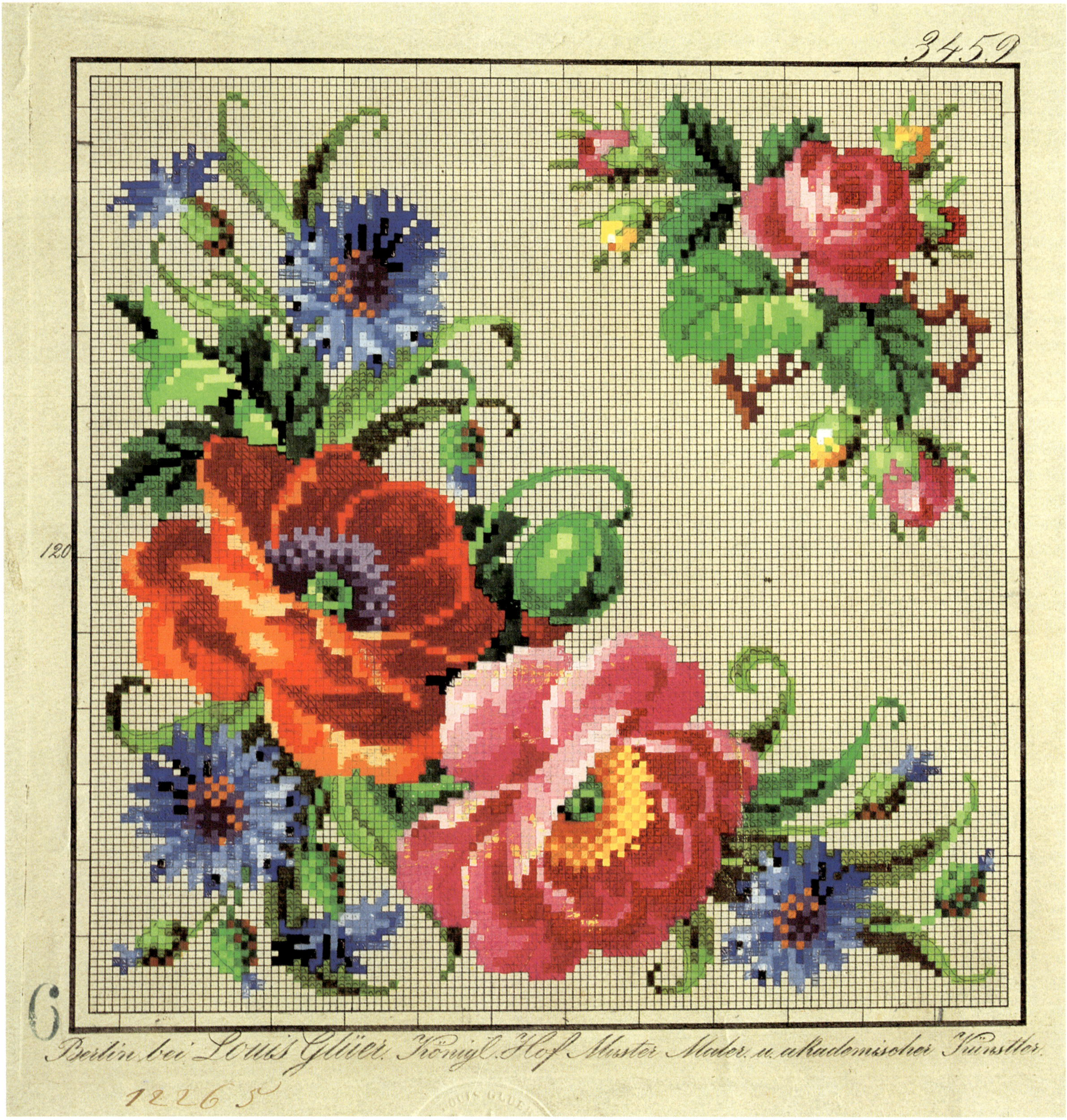


*Zwei Eckornamente in lebhaften Farben, Verlag Gluer, Berlin.*

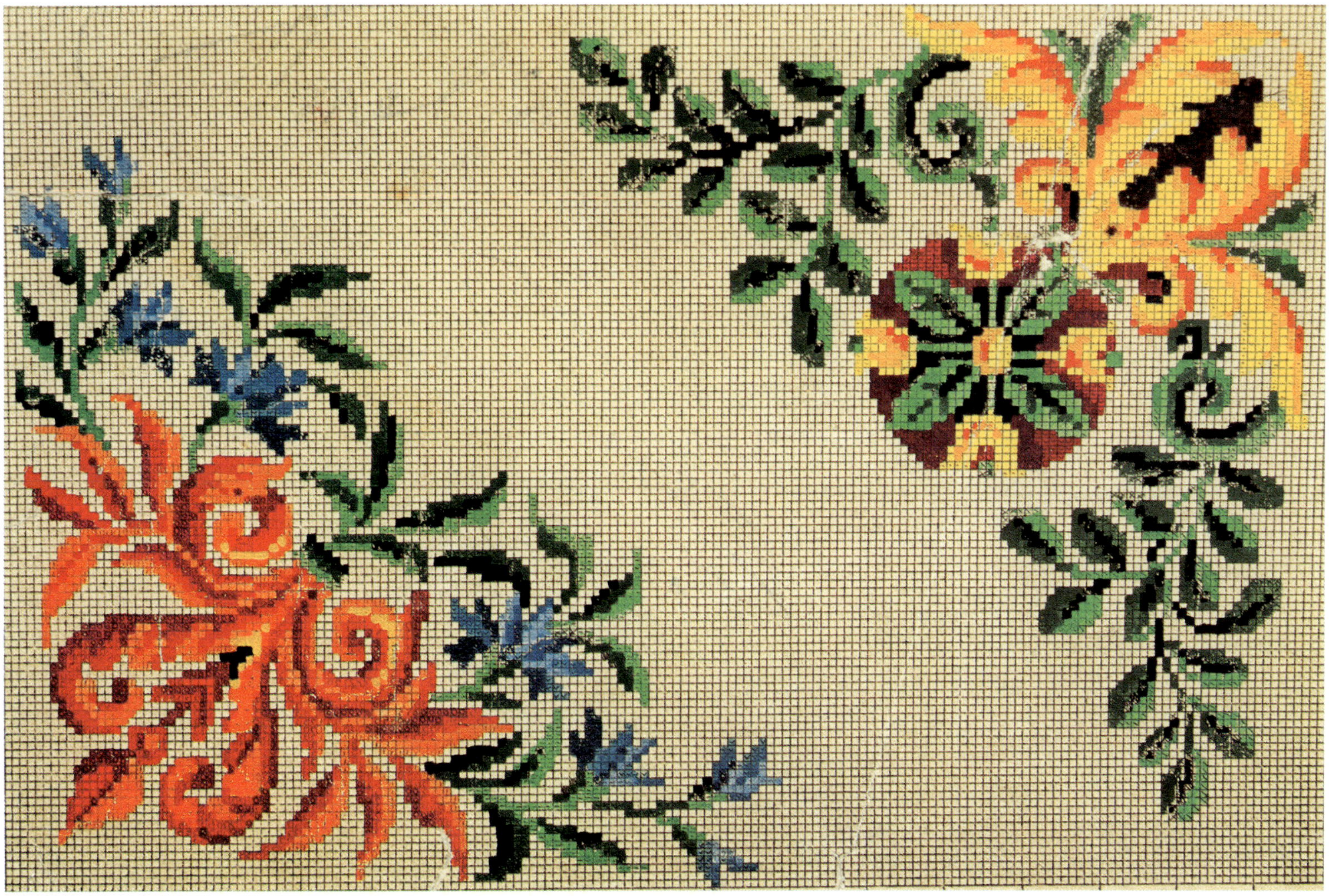

*Vorlagen mit Zierornamenten und Blättern.*

# Girlanden und Schmetterlinge

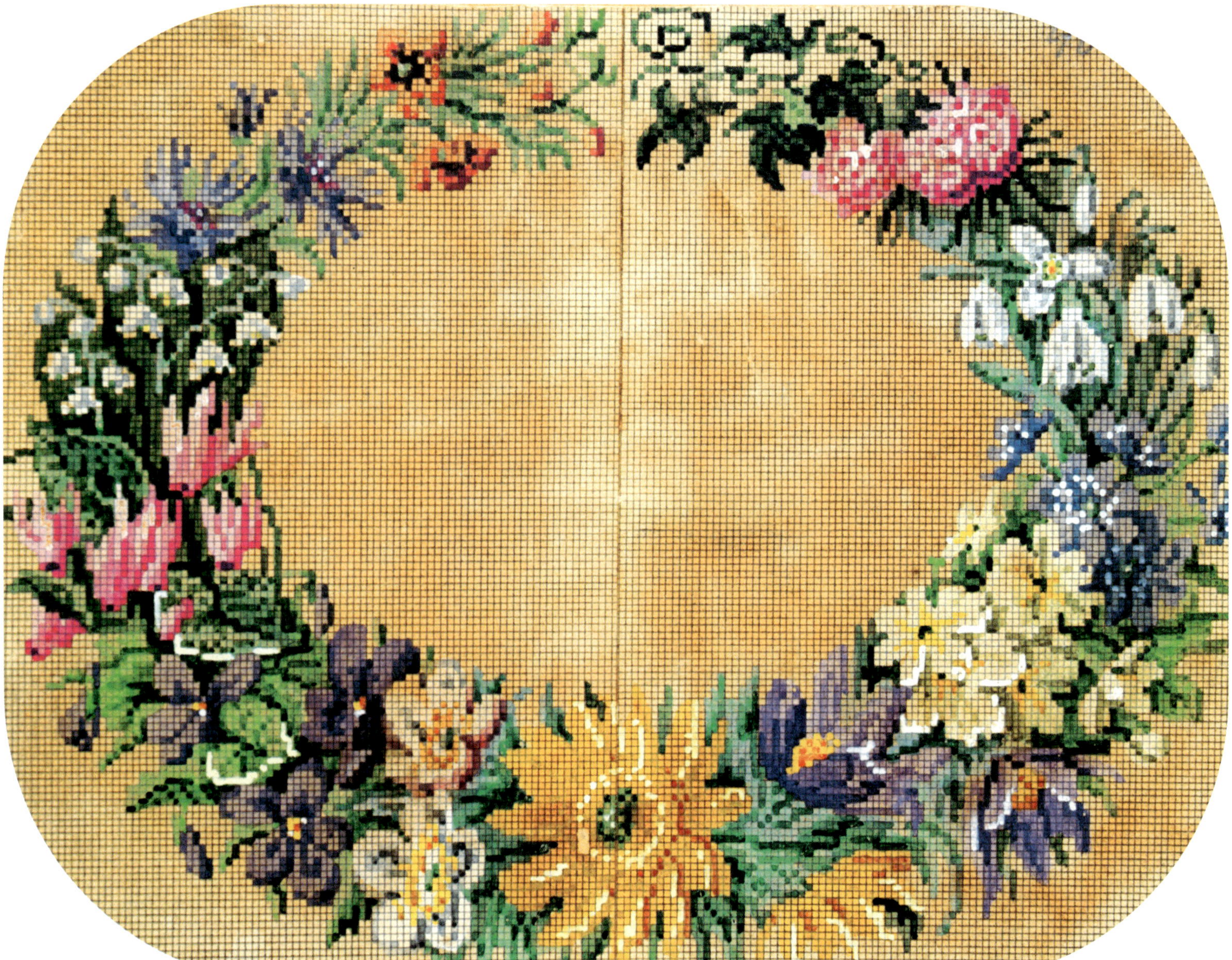

*Eine alte Vorlage für eine Stickerei, die eine Vielzahl von Frühlingsblumen darstellt.*

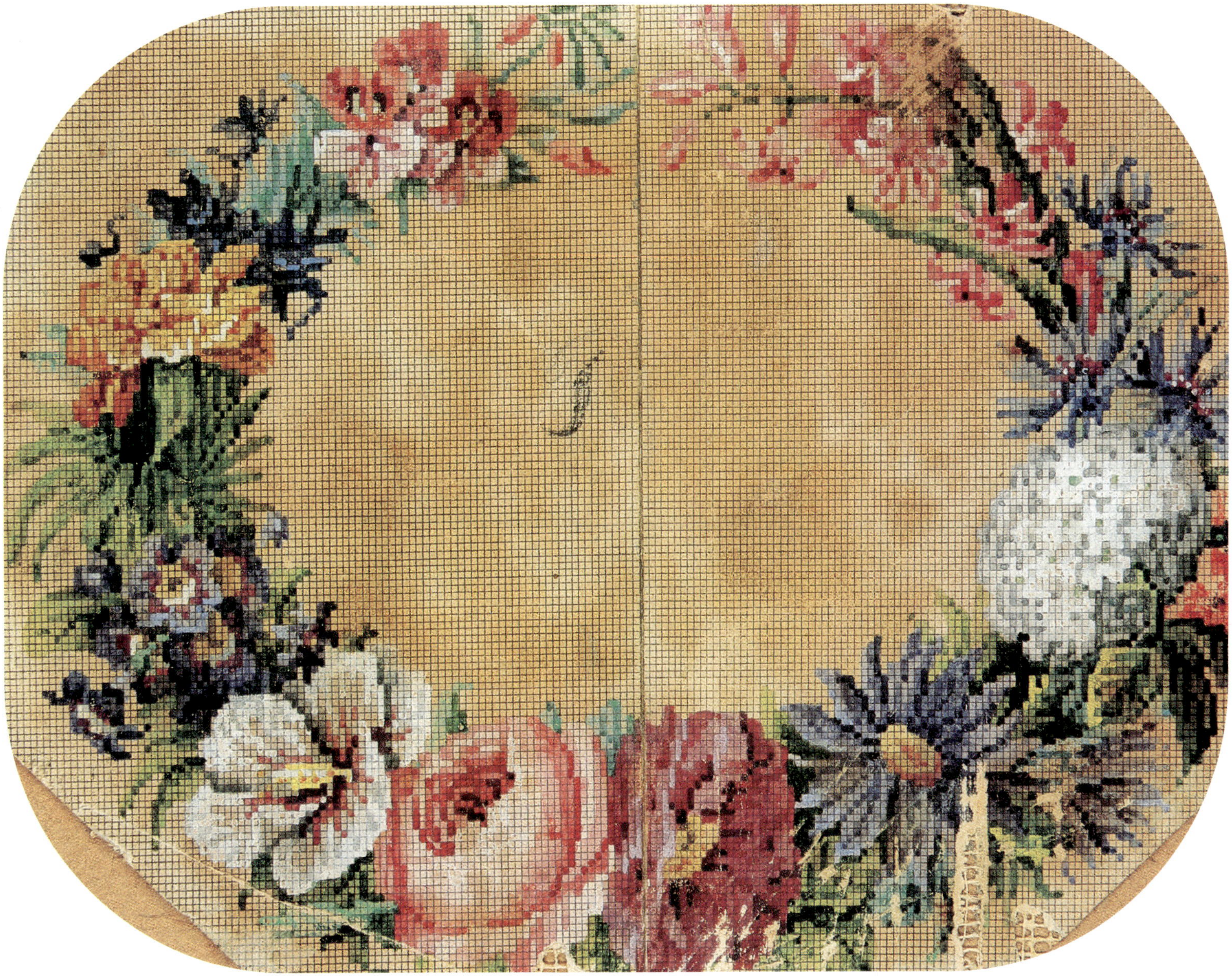

*Als Pendant zur vorhergehenden Vorlage: das gleiche Motiv, jedoch mit Sommerblumen.*

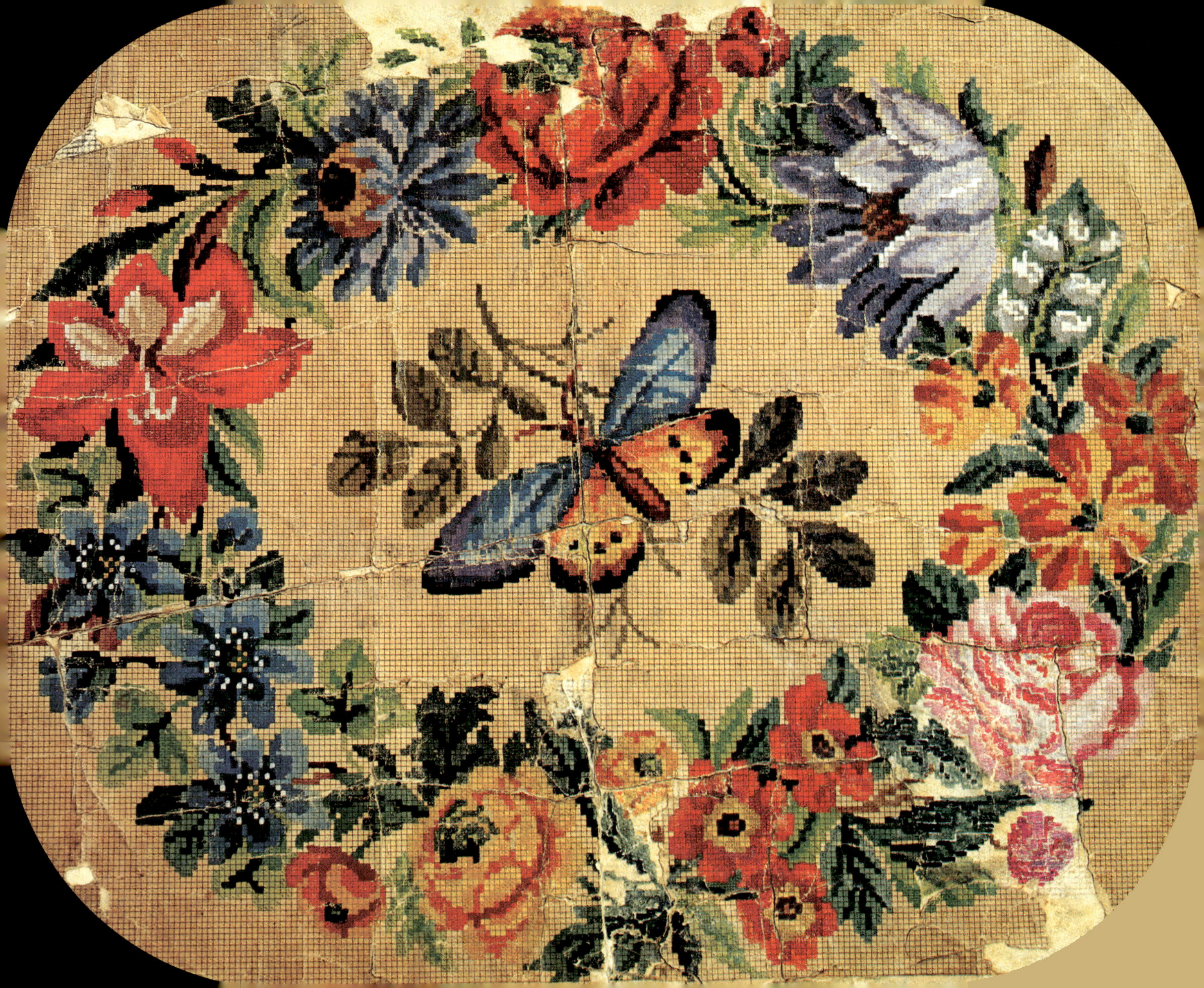

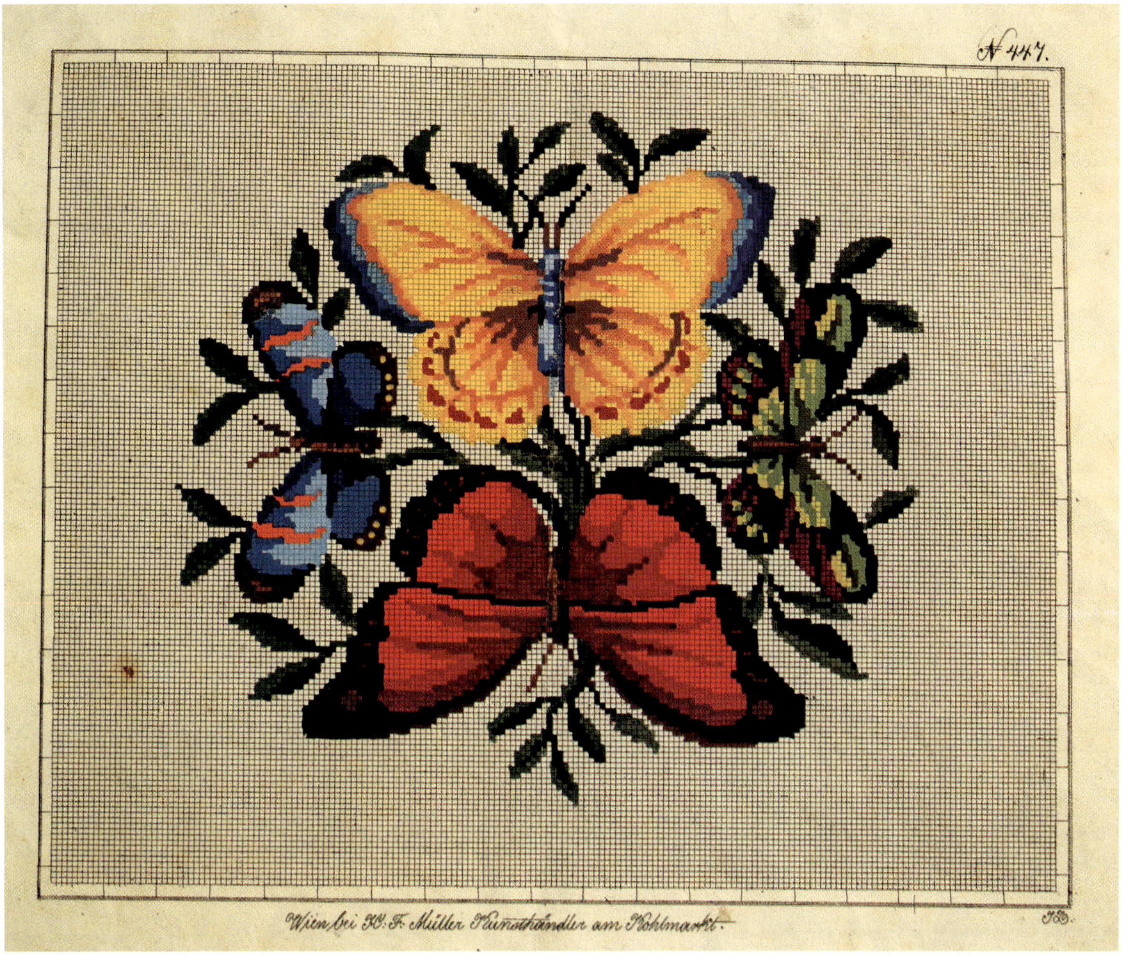


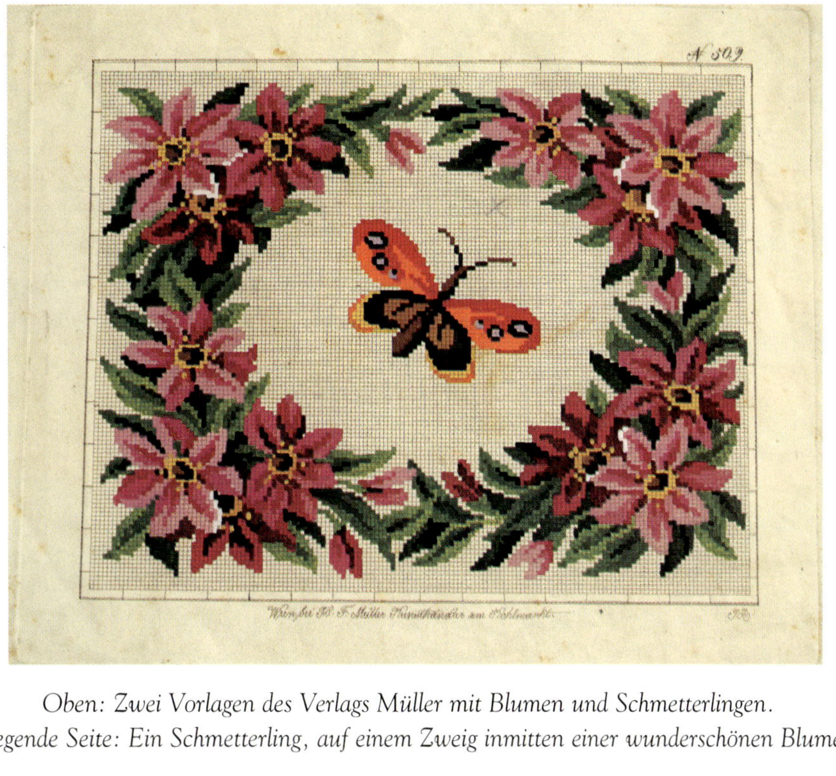

*Oben: Zwei Vorlagen des Verlags Müller mit Blumen und Schmetterlingen.*
*Gegenüberliegende Seite: Ein Schmetterling, auf einem Zweig inmitten einer wunderschönen Blumengirlande.*

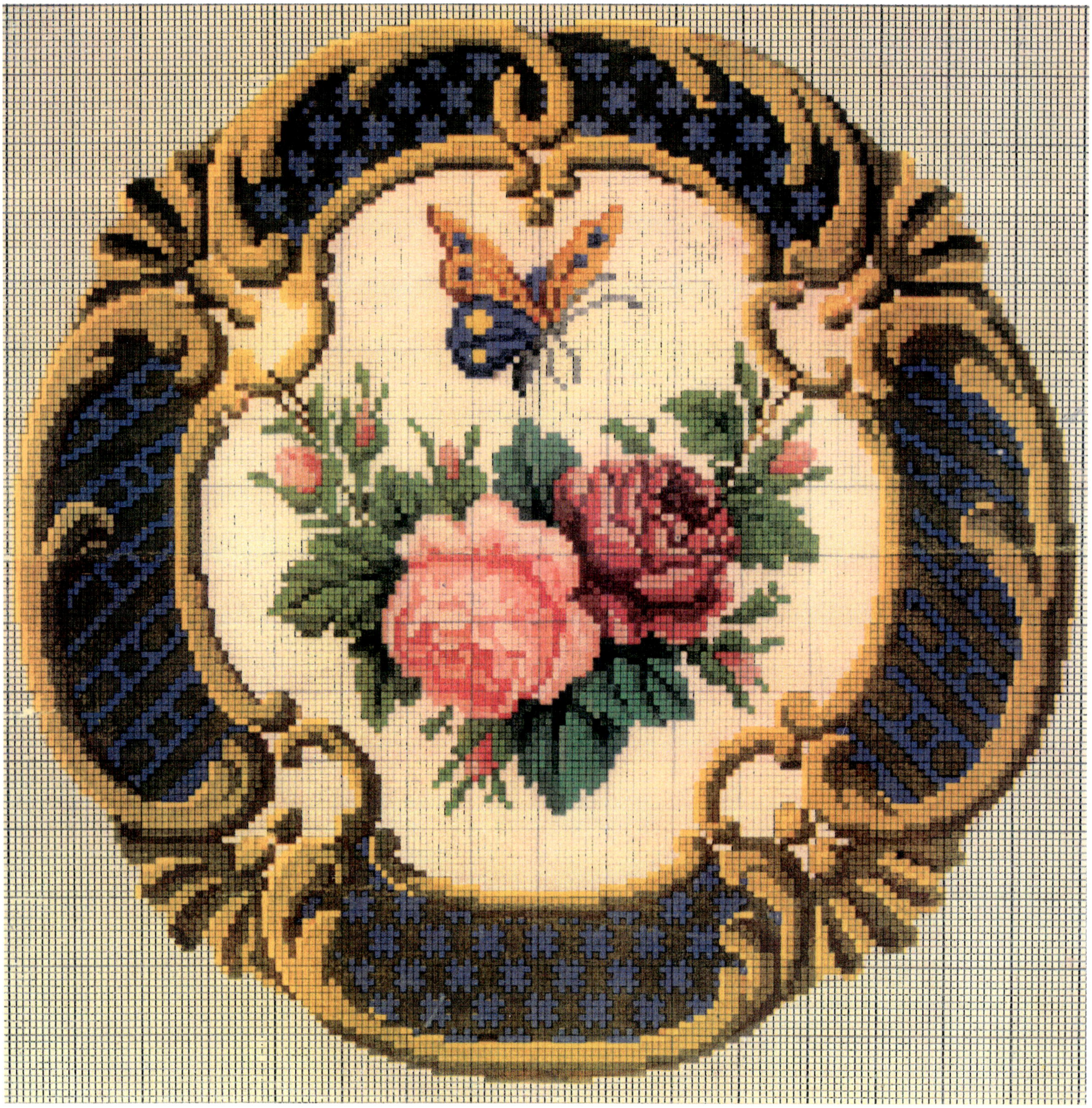

*Im Herzen eines Zierornamentes ein Schmetterling, auf einem Rosenbukett. Paris. Eigentum der Autorin. (Stickvorlage: Seite 176)*

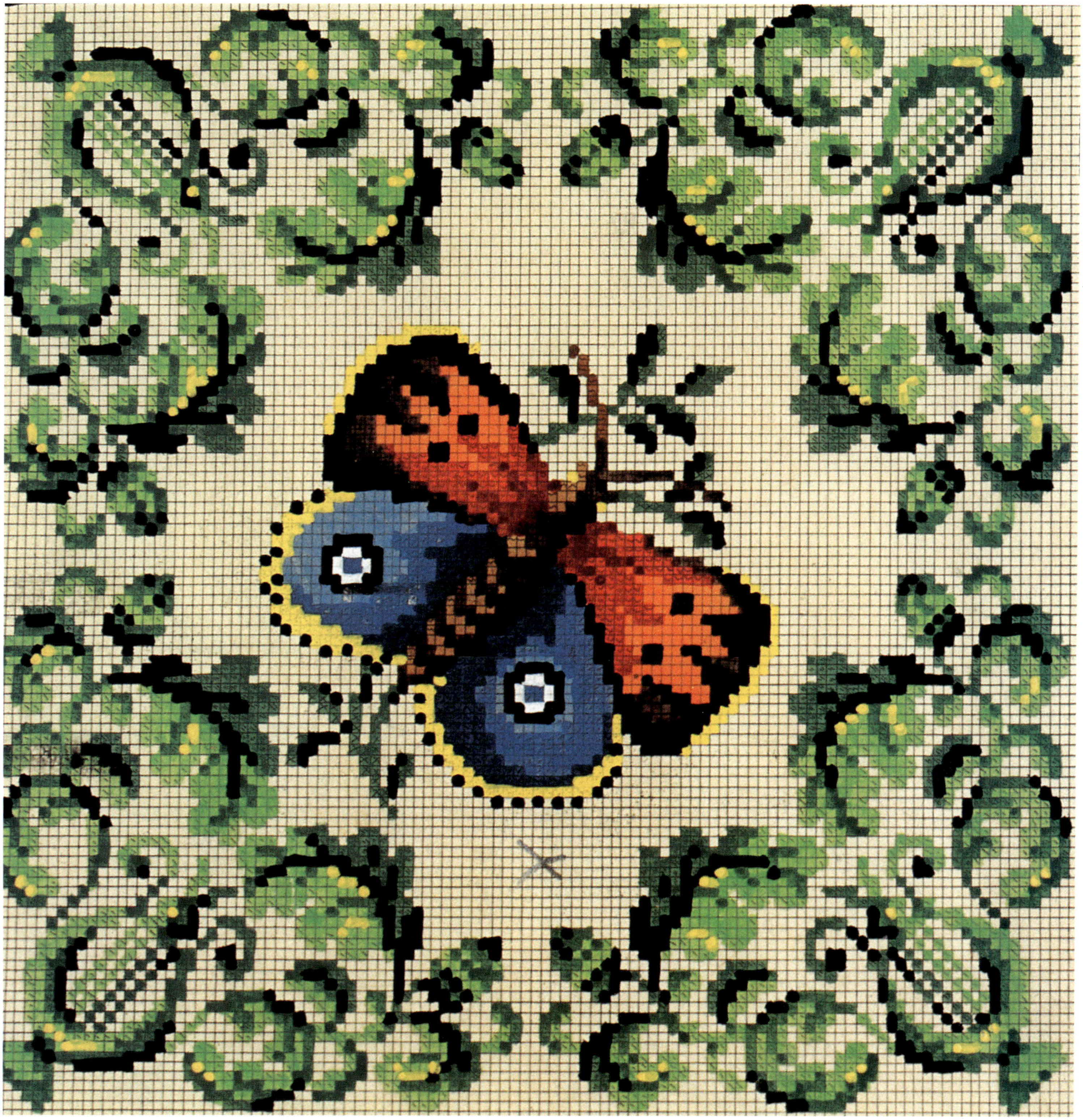

*Eine weitere Vorlage von Müller mit der Darstellung eines Schmetterlings zwischen Eichenblättern.*

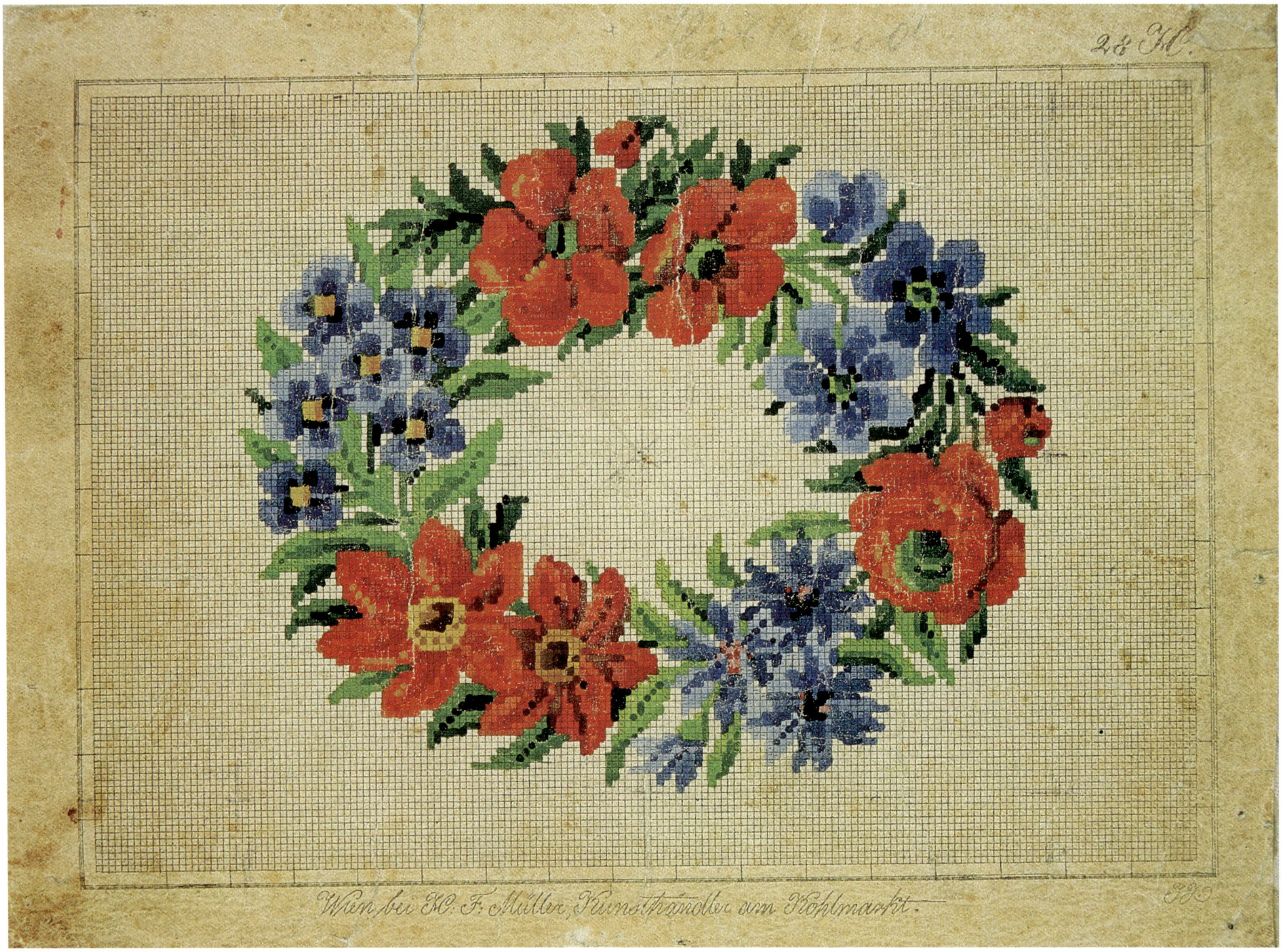


Zwei Vorlagen des Verlags Müller mit Blumenmotiven.

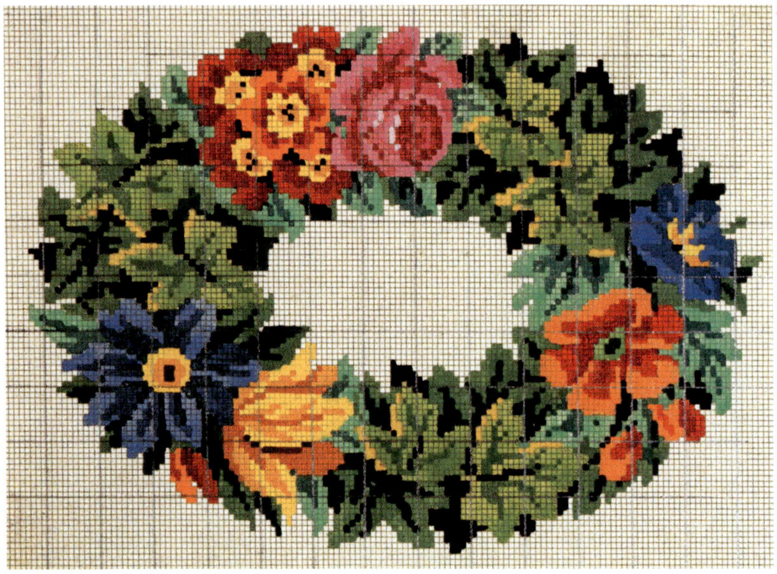

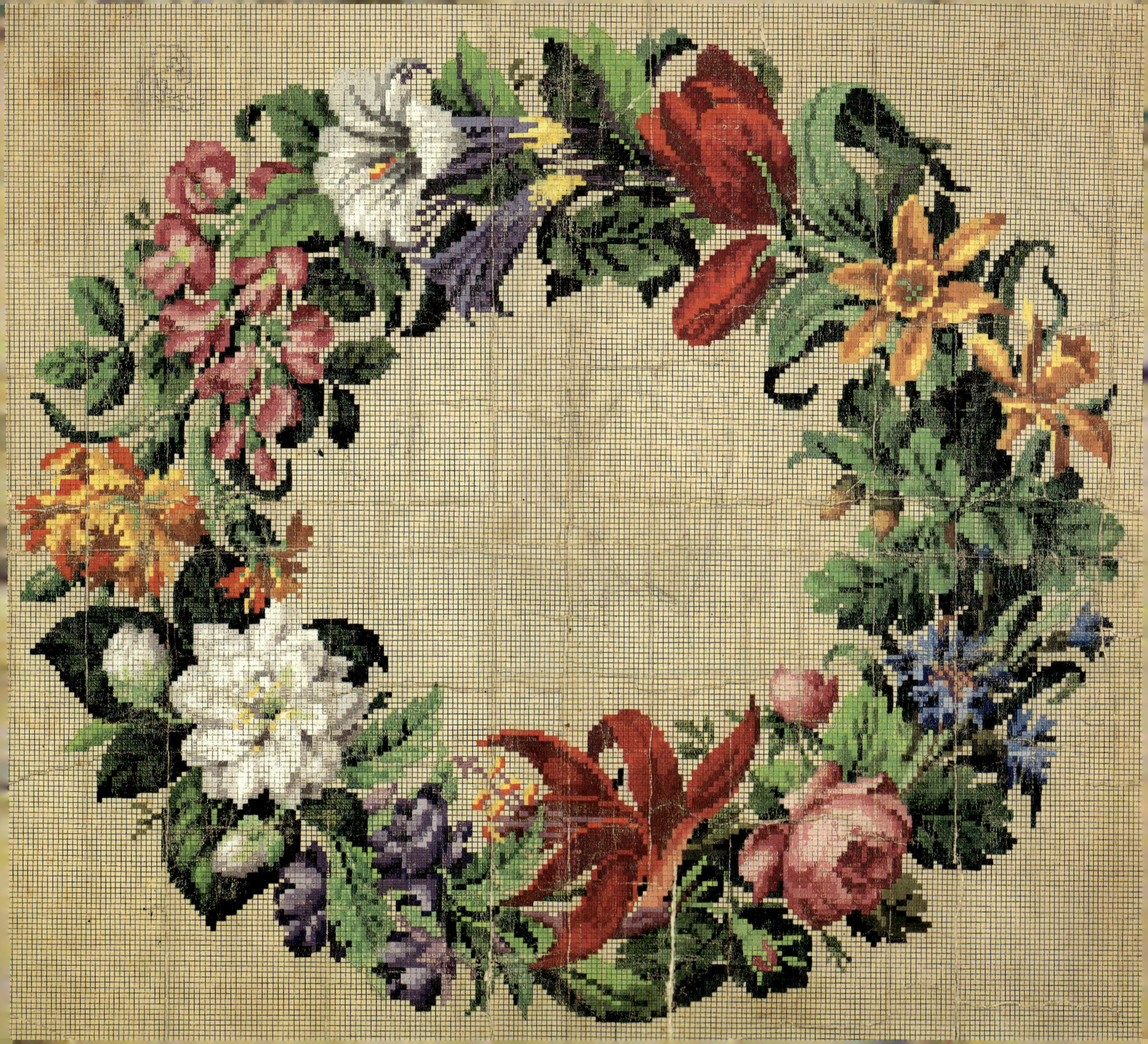

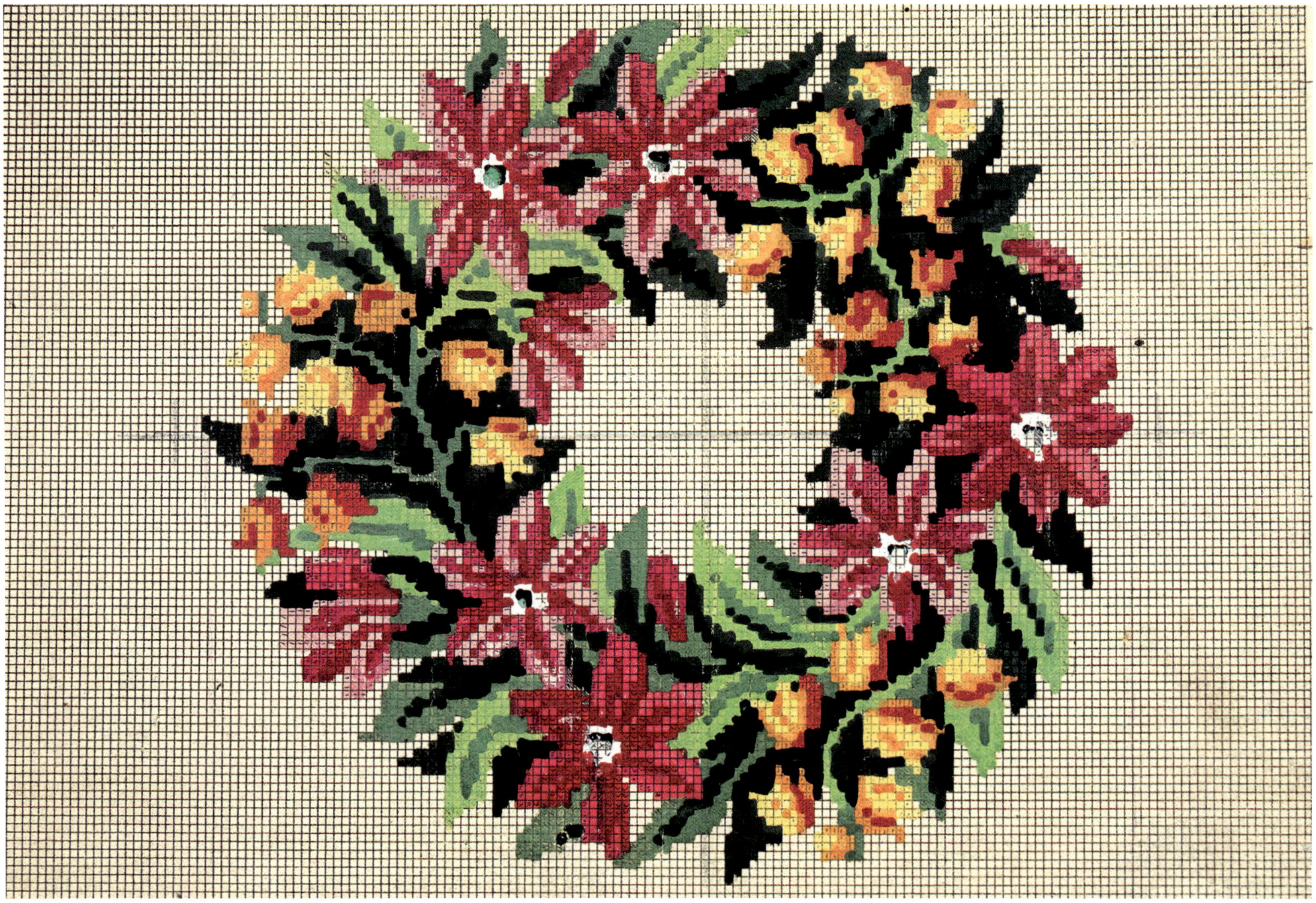

*Vorhergehende Seite: Blumengirlande, beachtenswert wegen der ausgewogenen Aufteilung der Blumen. Eigentum der Autorin.*

*Oben und unten: Blumengirlanden von zwei verschiedenen Künstlern.*

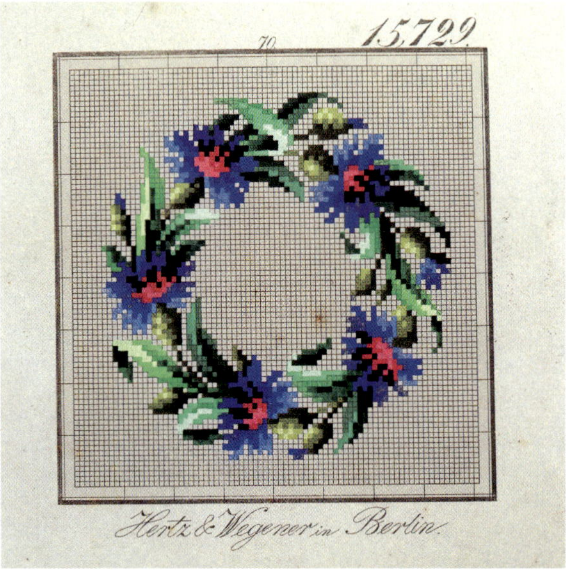

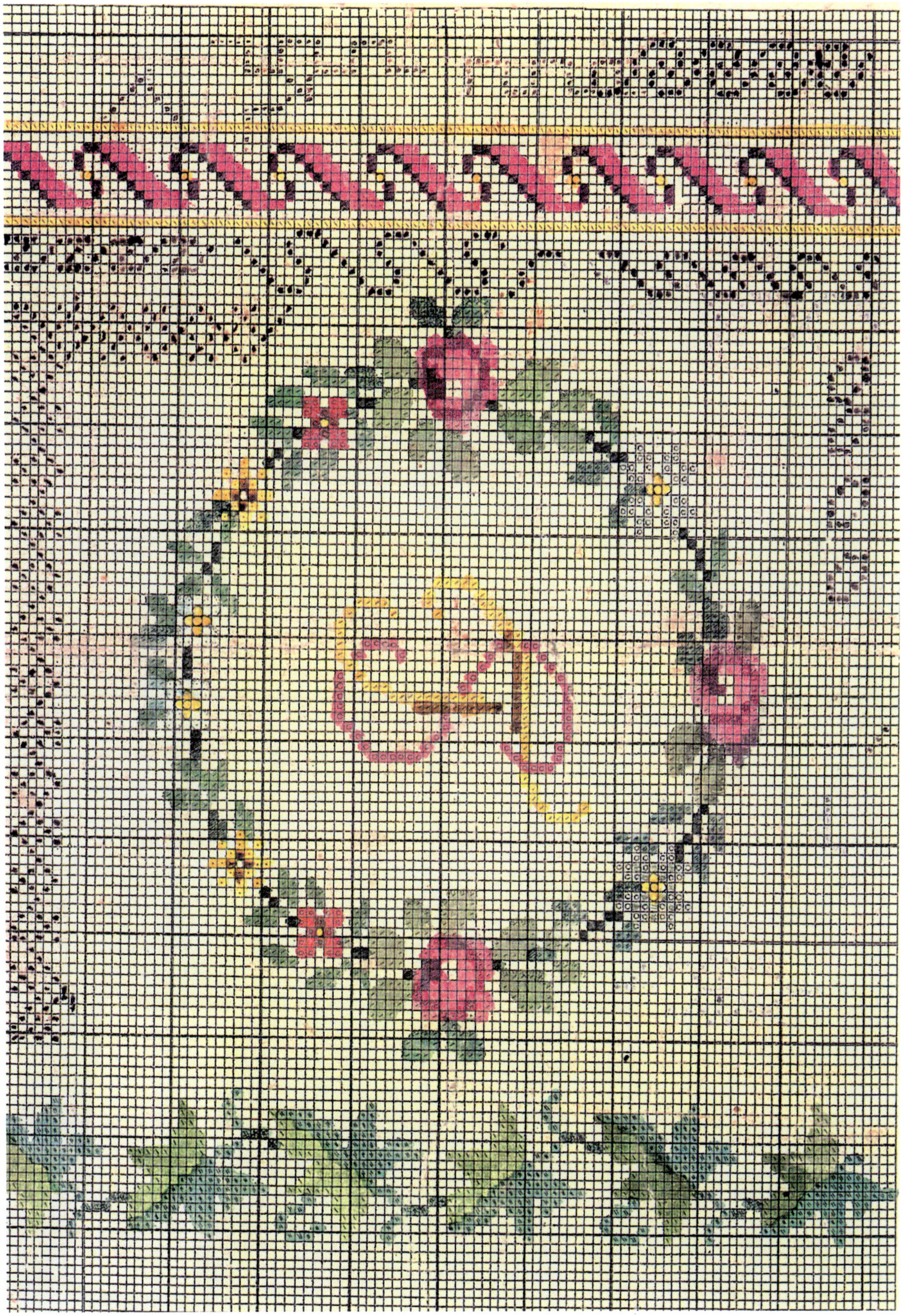

*Eine Girlande, die Initialen einschließt, und kleine Bordürenmotive. Textilmuseum, St. Gallen (Stickvorlage: Seite 197)*

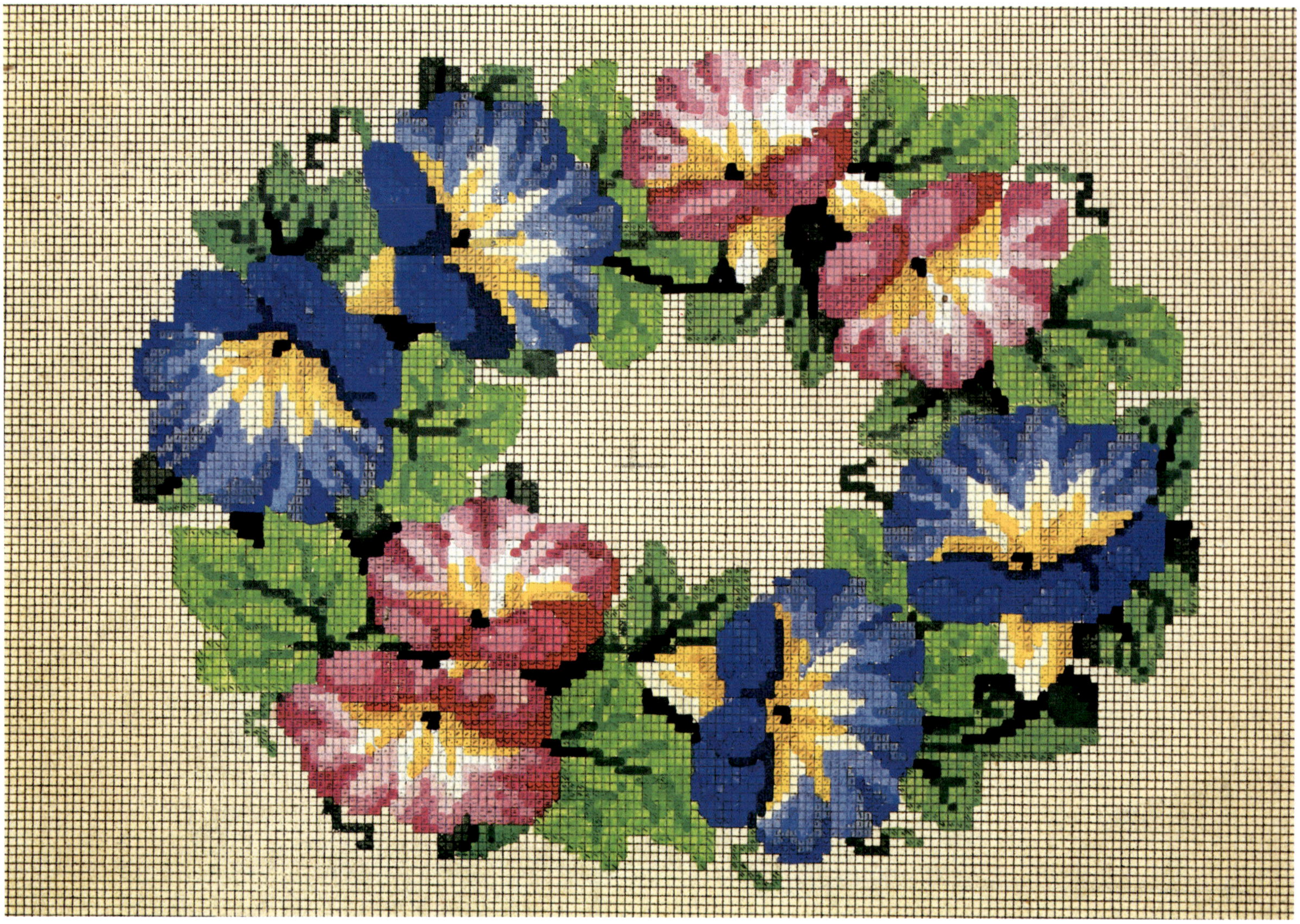

*Zauberhafter Kranz aus rosafarbenen und blauen Glockenblumen. Verlag Müller.*

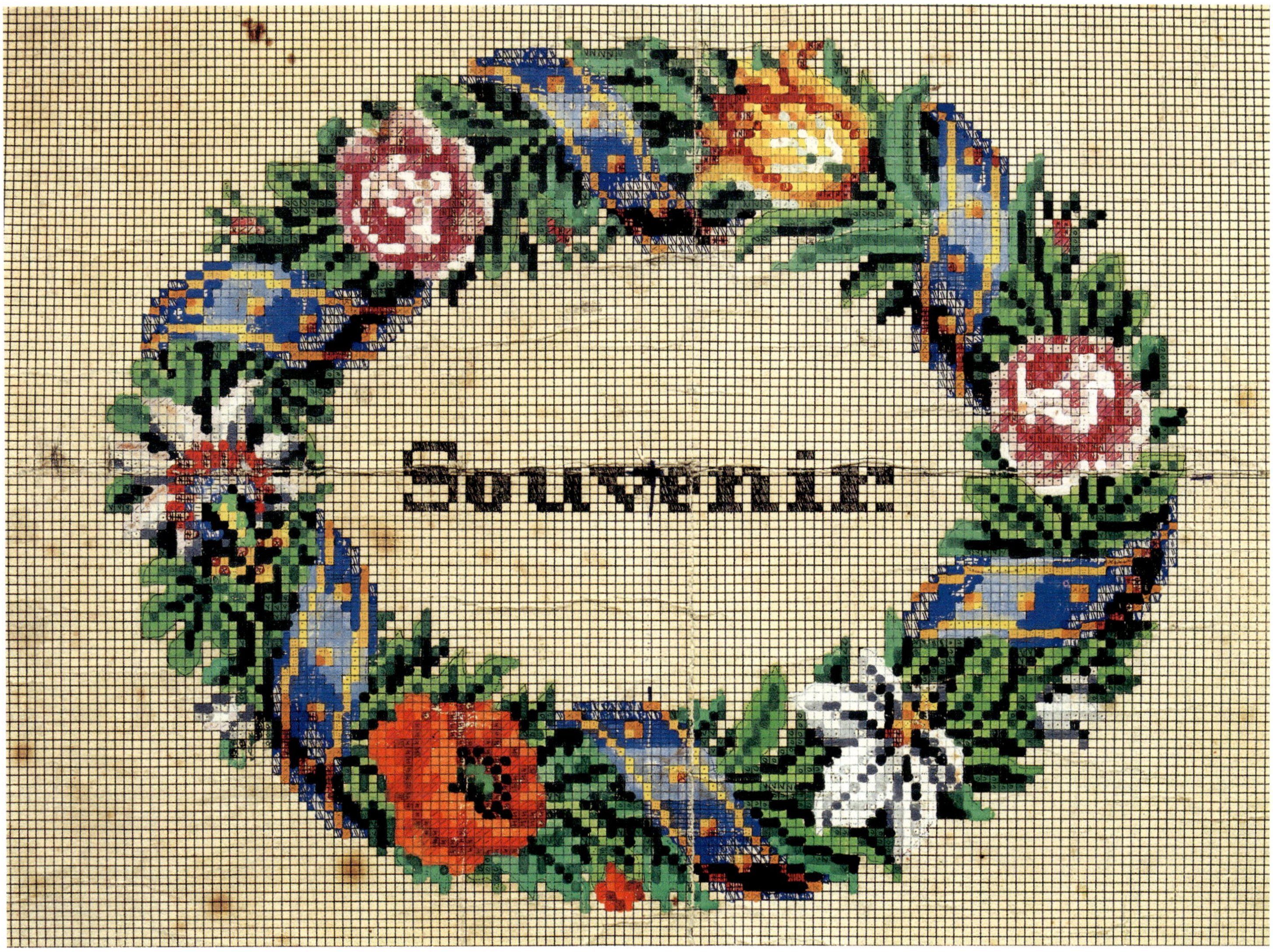


*Oben: Ein blaues und goldfarbenes Band schlingt sich um eine Girlande. Kratschner (Stickvorlage: Seite 166, 168)*

*Nächste Doppelseite: Eine von den Jahren bereits stark gezeichnete Vorlage, die jedoch noch den einstigen Glanz ihrer Komposition erkennen läßt. Verlag Müller.*

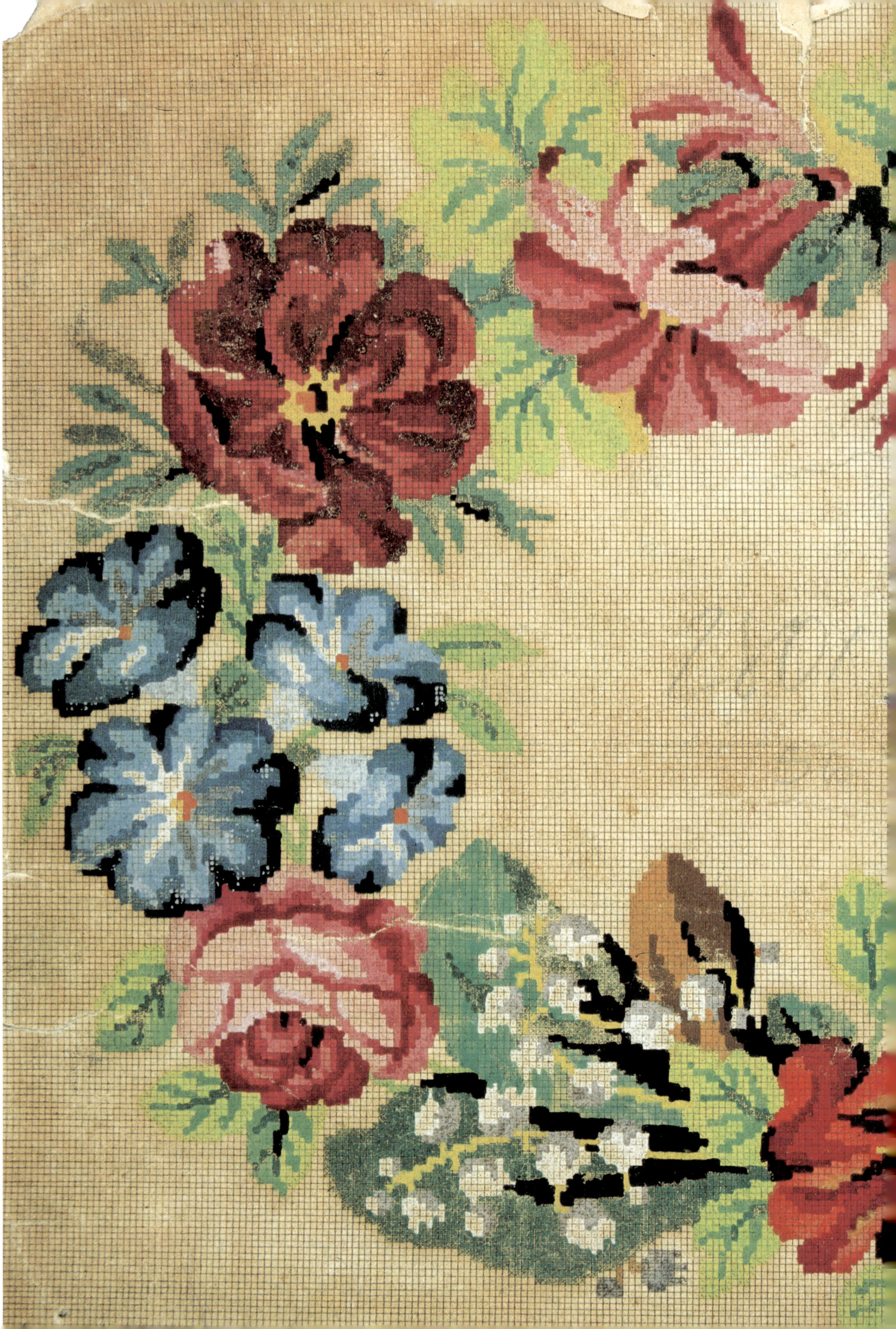

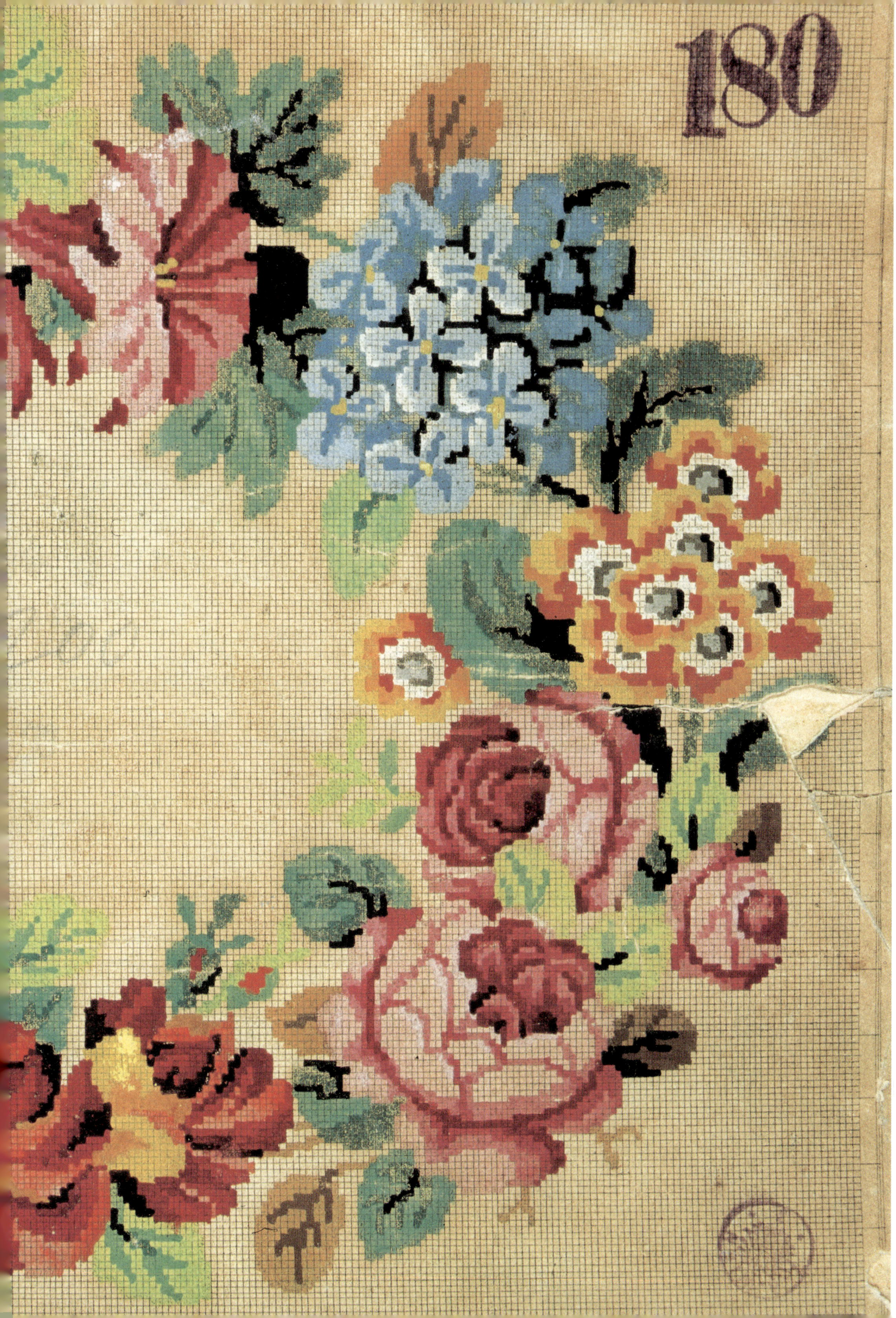
180

# Blumenbordüren

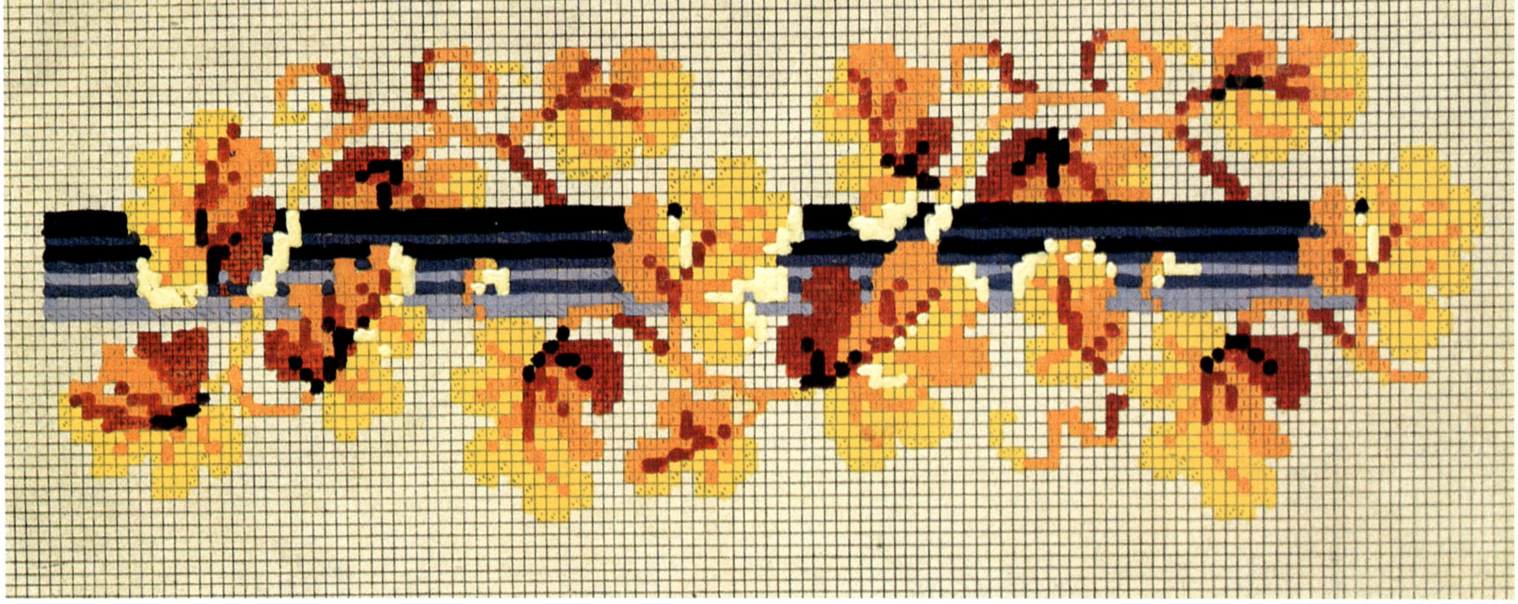

*Dieses Kapitel führt die vielfältigen Verwendungsmöglichkeiten von Bordüren vor Augen. Die dargestellten Muster für Stickerein sind Motiven für Wanddekorationen, Ornamenten auf Porzellan, Intarsien auf Möbelstücken, Stoffen und Tapisserien der damaligen Zeit nicht unähnlich. Sie wurden von den verschiedensten Künstlern entworfen. Diese Mehrzweckmuster stammen alle aus der Sammlung Nowotny.*

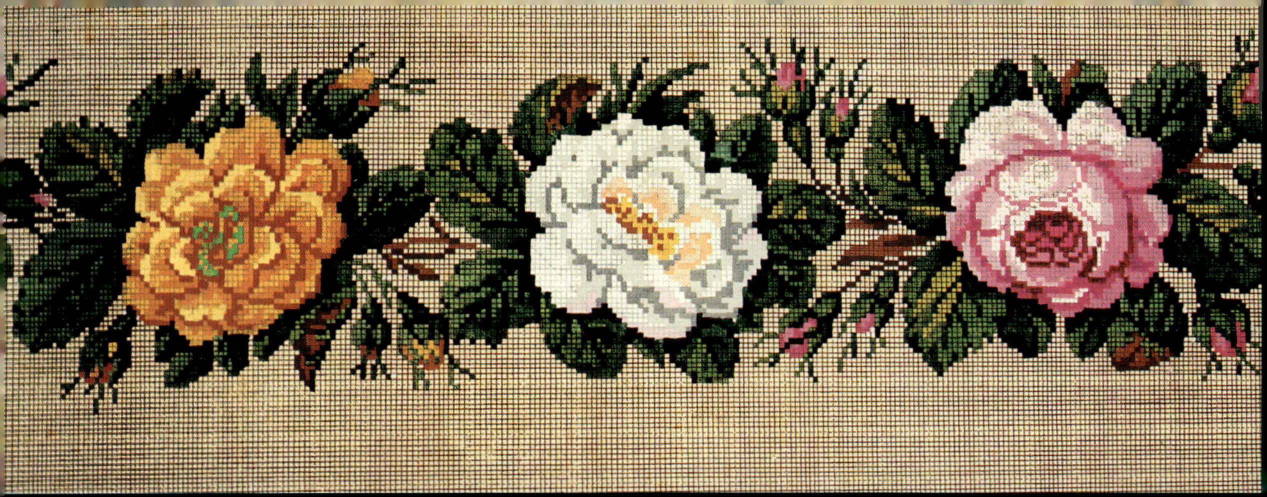

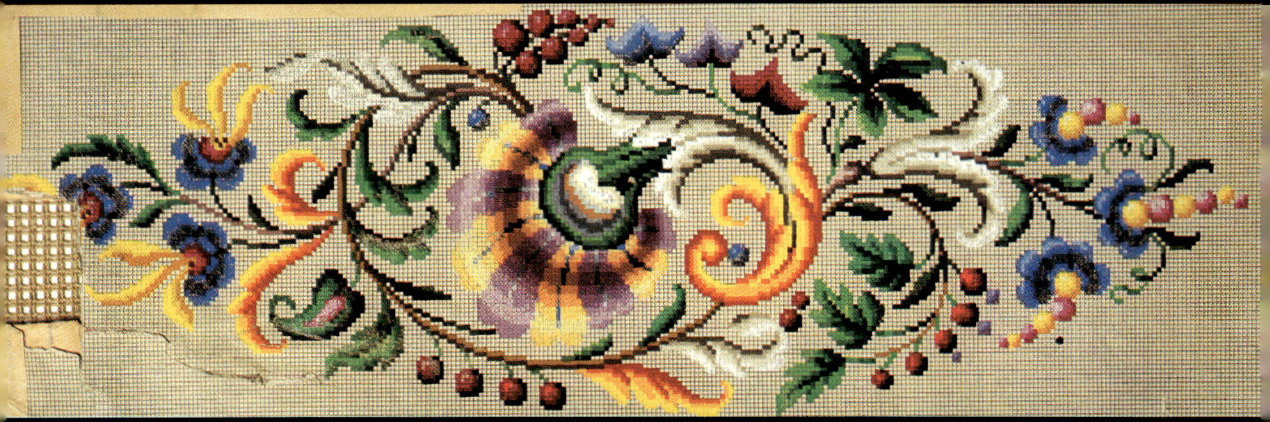

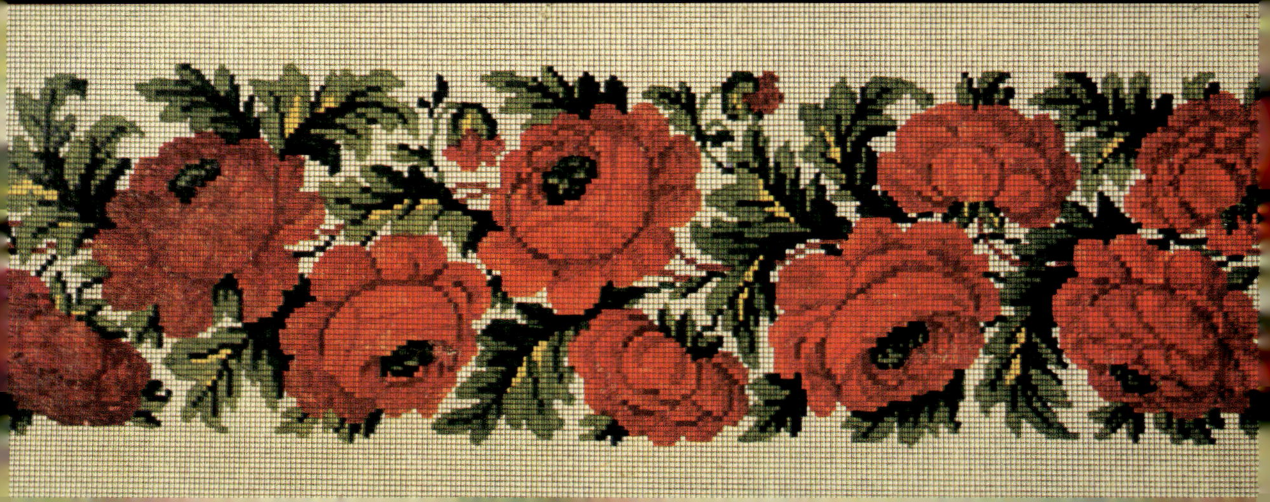

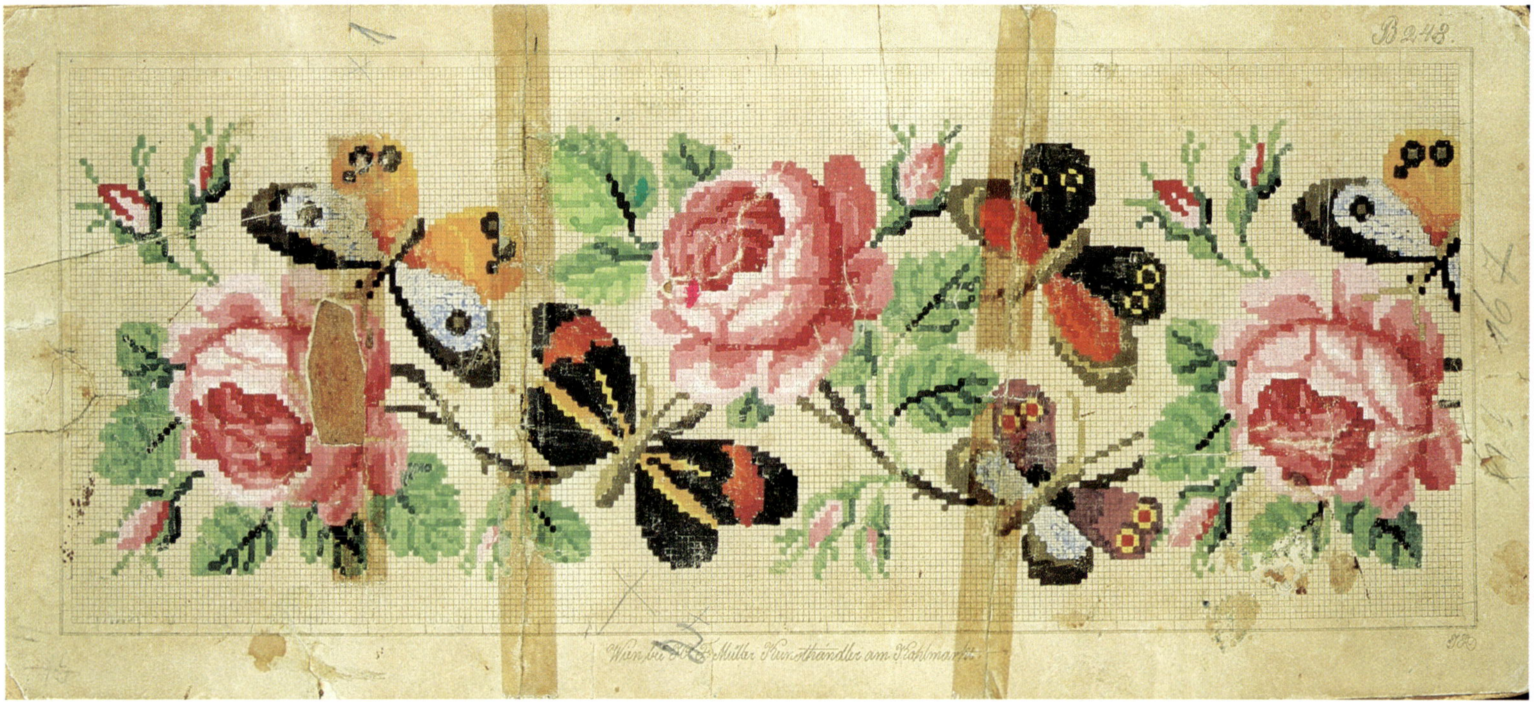
B 243.
Müller Kunsthändler

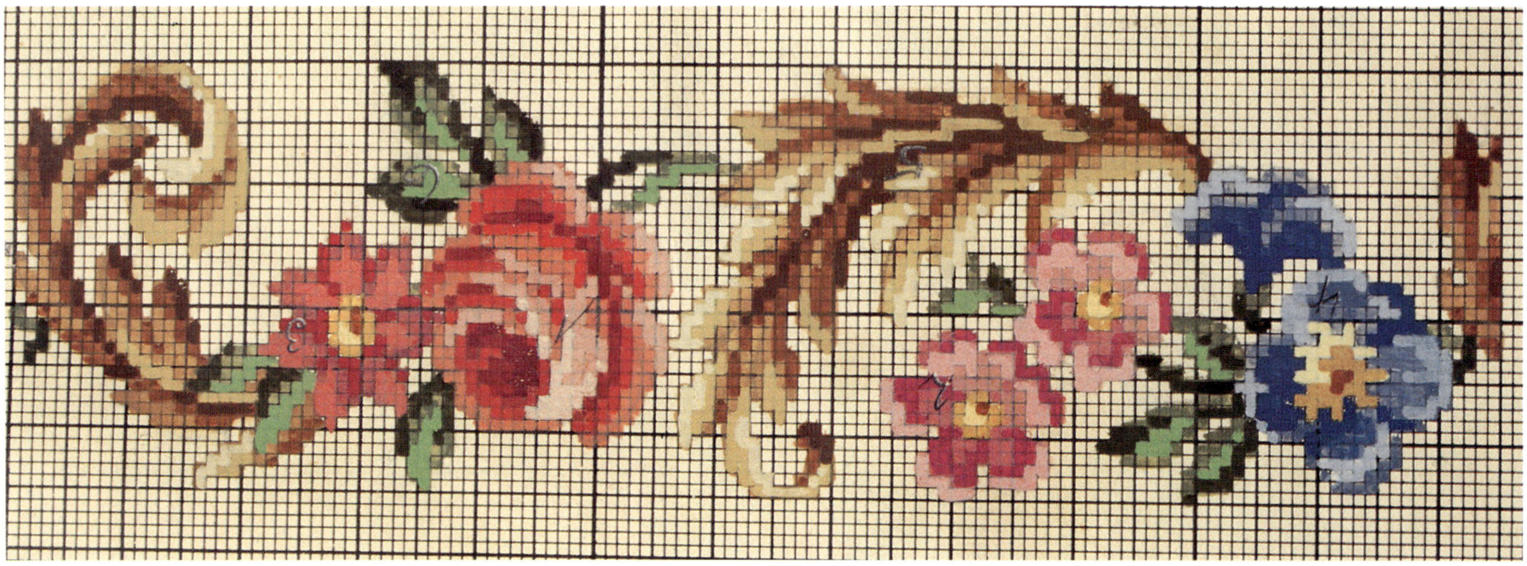

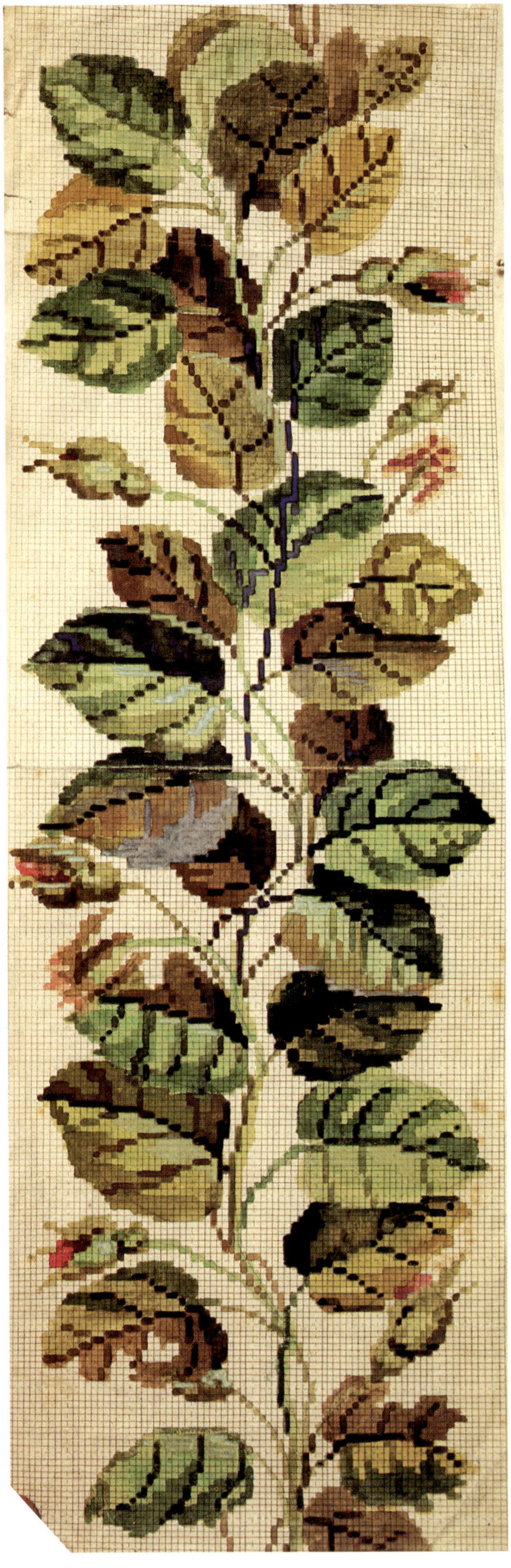

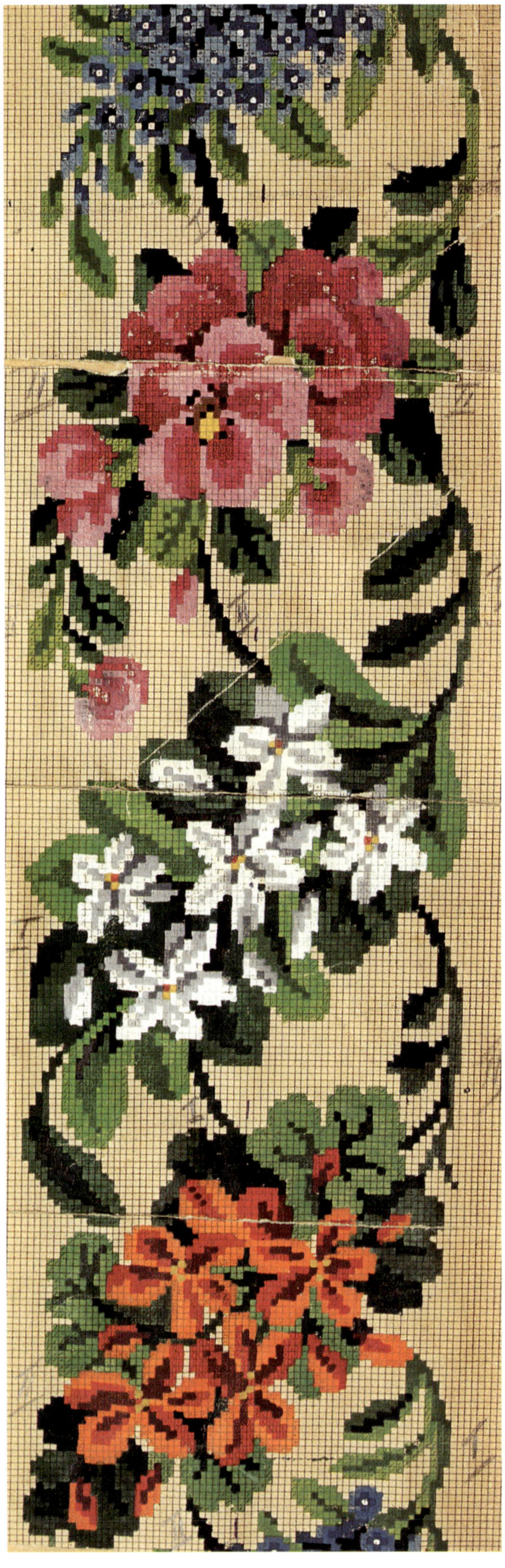

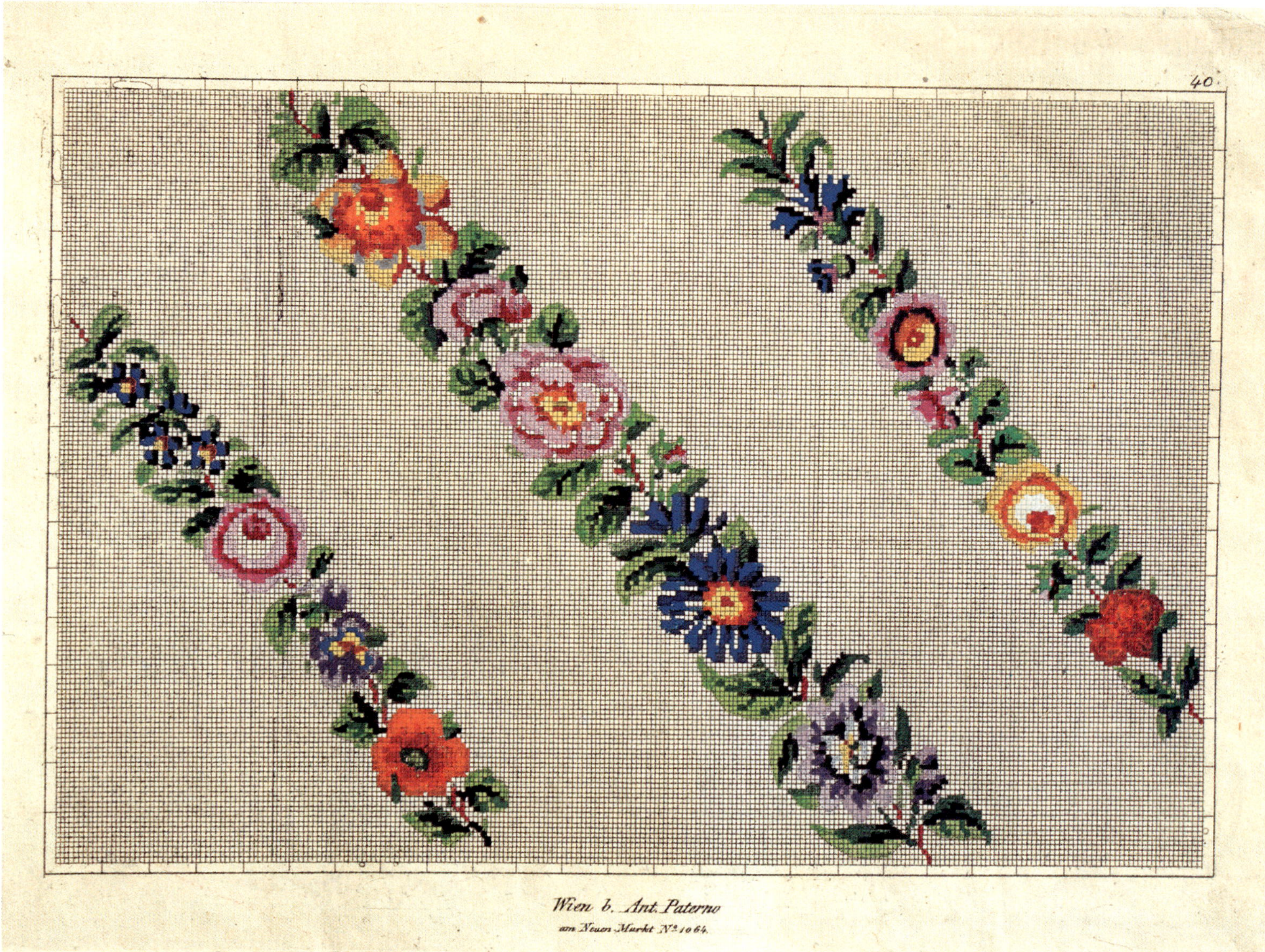
40
Wien b. Ant. Paterno
am Neuen Markt No. 1064.

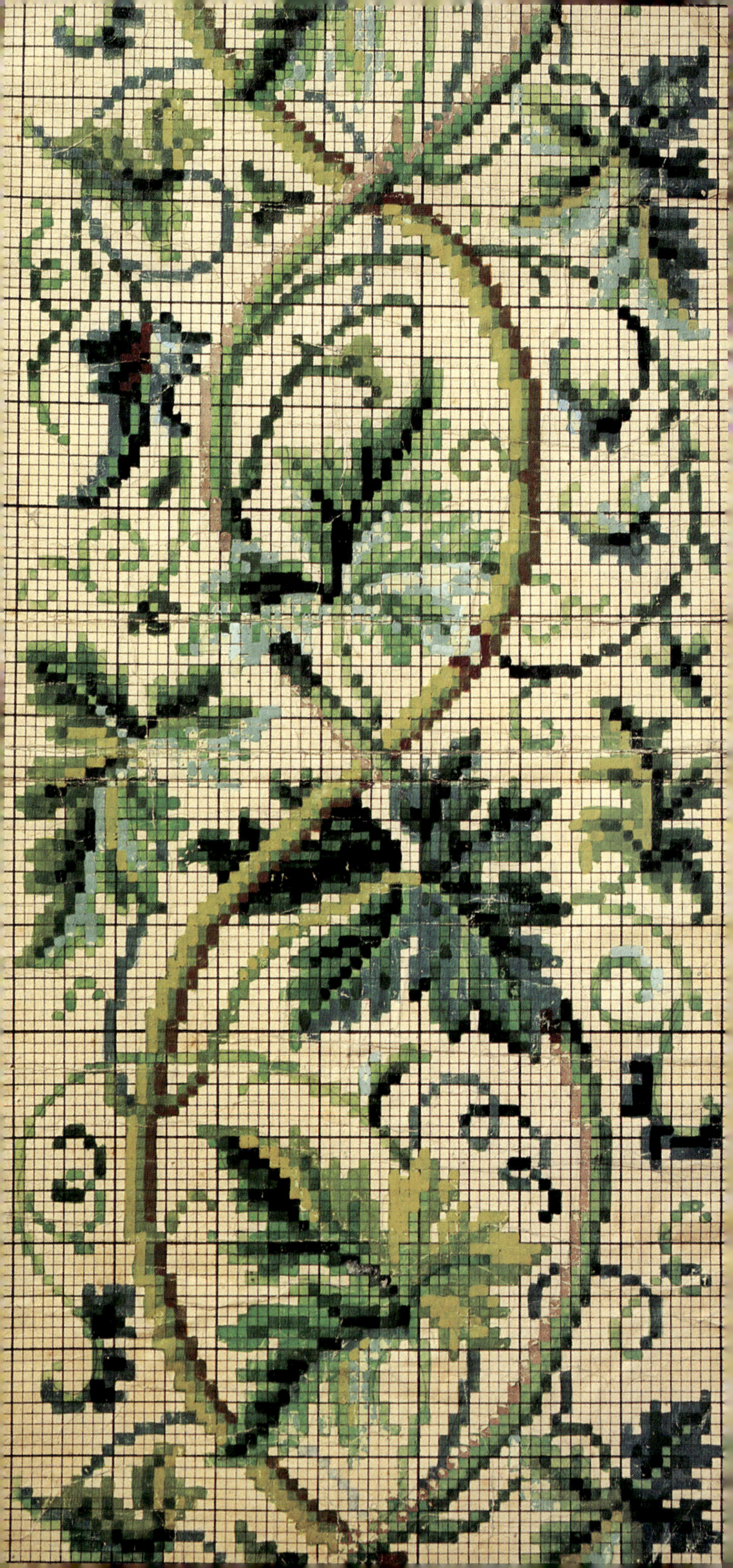

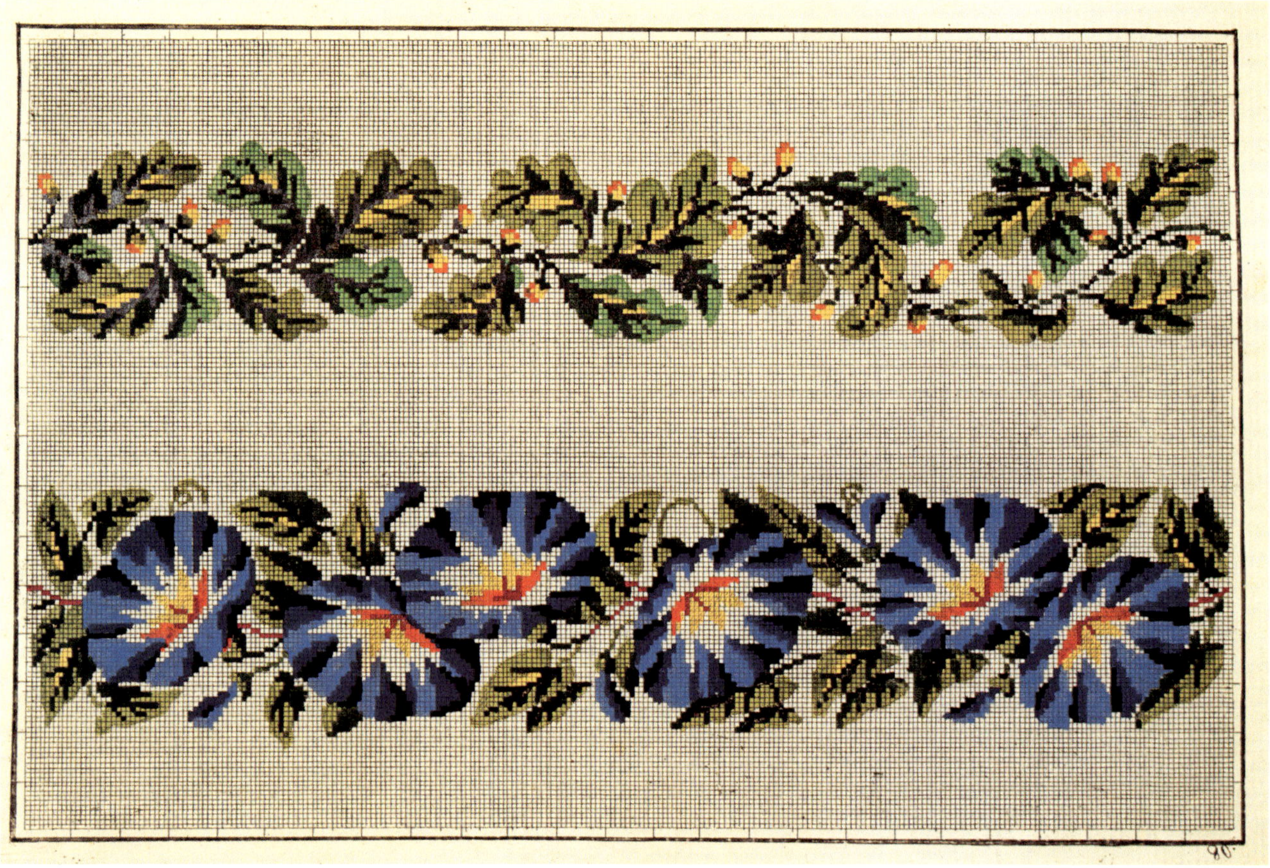
80.

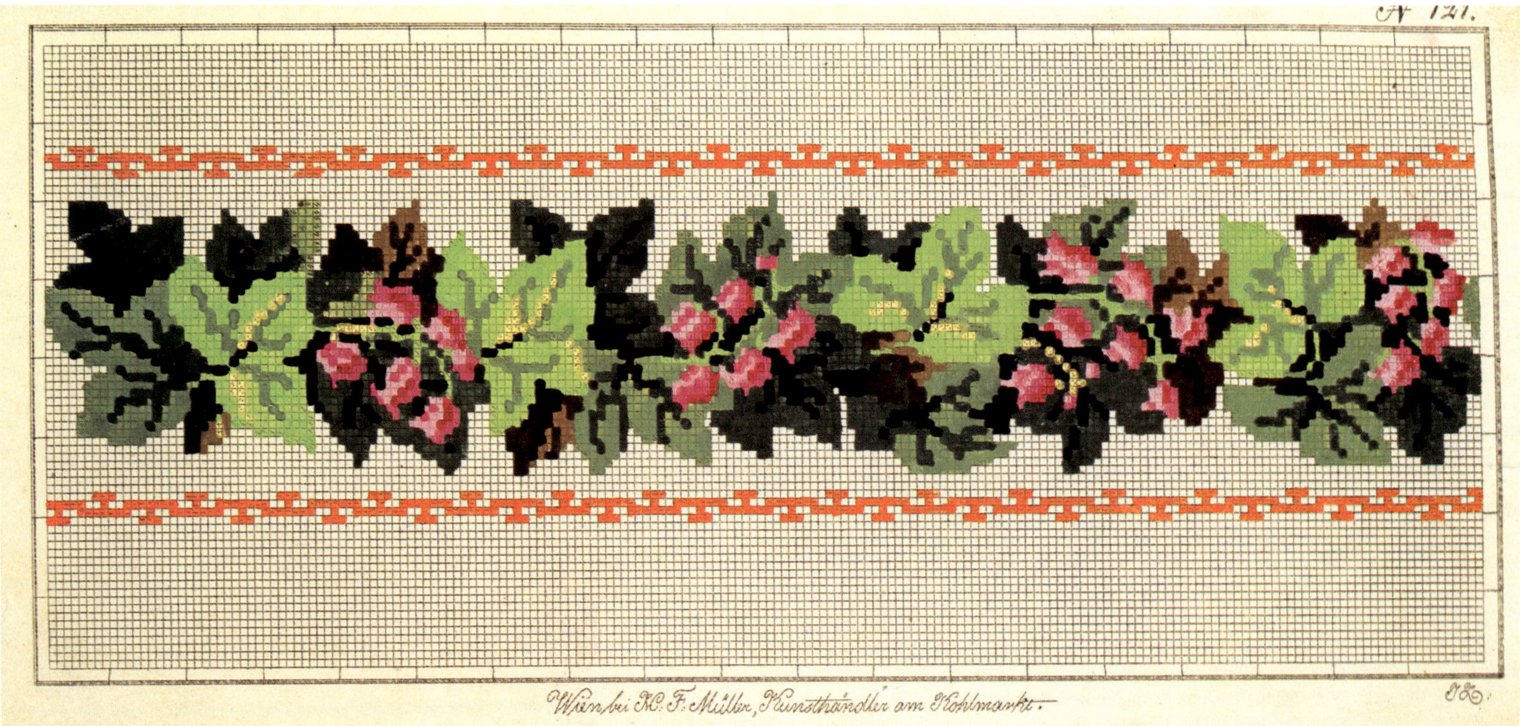
№ 121.
Wien bei H. F. Müller, Kunsthändler am Kohlmarkt.

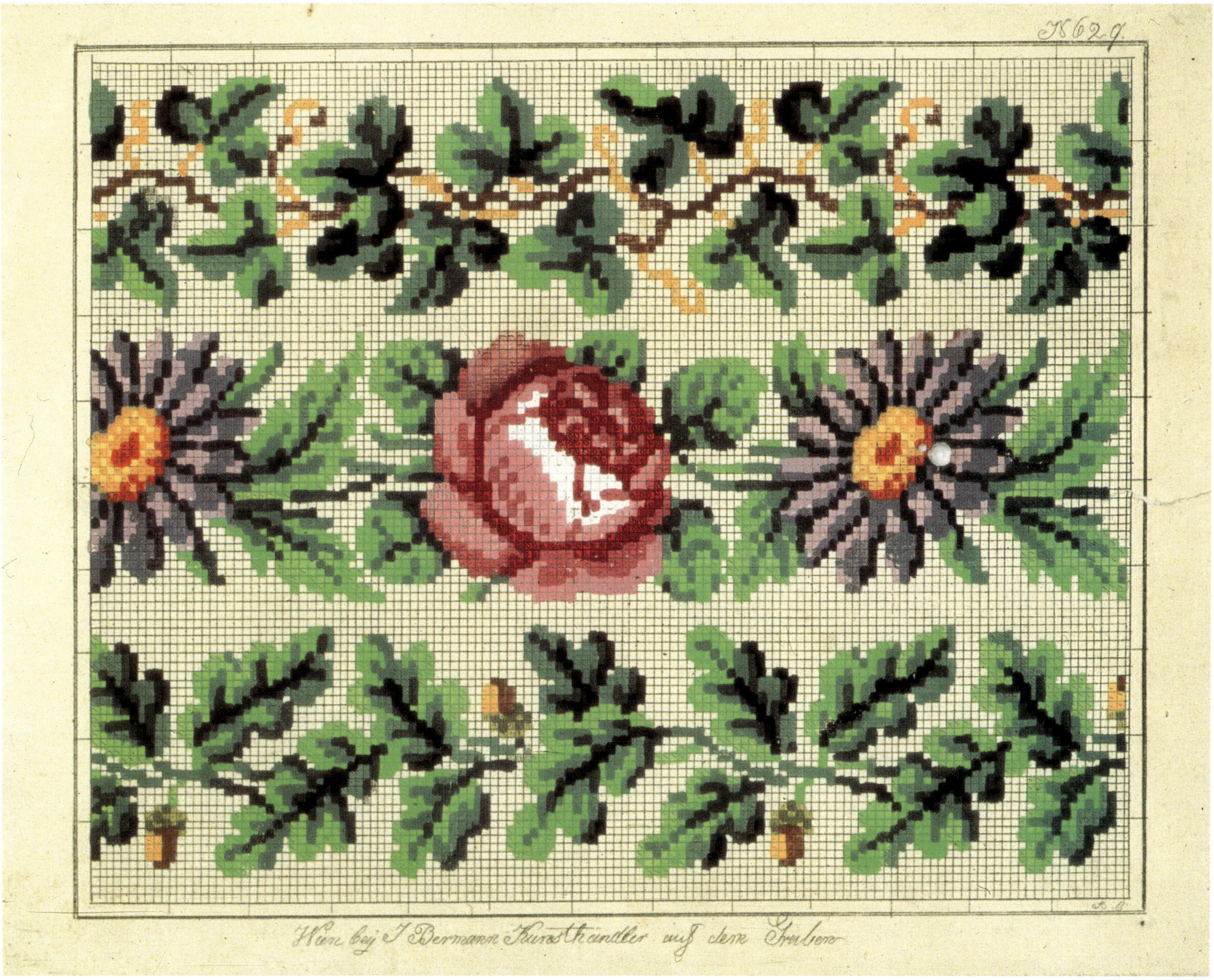


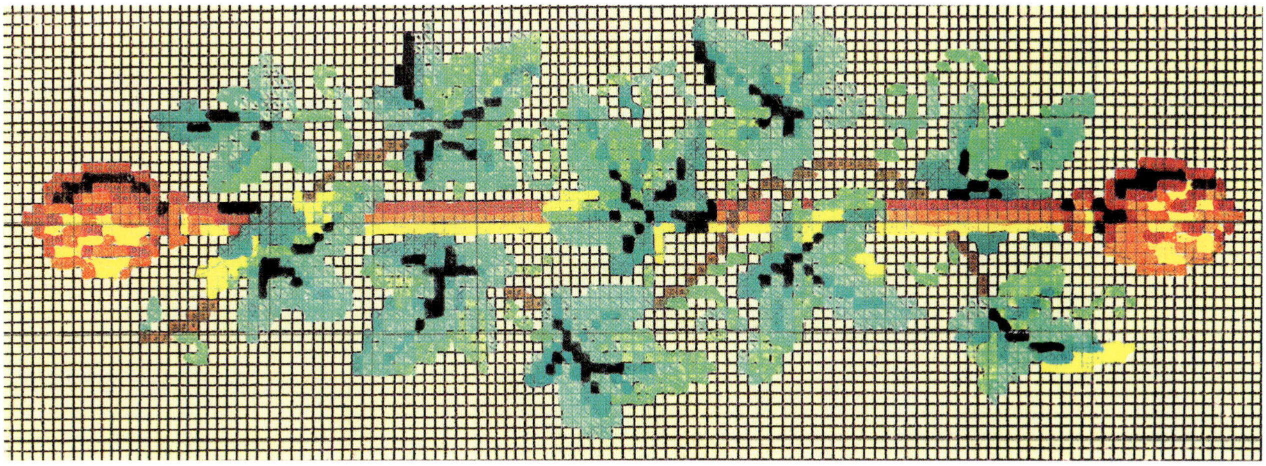

(Stickvorlage: Seite 200)

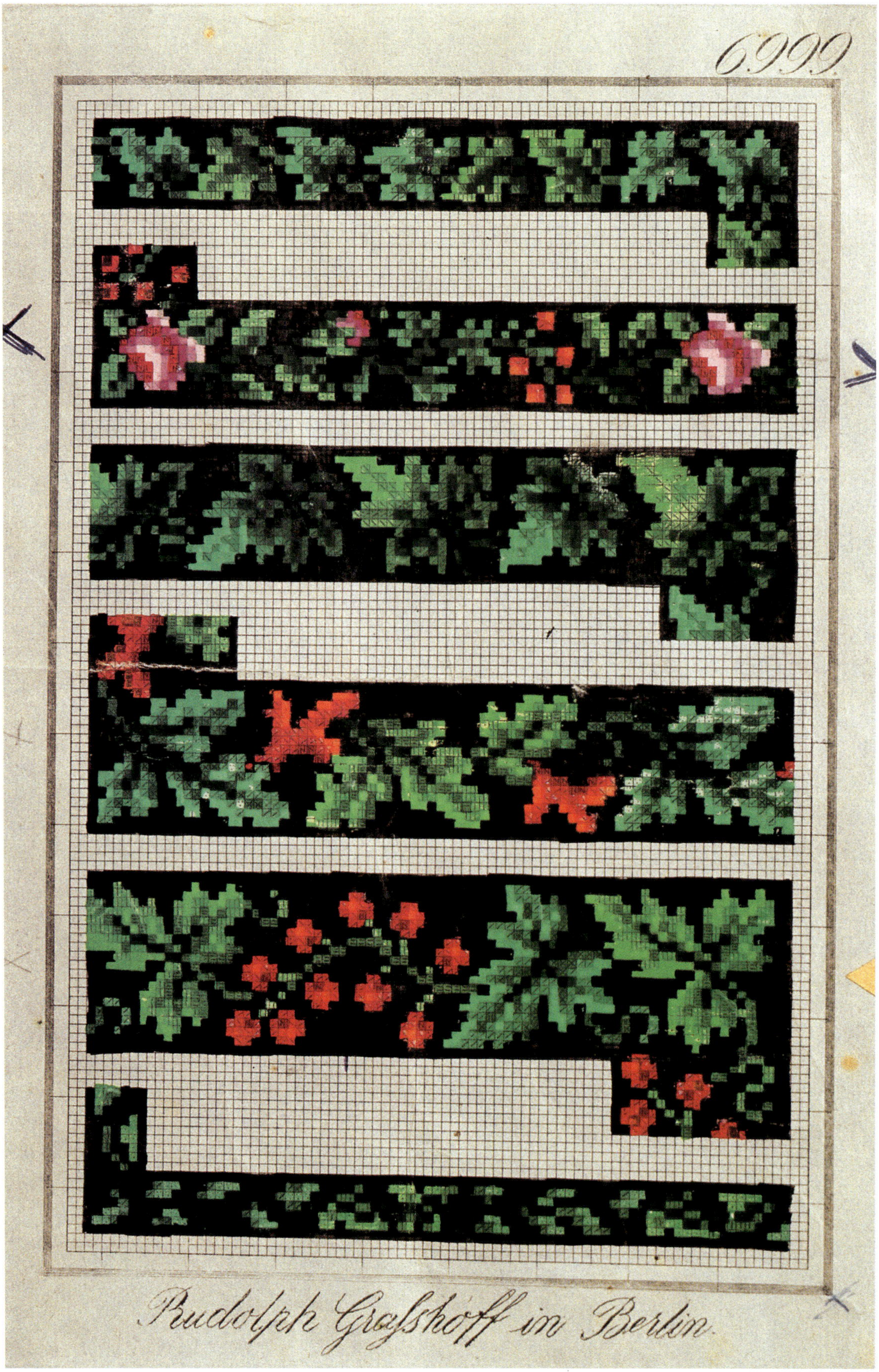
6999
Rudolph Grafshoff in Berlin

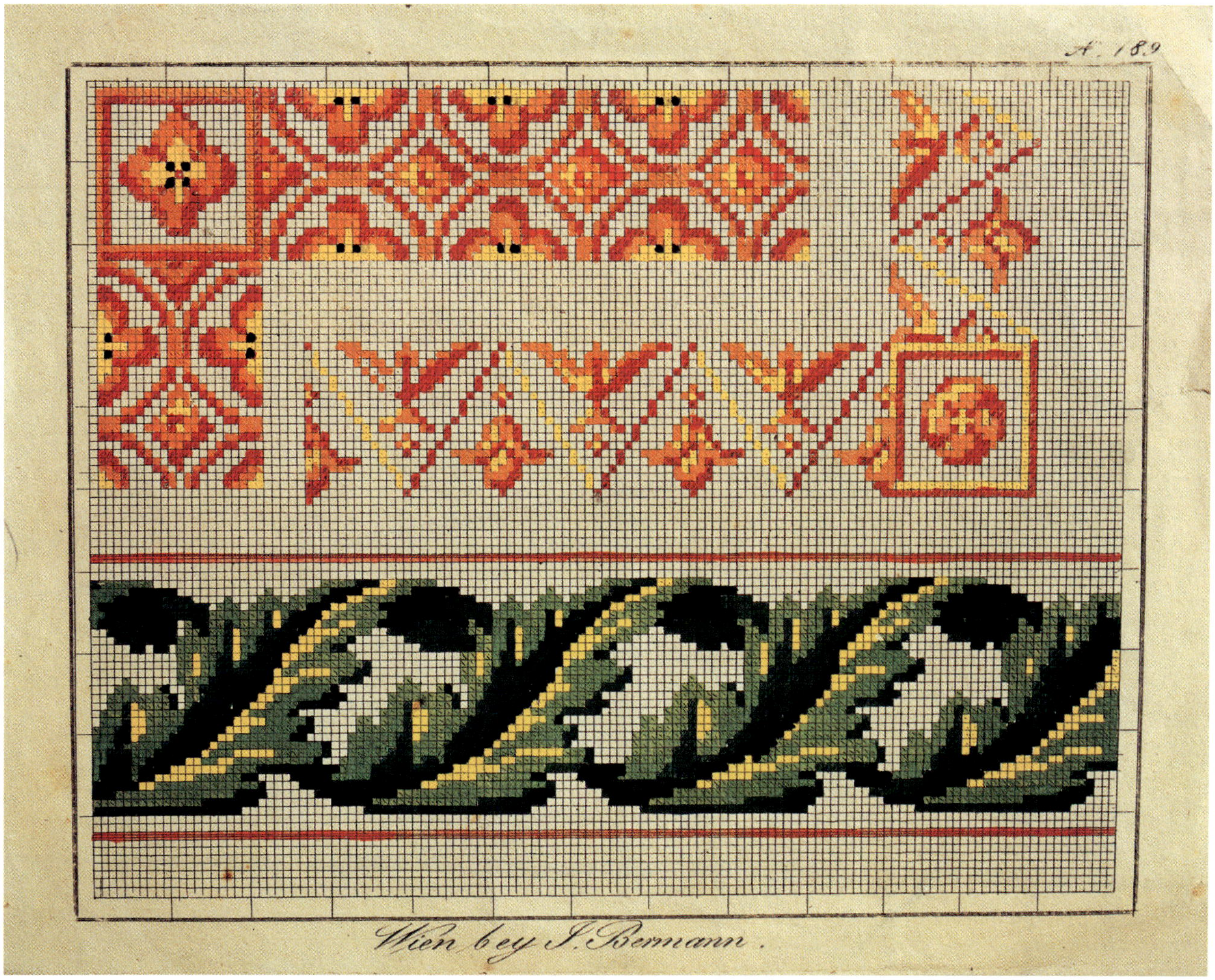
N: 189
Wien bey J. Bermann.

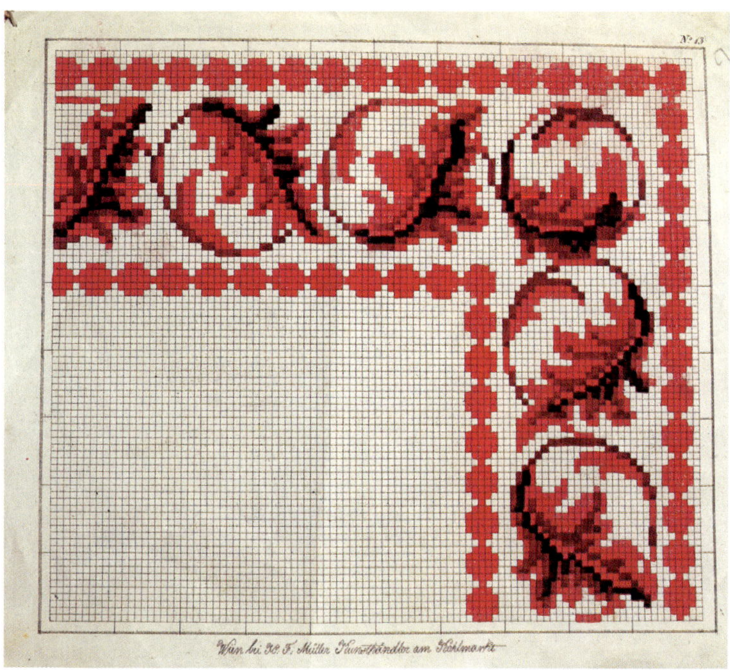
Wien bei H. F. Müller Kunsthändler am Kohlmarkt

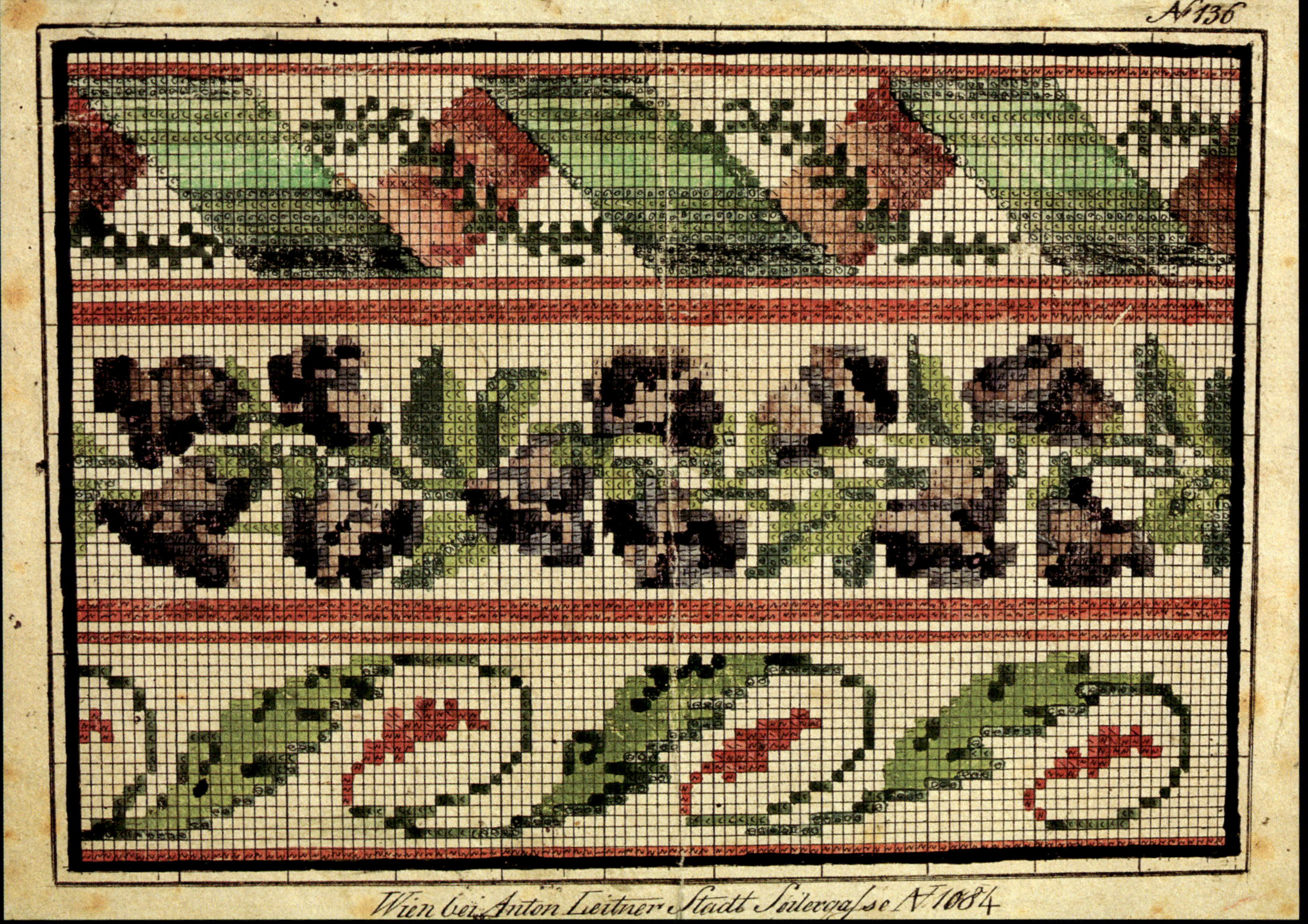

№ 136
Wien bei Anton Leitner Stadt Seilergasse № 1084


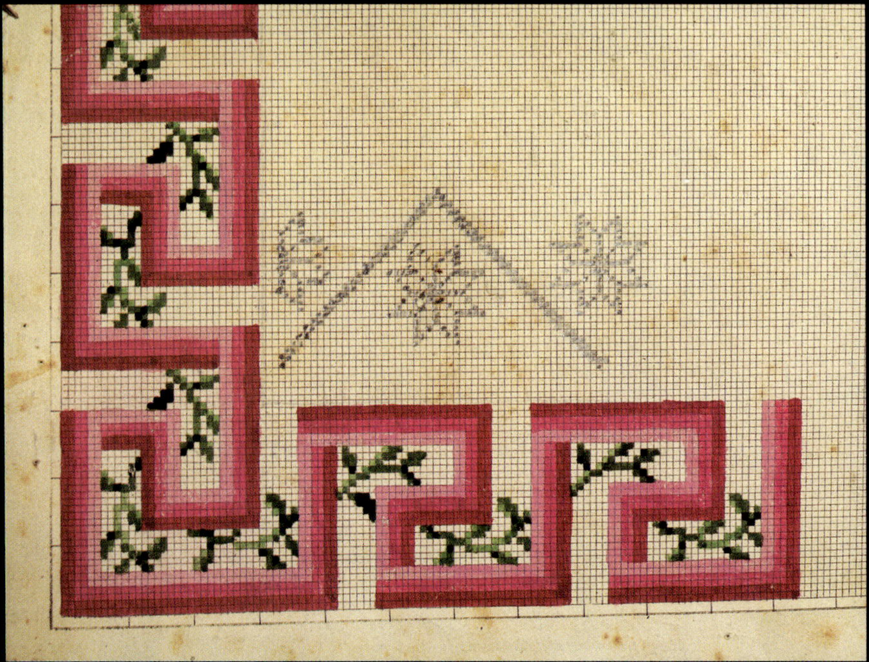

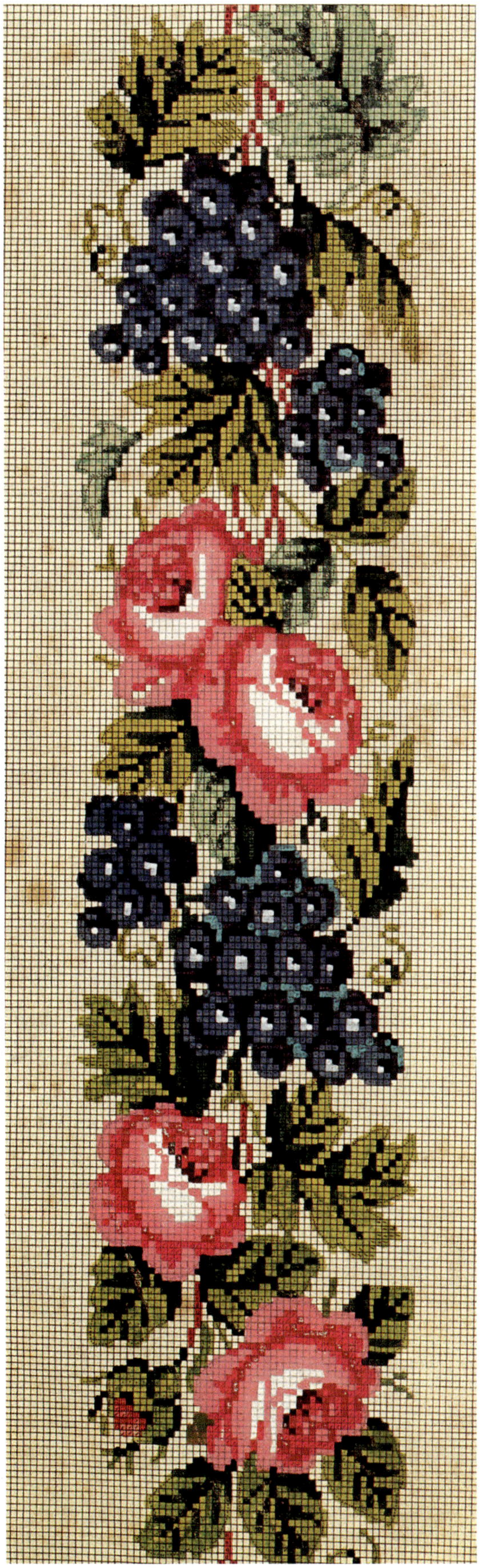

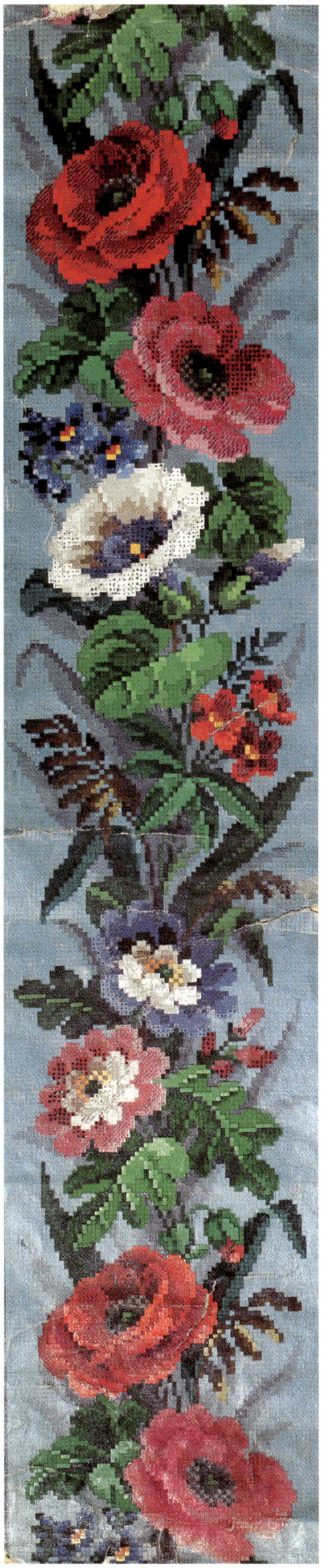

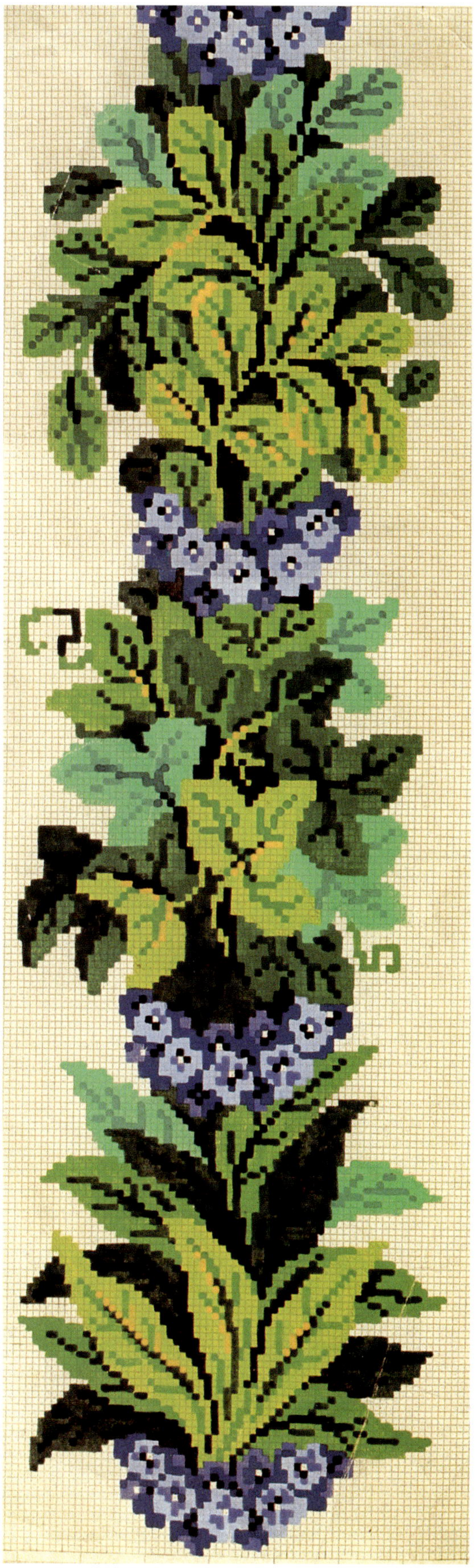

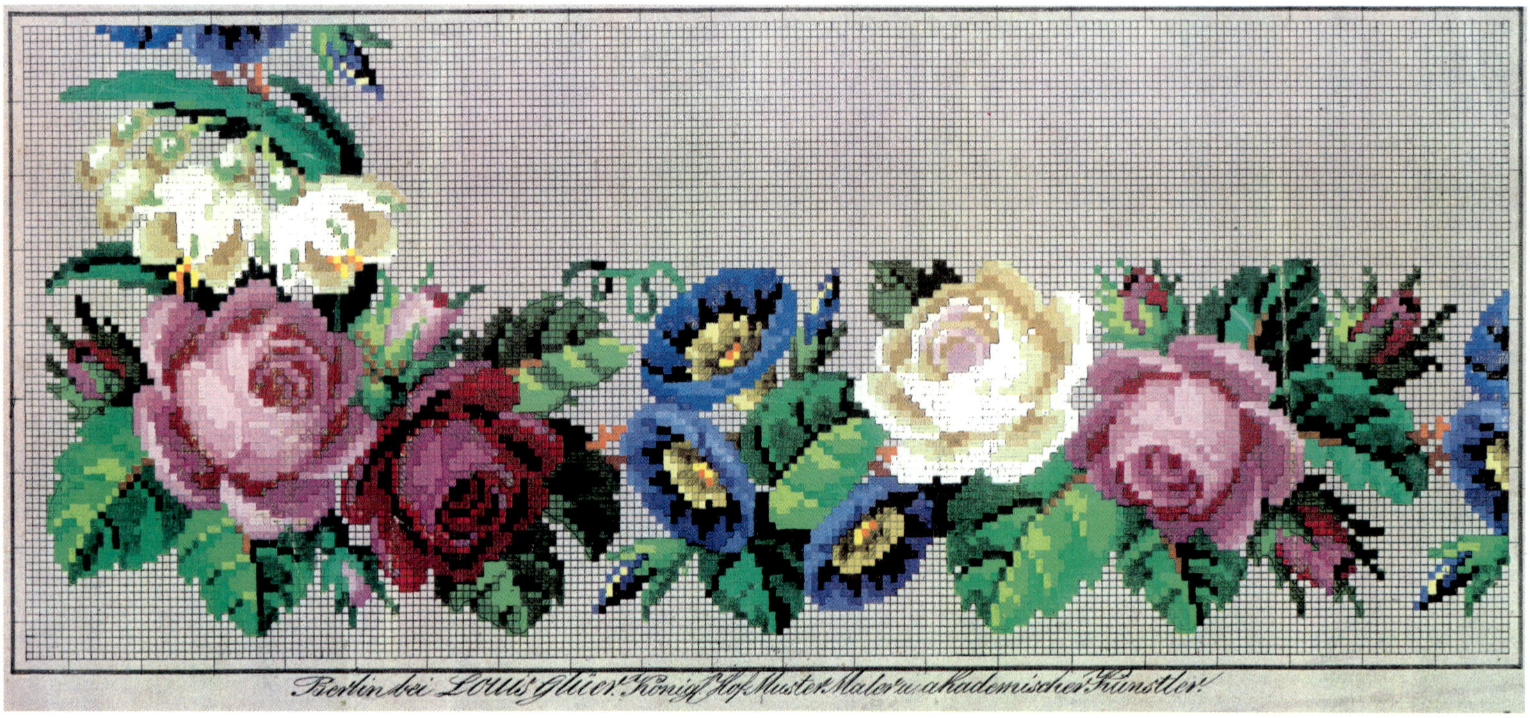
Berlin bei Louis Glüer. Königl. Hof Muster Maler u. akademischer Künstler.

# Kleine Tafeln

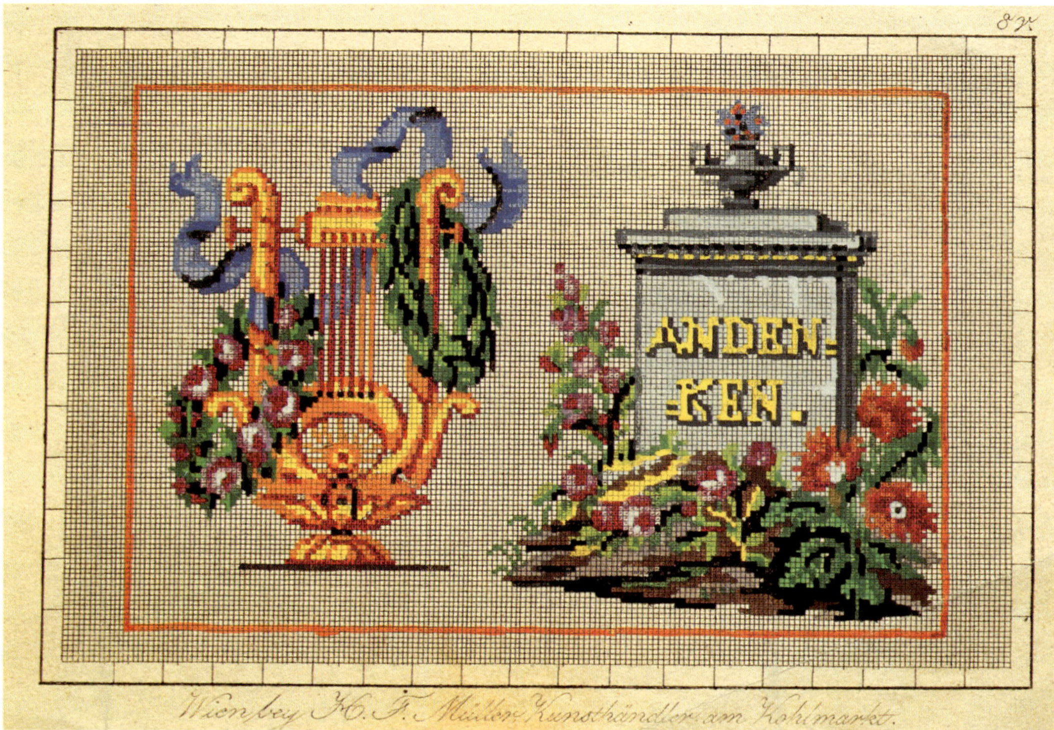


Zwei kleine Vorlagen aus dem Hause Müller mit Urnenmotiv. (Stickvorlage: Seite 198)

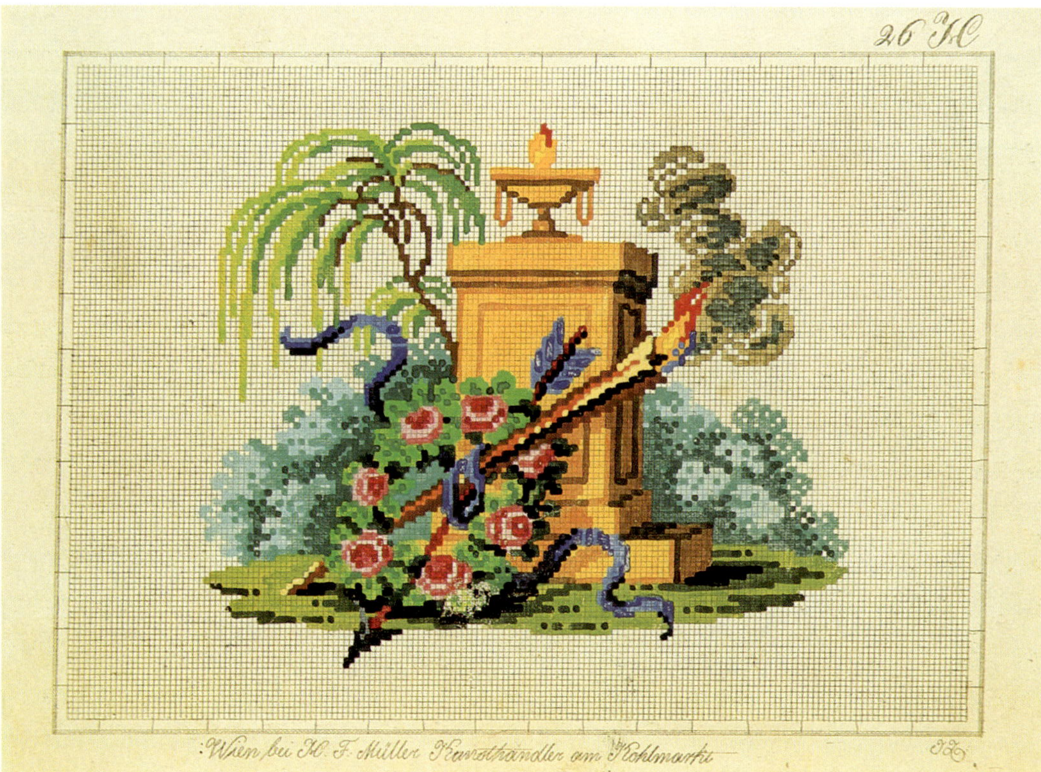

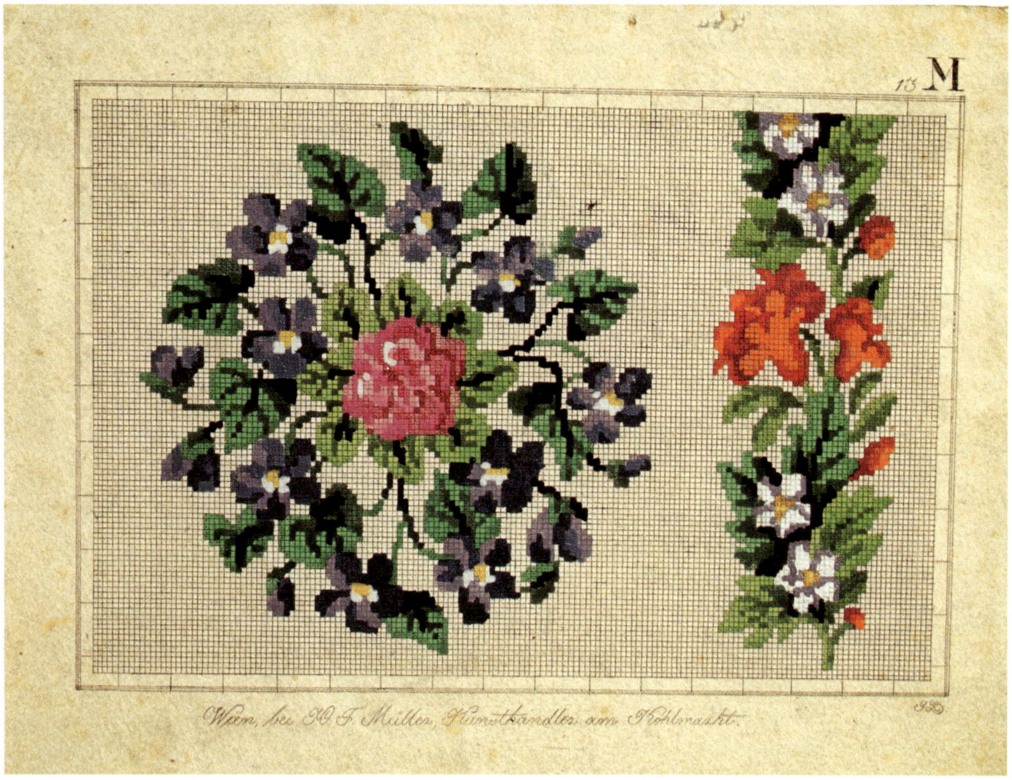


*Zwei Vorlagen, eine davon mit Blumenmotiven, die zweite mit Einzelmotiven.*

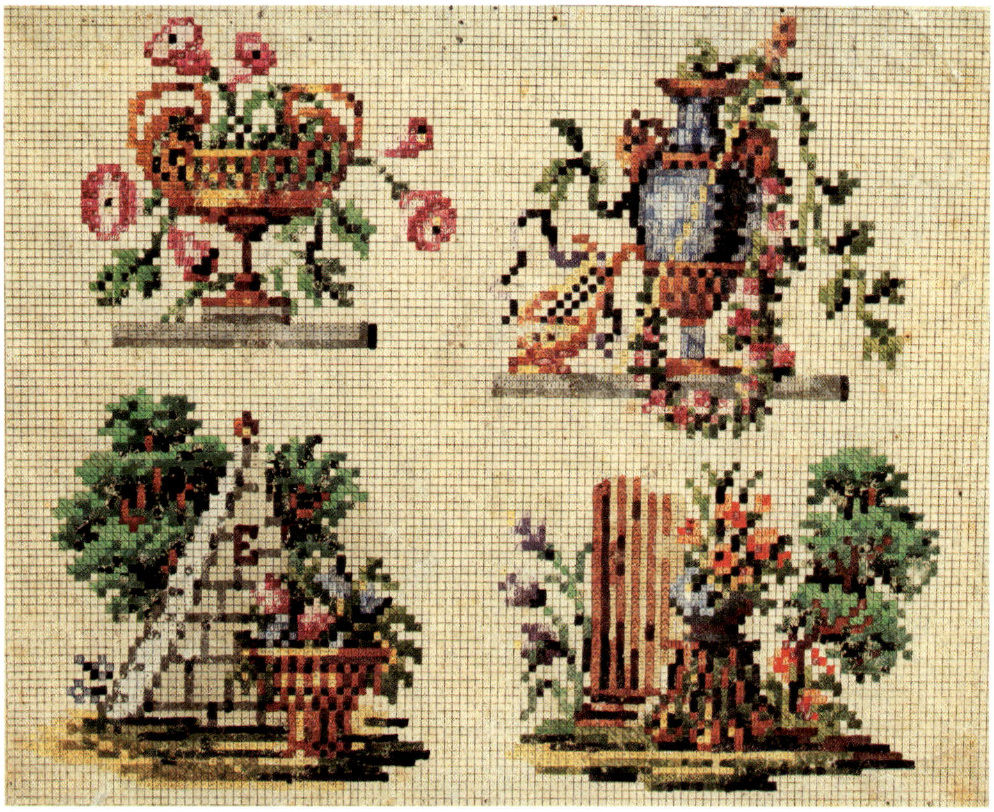

*Nächste Seite: Zwei Vorlagen aus dem Hause Müller, die einander sehr stark ähneln: Blumen mit eleganten Eckornamenten kombiniert.*

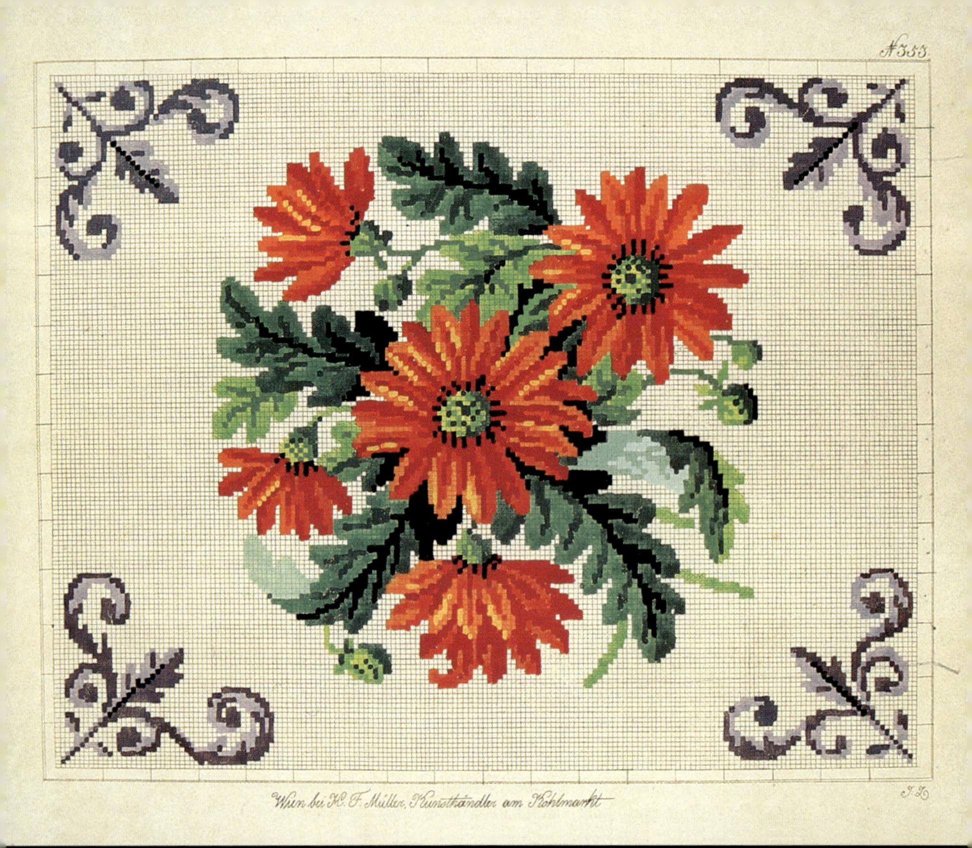

№ 353
Wien bei H. F. Müller, Kunsthändler am Kohlmarkt
J. L.


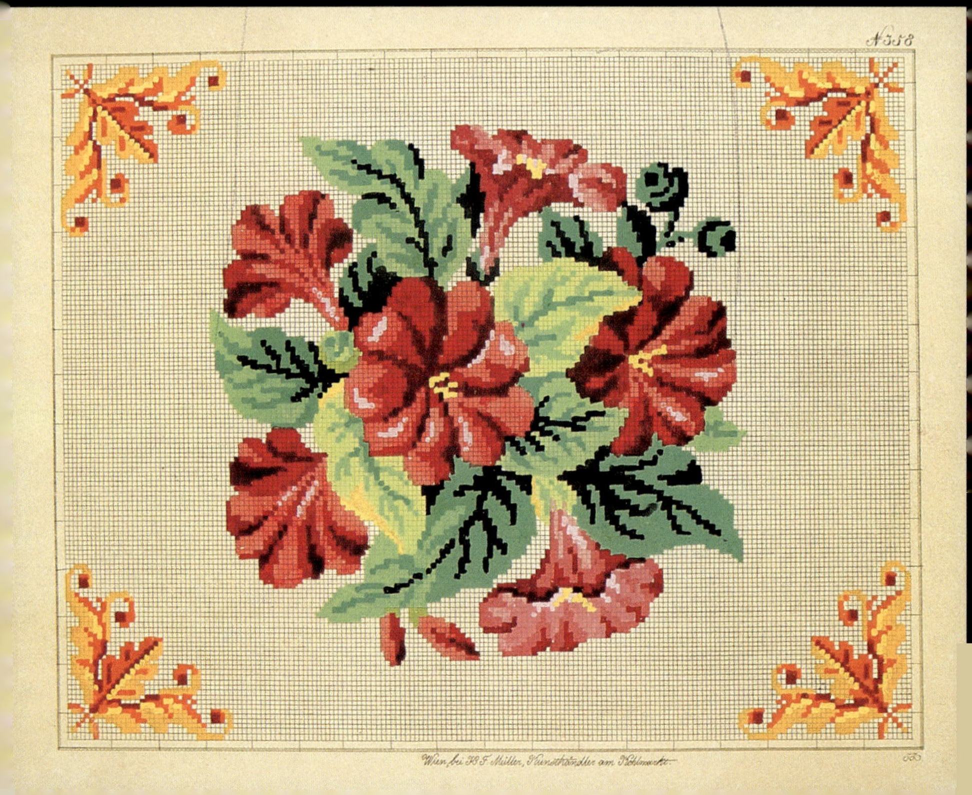

№ 358
Wien bei H. F. Müller, Kunsthändler am Kohlmarkt

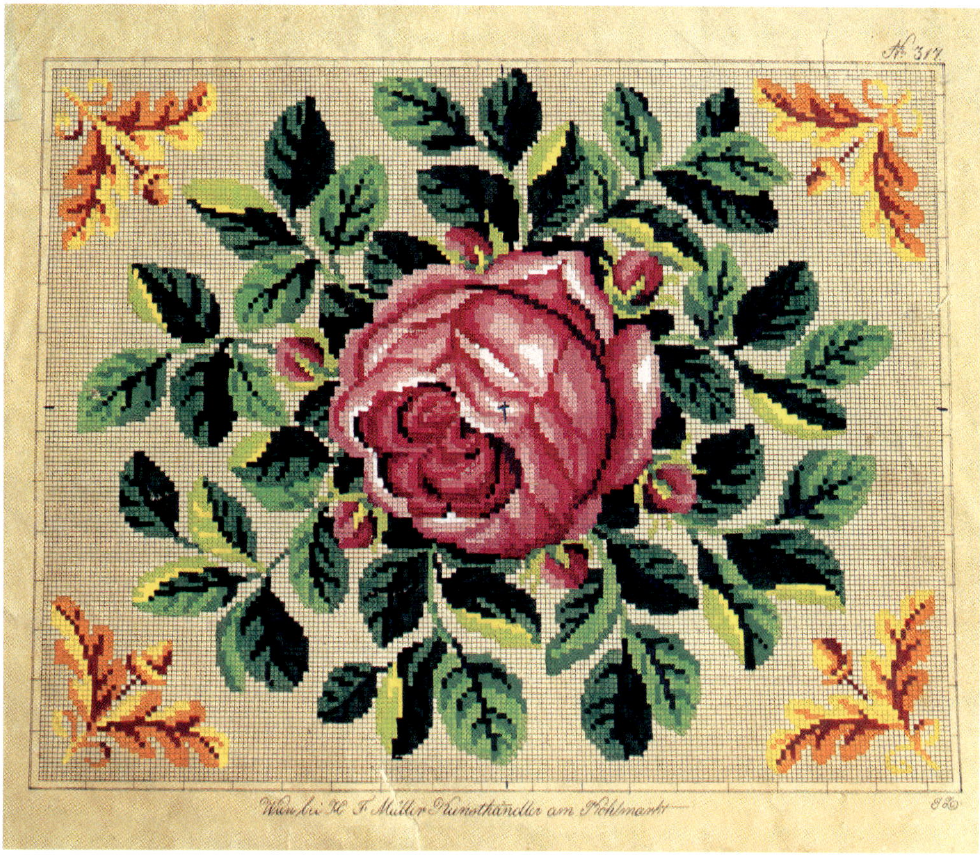


*Eine übergroße rote Rose ist der Mittelpunkt dieser Vorlage. Verlag Müller.*

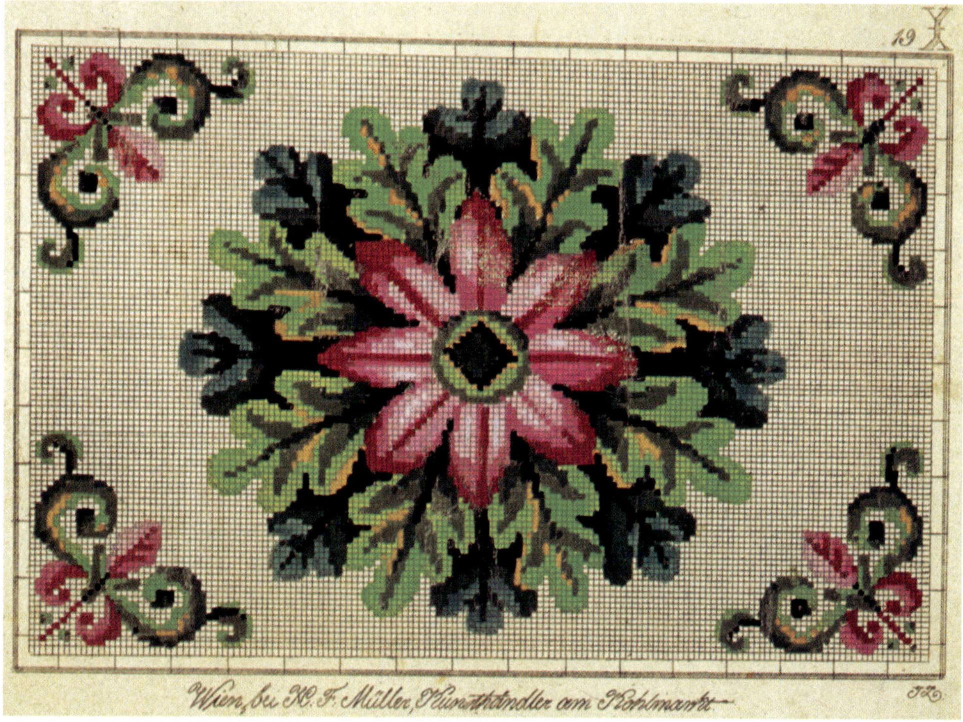


*Klassische Vorlage mit Biedermeier-Motiven.*

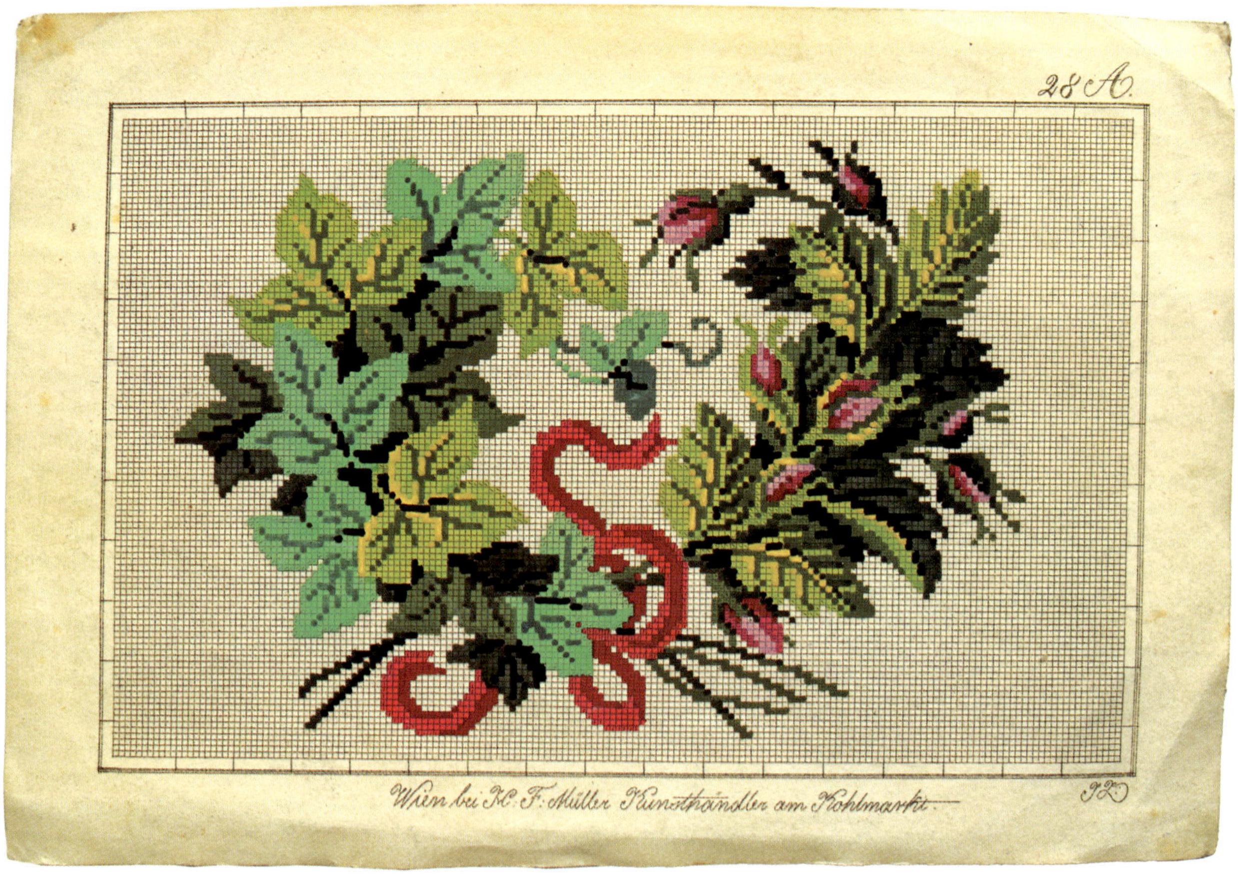


*Thema dieser Vorlagen vom Verlag Müller sind Girlanden, durchwoben mit Blattranken unterschiedlichster Pflanzen (Stickvorlage: Seite 184)*

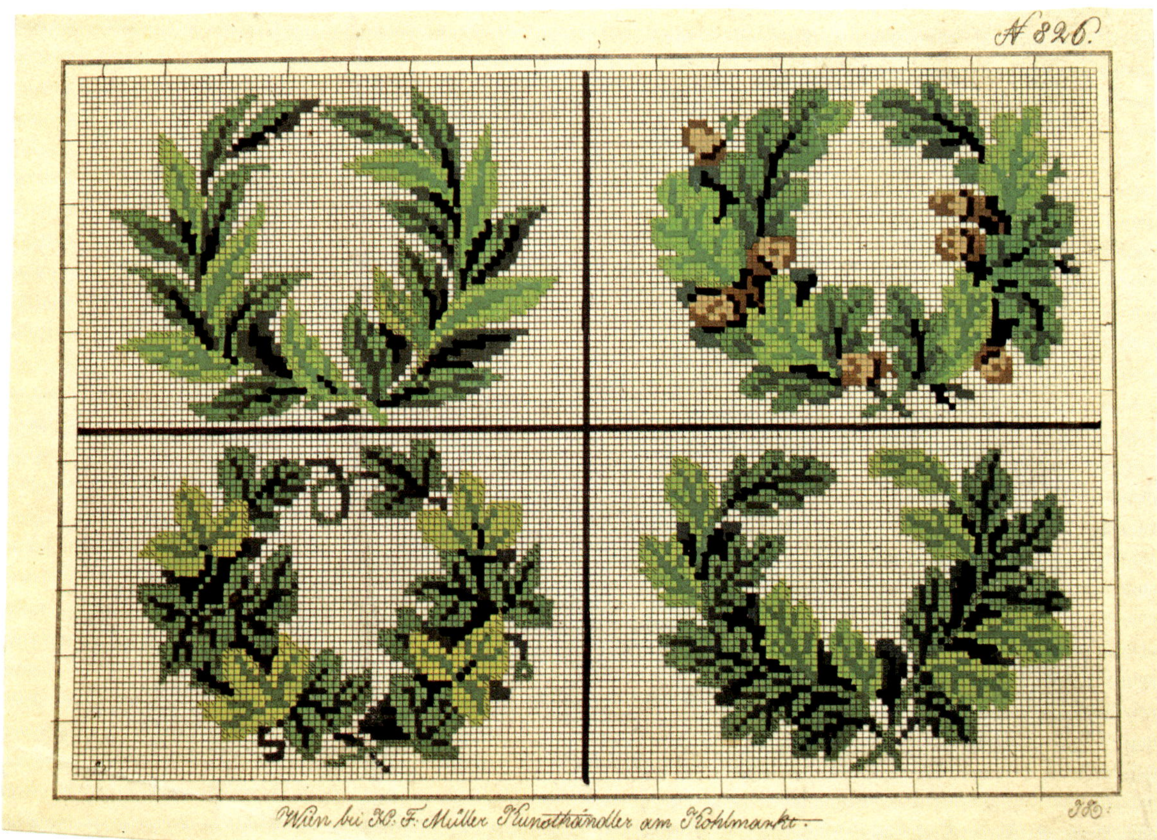

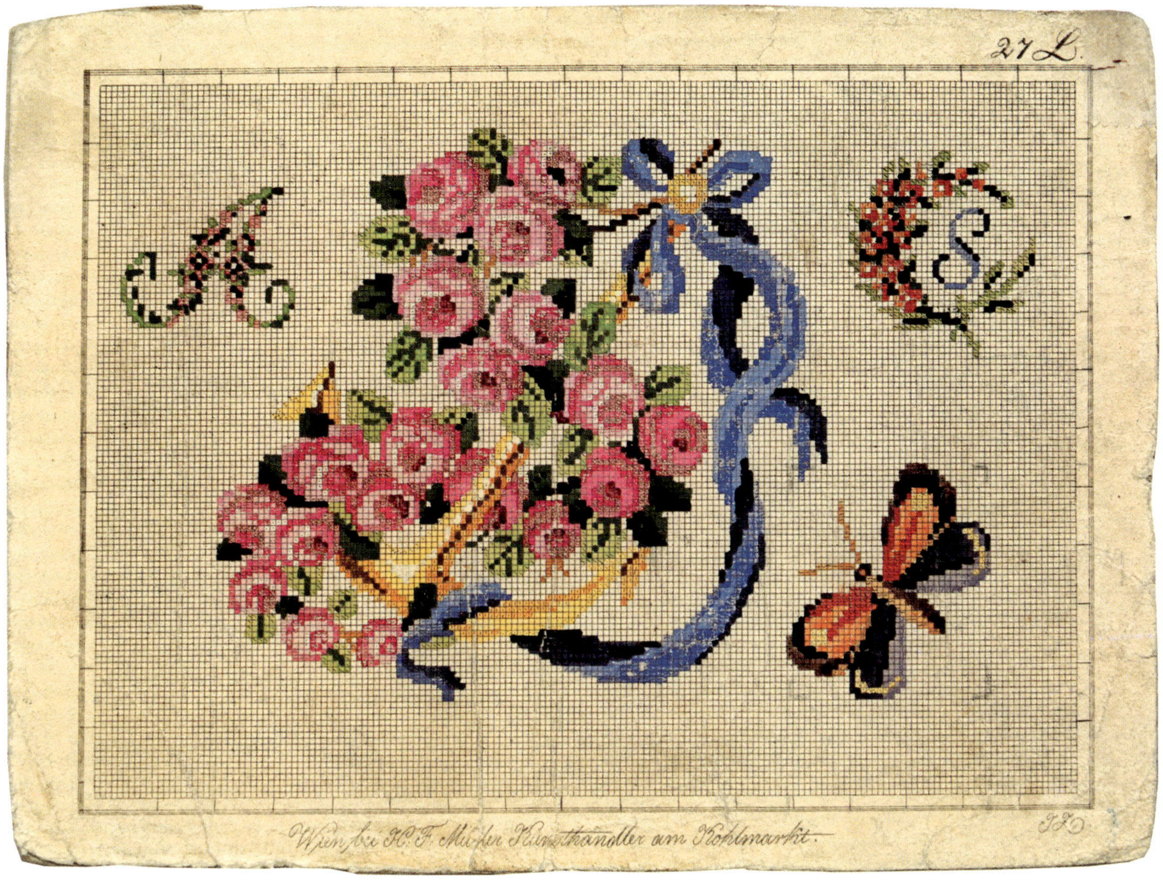


*Alle diese Vorlagen stellen romantische Motive dar, wie sie im Biedermeier en vogue waren. Verlag Müller. (Stickvorlagen: Seite 199, 201)*

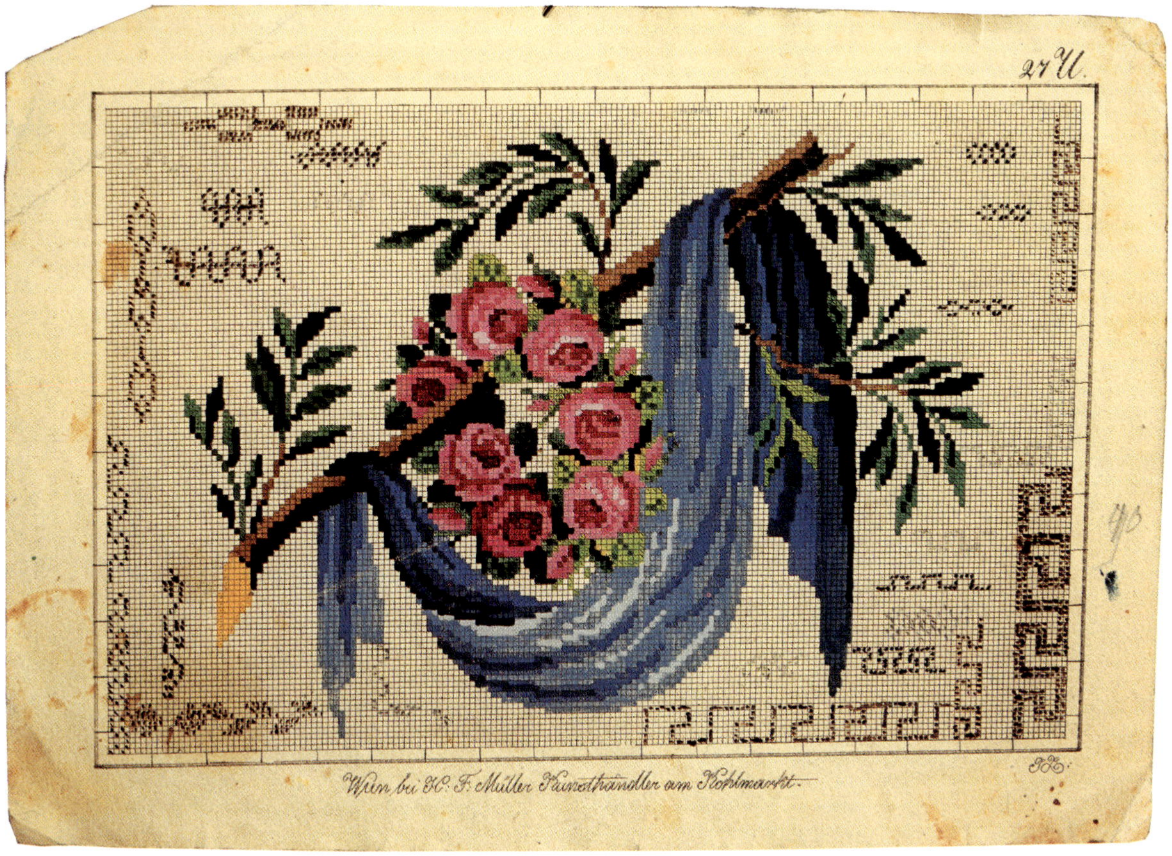

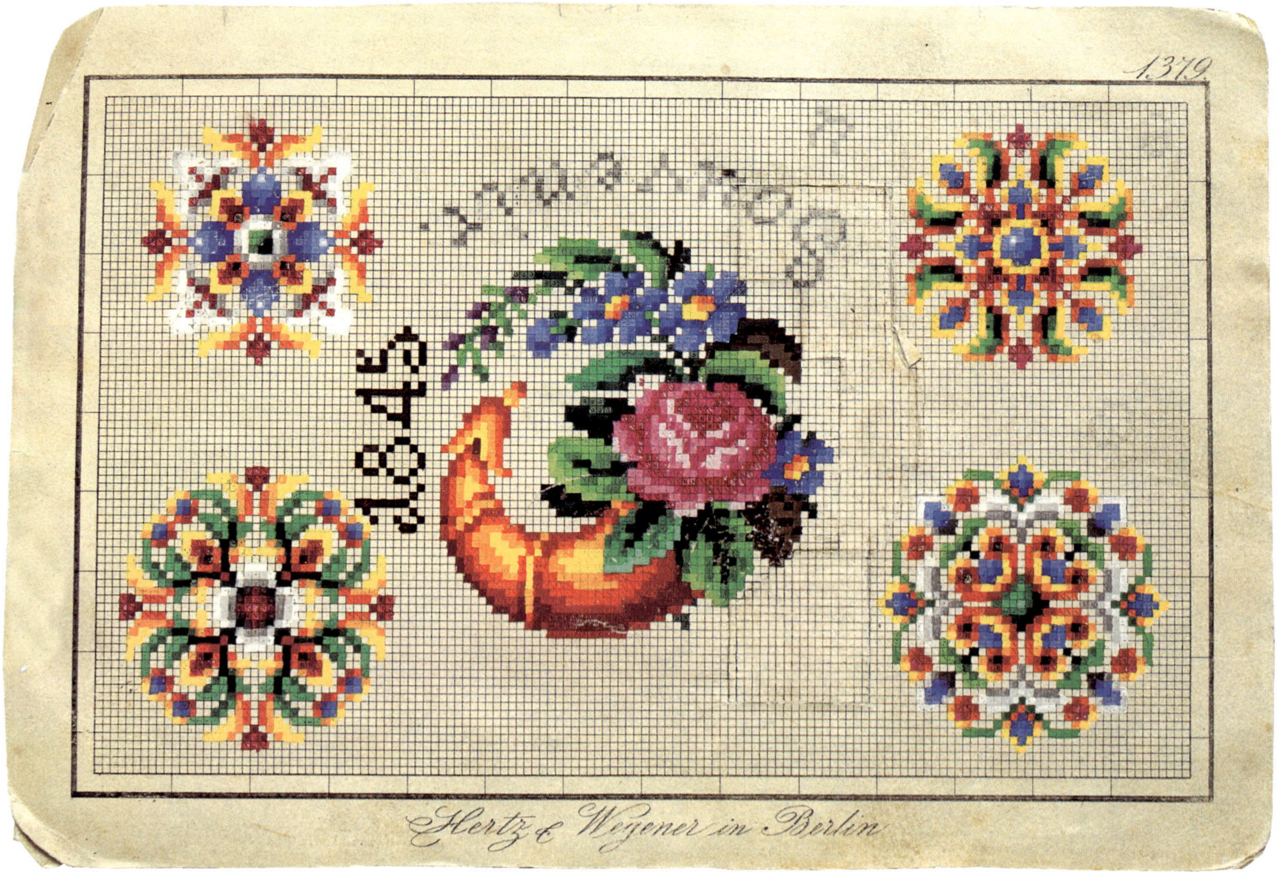
1379
1845
Hertz & Wegener in Berlin

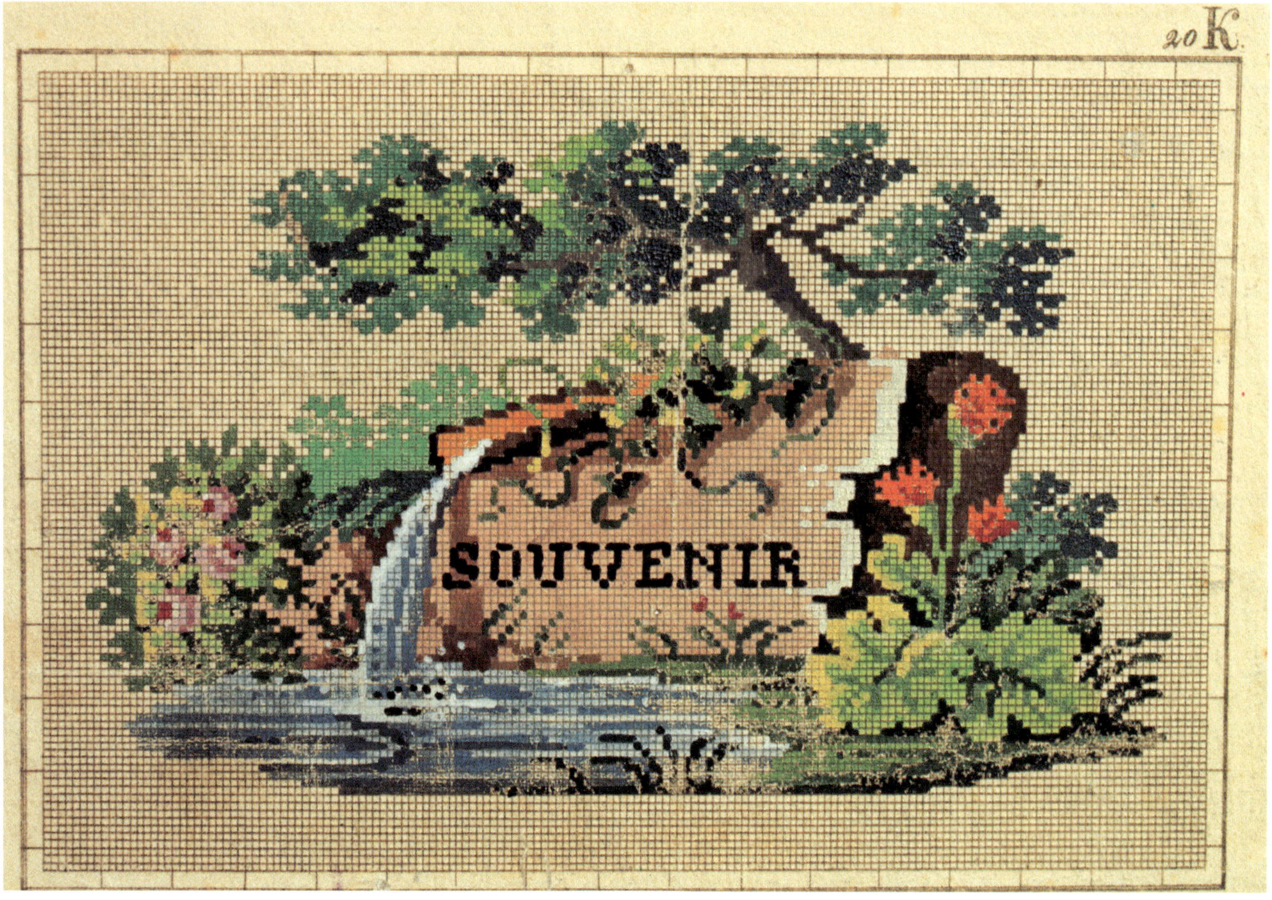
20 K.
SOUVENIR

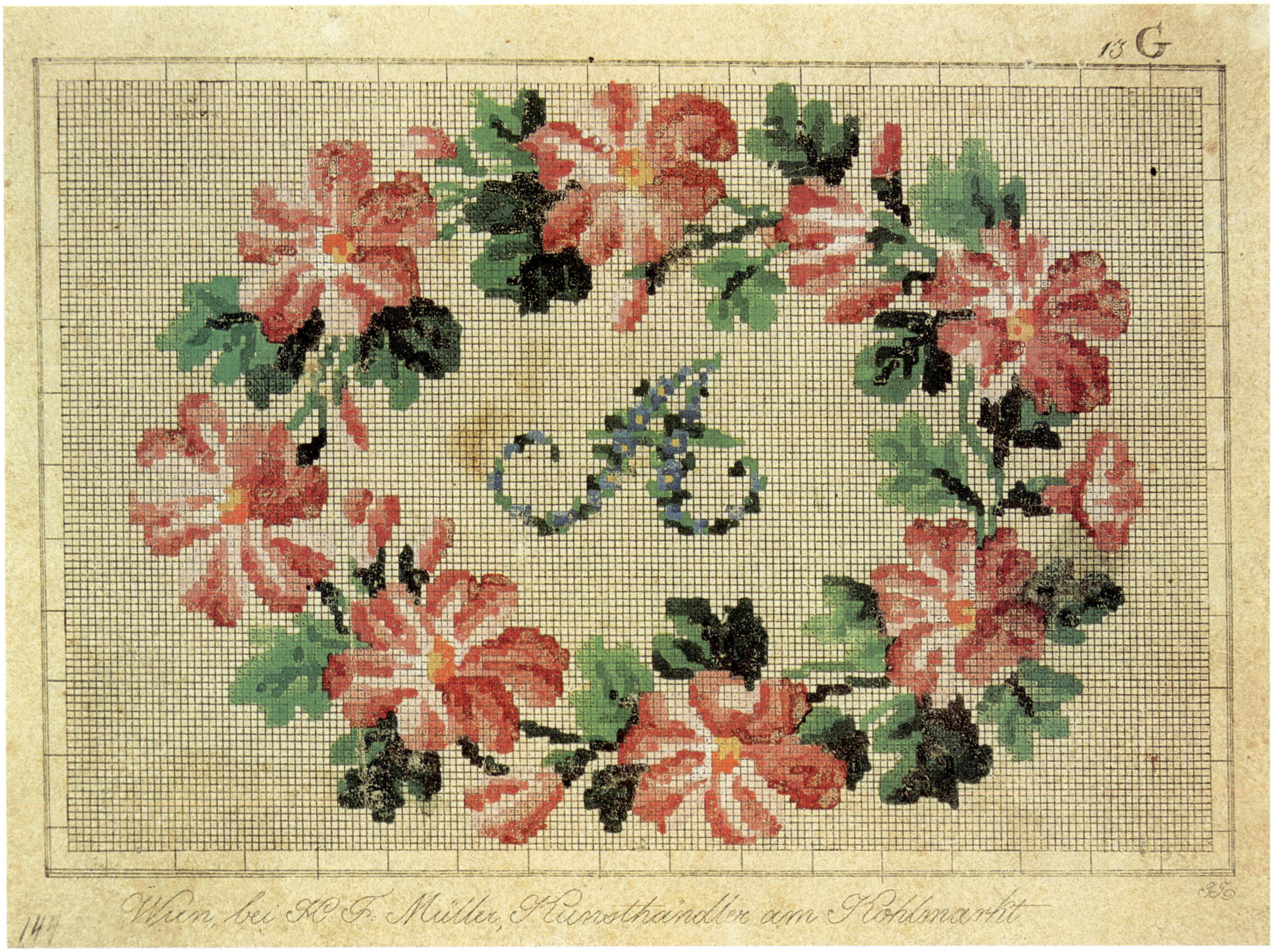


*Eine zauberhafte Girlande, die den Buchstaben „A" umrankt. Dieser stand oft für das Wort „Amitié", „Freundschaft" (Stickvorlage: Seite 180)*

# Stoffbezüge

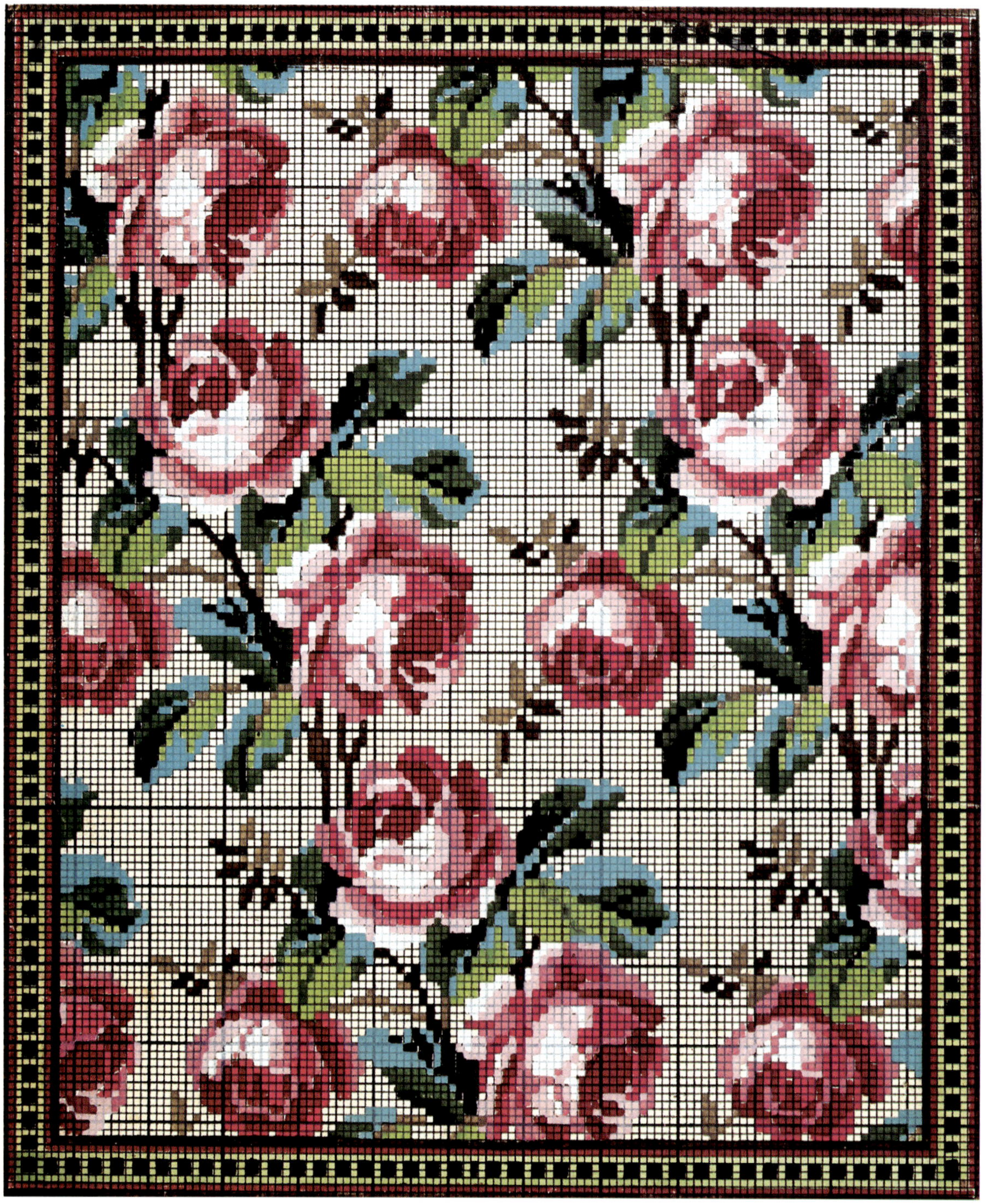

*Immer wiederkehrendes Motiv für einen Stoffbezug mit Blumenmuster.*

*Gegenüberliegende Seite:*
*Oben: Einzelne Kleeblätter und mit einem blauen Band gebundene Blumen.*
*Unten: Rosenzweige verflechten sich in einem Gitterwerk.*

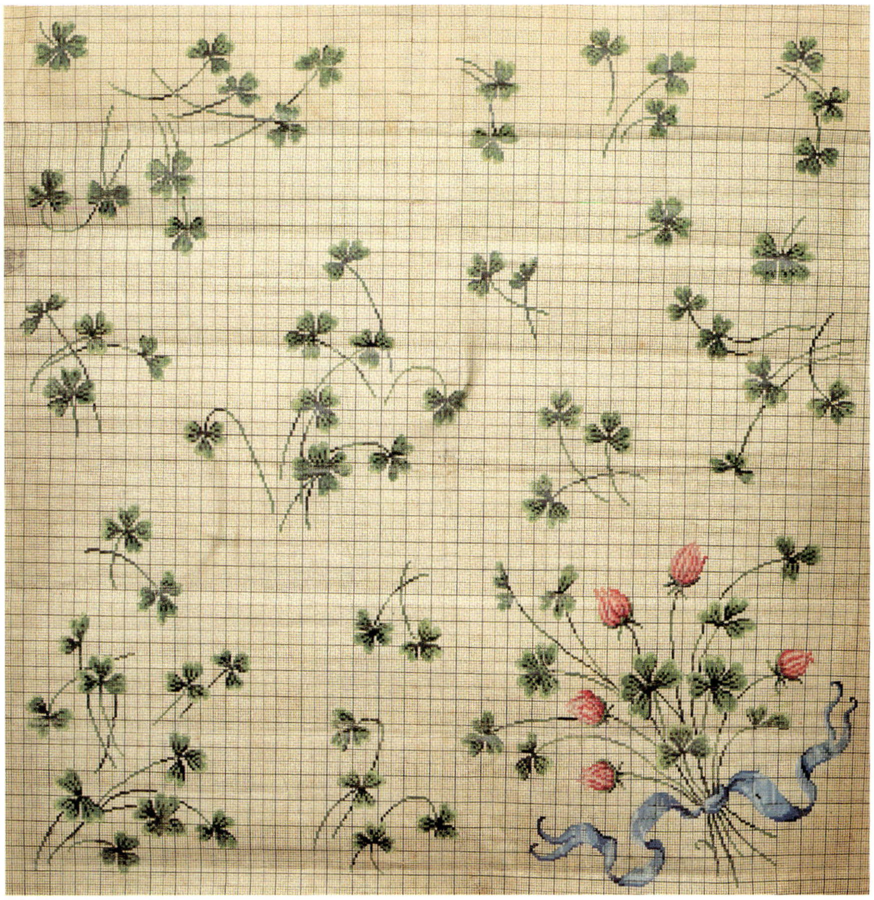

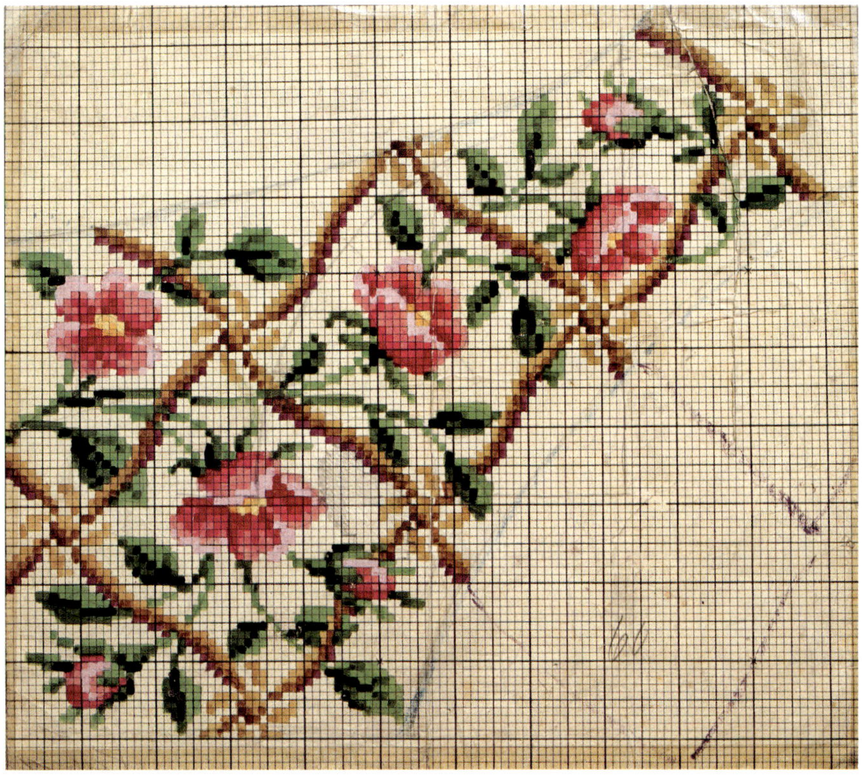

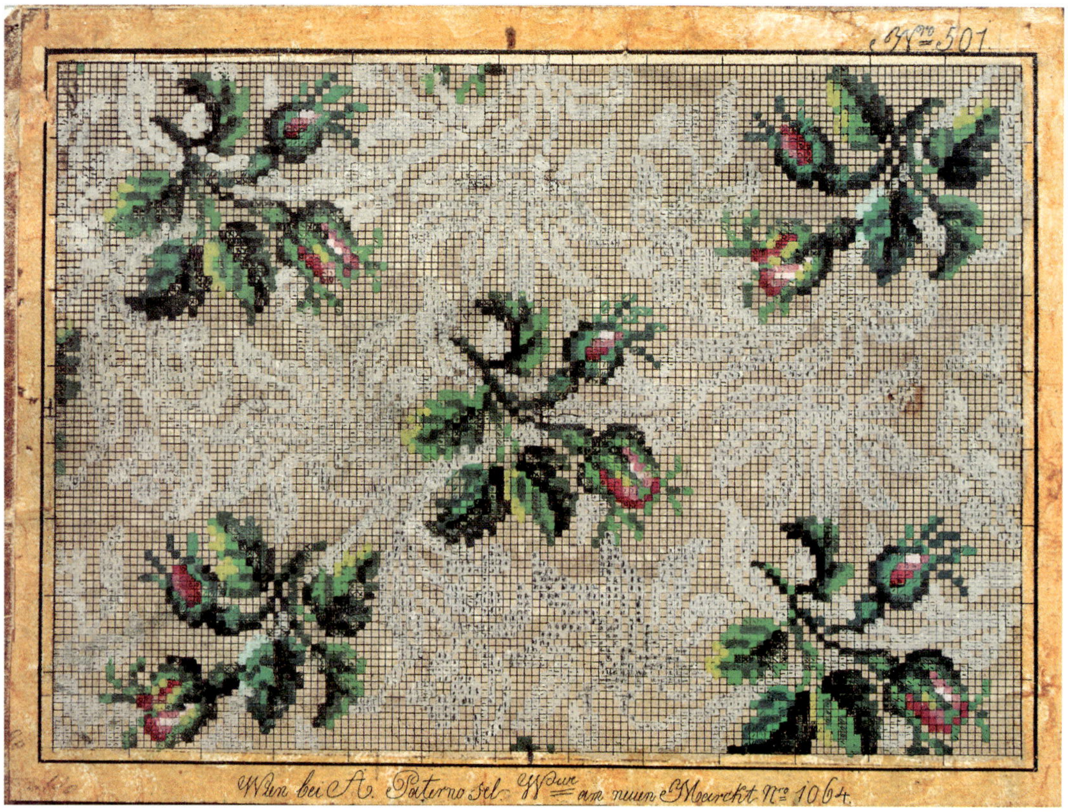


*Oben: Bukett von Rosenknospen auf einem interessanten Untergrundmotiv in verschiedenen Grautönen. Verlag Paterno.*
*Unten: Ein wiederkehrendes Motiv, das sich für Bordüren eignet.*

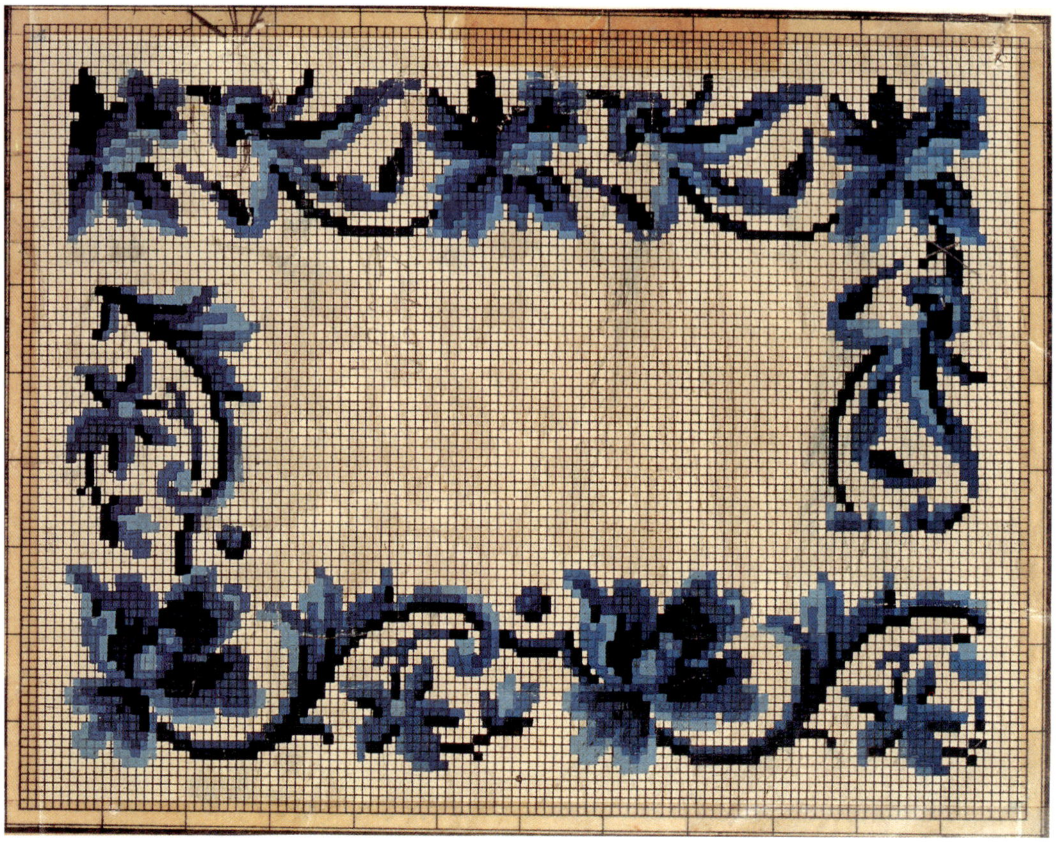

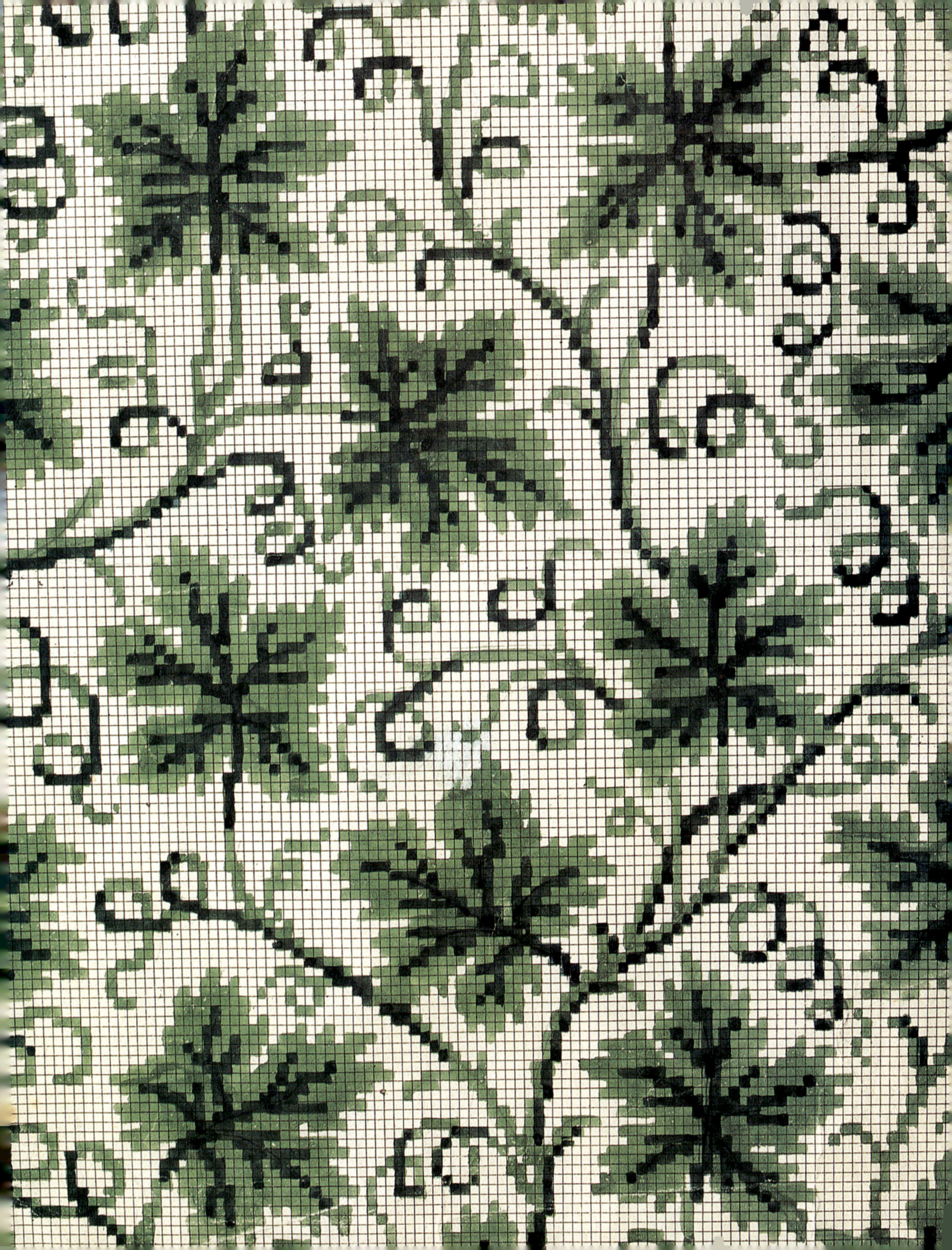

# Kleine Gegenstände

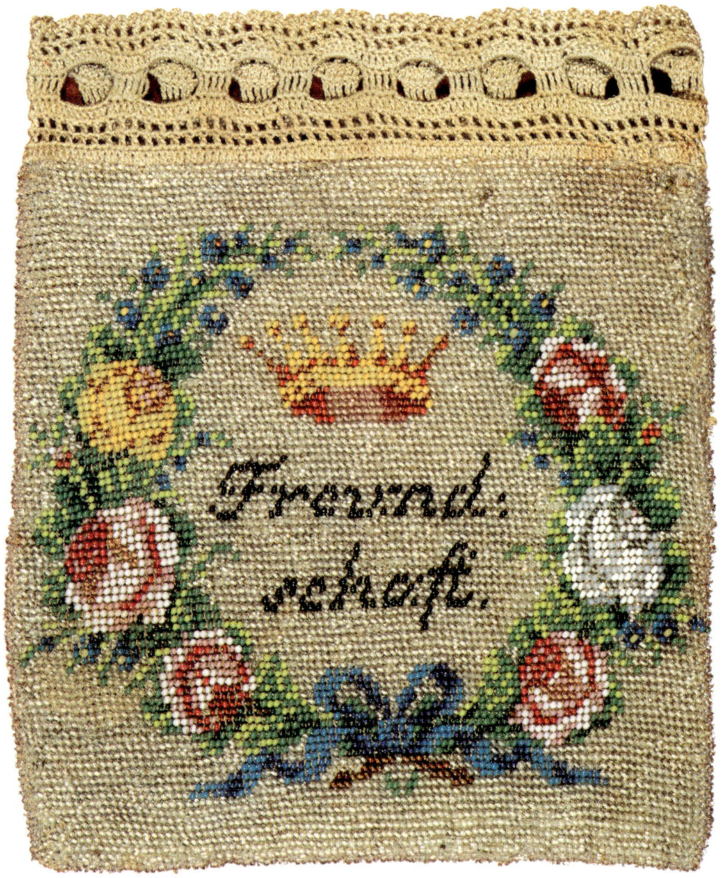


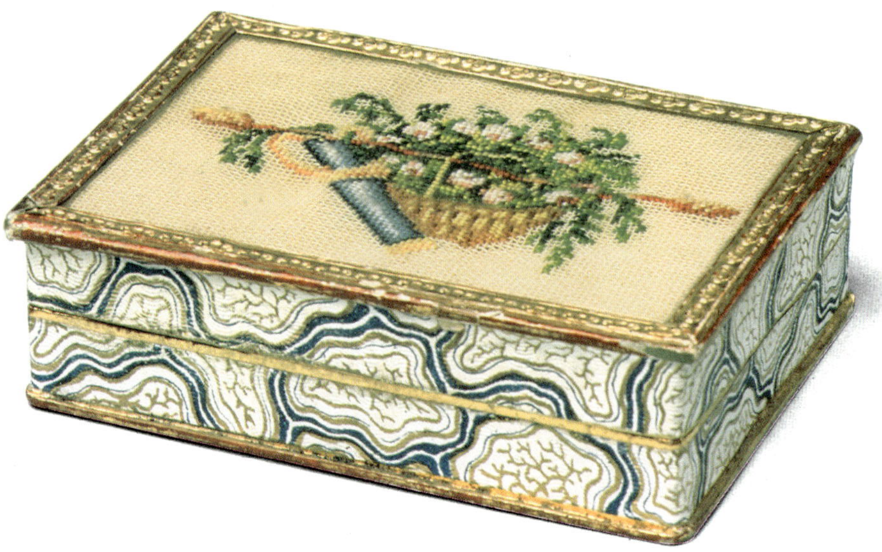

*Oben: Tasche mit Perlenstickerei und aus Seide gehäkeltem Rand. Eingeschlossen in einen Kranz aus Rosen das Wort „Freundschaft“. Offensichtlich ein Geschenk. Privatbesitz (Stickvorlage: Seite 196)*

*Unten: Kleine Papierschachtel mit vergoldetem Rand. Deckel mit Kreuzstich-Stickerei auf Leinen verziert. Deutsches Stickmuster-Museum, Celle (Stickvorlage: Seite 200)*

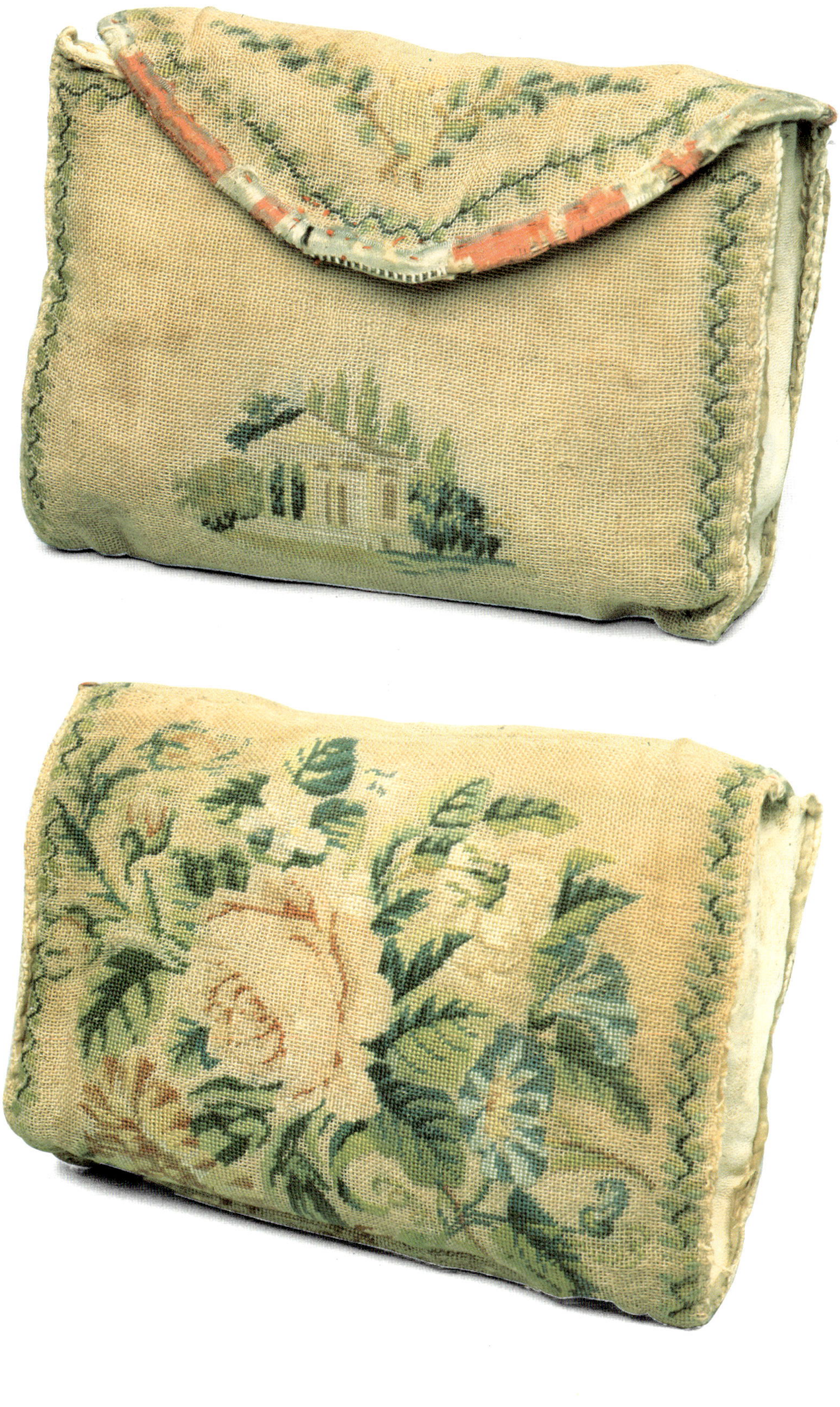

*Die beiden Seiten dieser auf Leinen gestickten Tasche sind mit typischen Biedermeiermotiven verziert: an den Rändern zarte Blätterranken, ein Tempel und Blumen. Deutsches Stickmuster-Museum, Celle.*

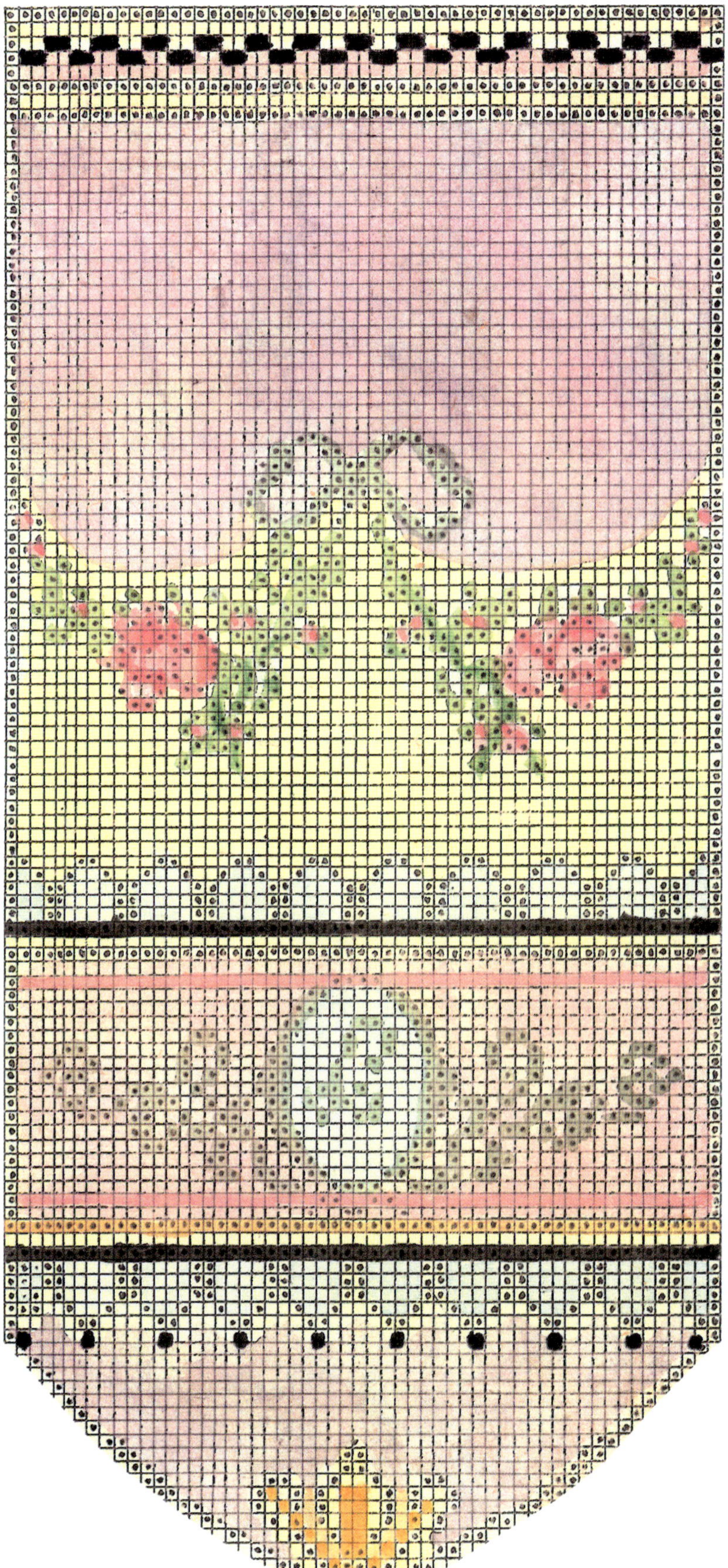

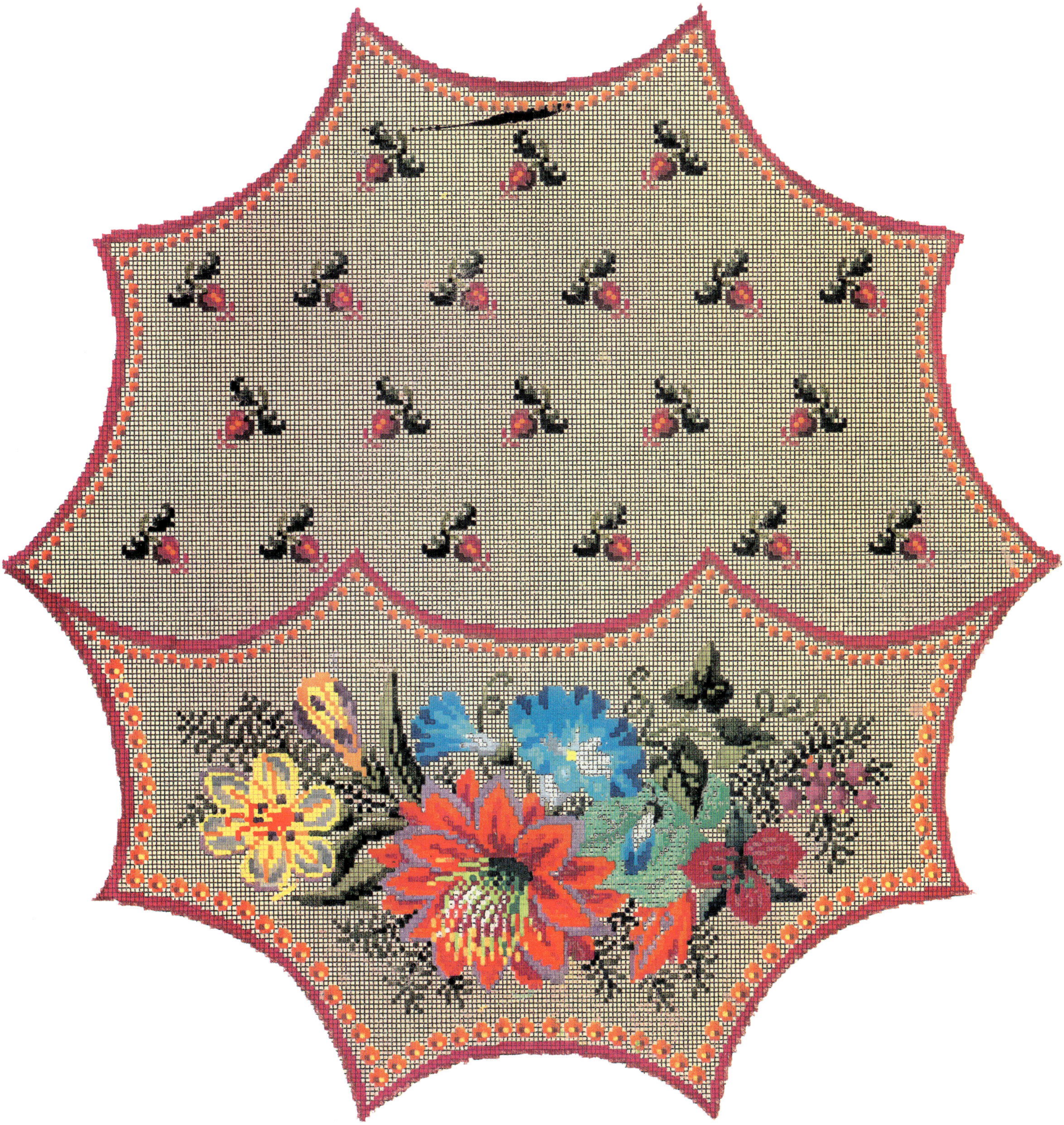

*Oben: Vorlage für eine Tasche. Textilmuseum, St. Gallen.*

*Vorhergehende Seite: Vorlage für eine Tasche in Perlsticktechnik in zarten Farben. Textilmuseum, St. Gallen.*

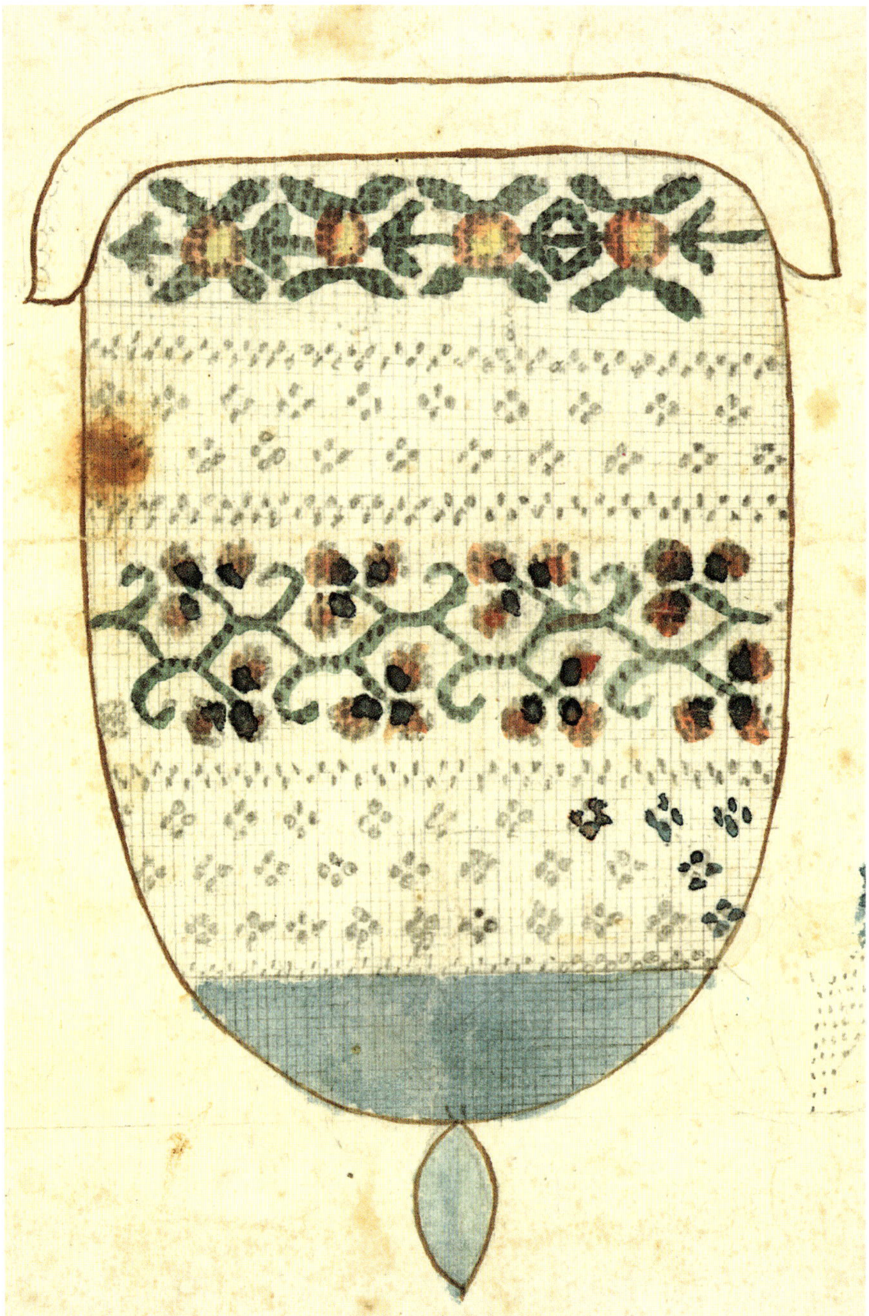

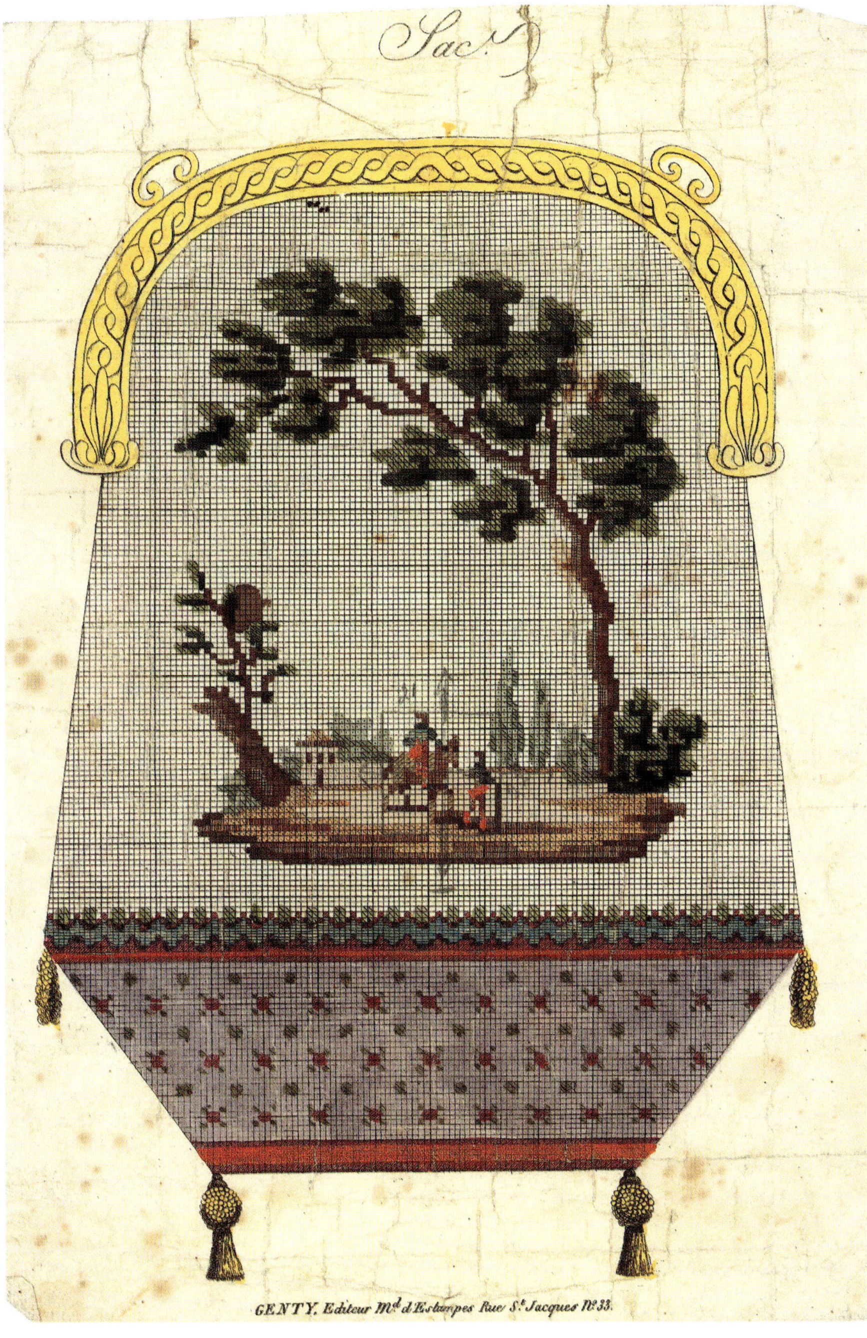


*Vorlagen für Taschen in Perlsticktechnik. Eigentum der Autorin.*

# *Musikinstrumente*

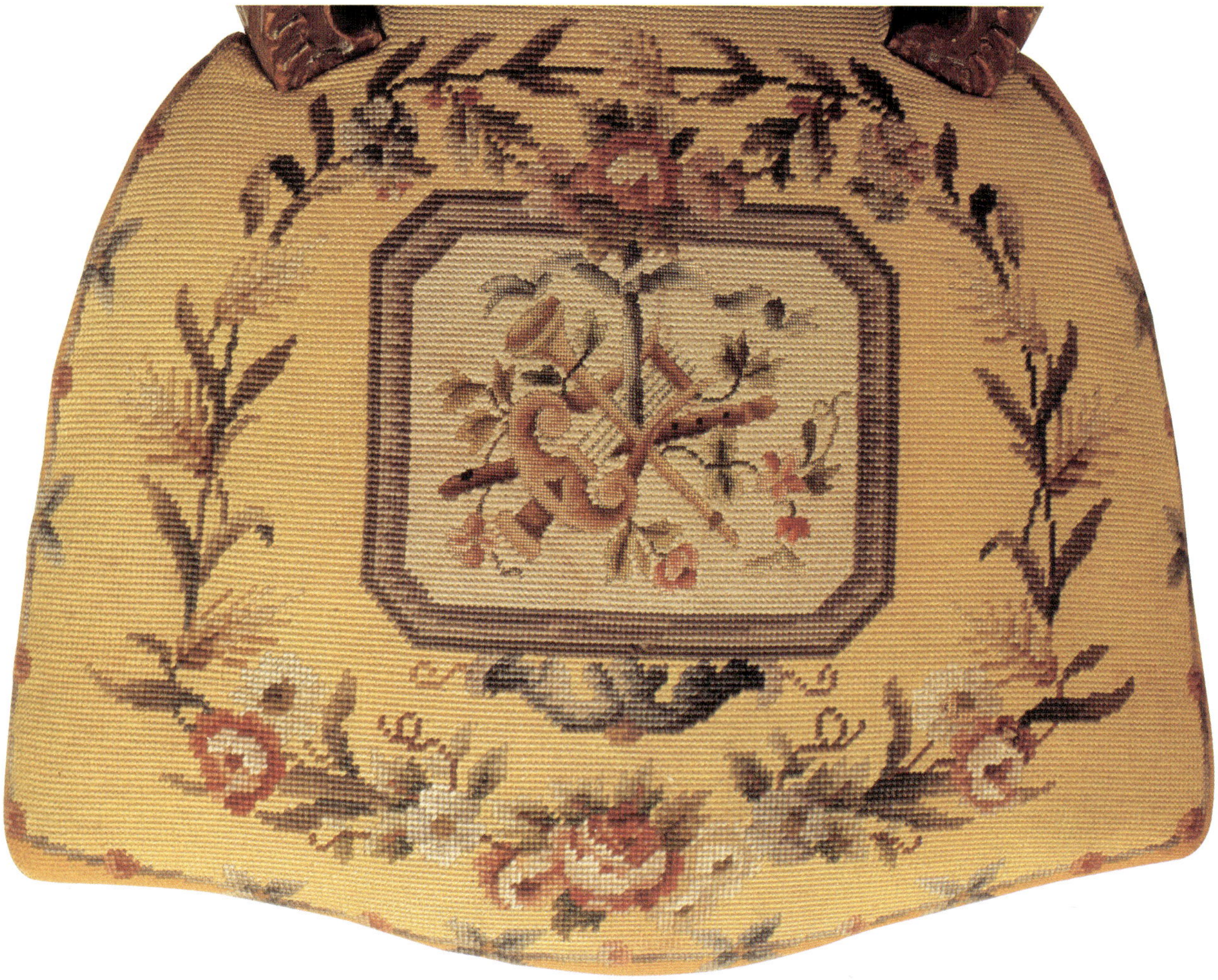

*Musikinstrumente sind das Thema dieser zwölf Stühle – ein mehr als ungewöhnliches, sehr spezifisches Thema. In einem Buch, das einer Sammlung gewidmet ist, die im Wien des 19. Jahrhunderts – der damaligen Hauptstadt der Musik – entstanden ist, sollte es dennoch nicht fehlen.*

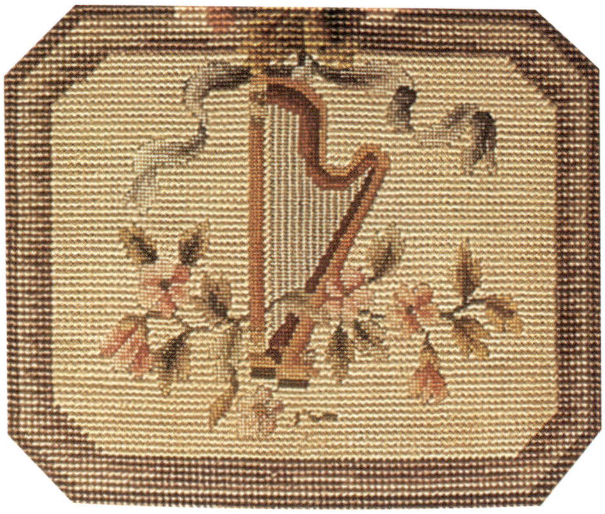

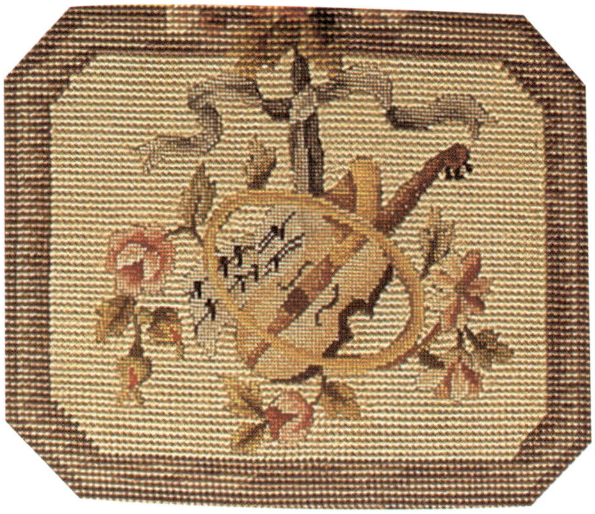

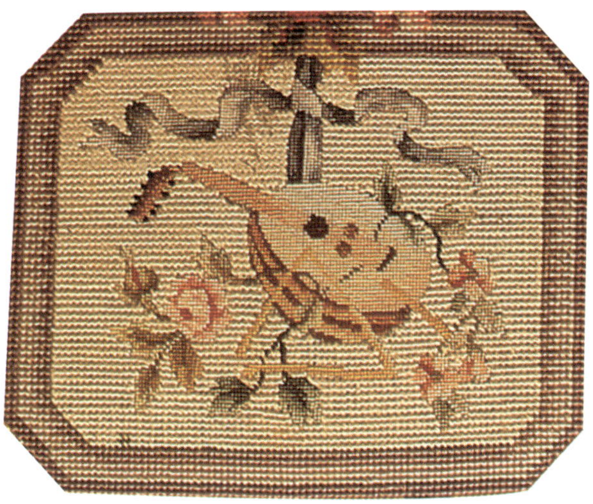

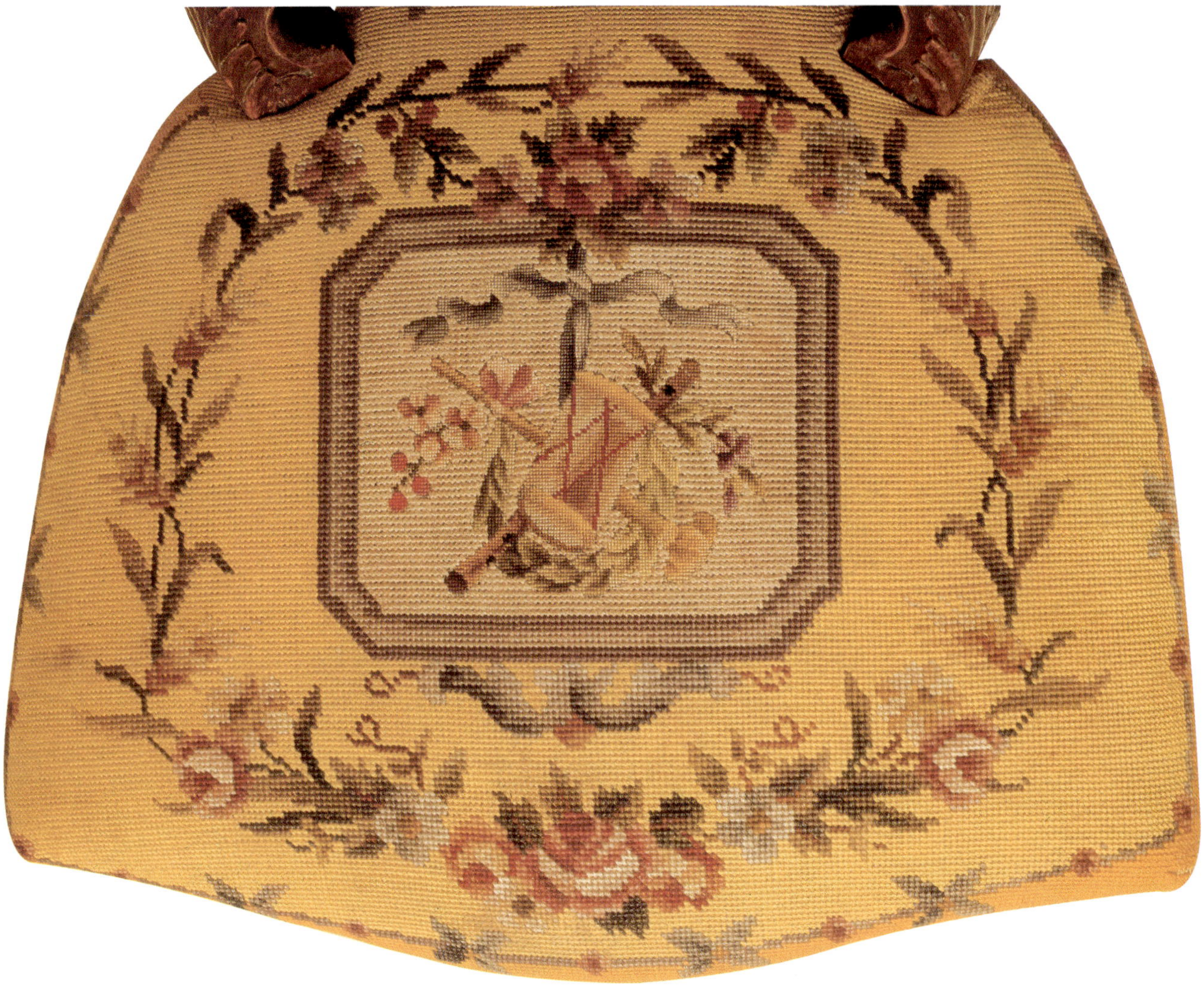

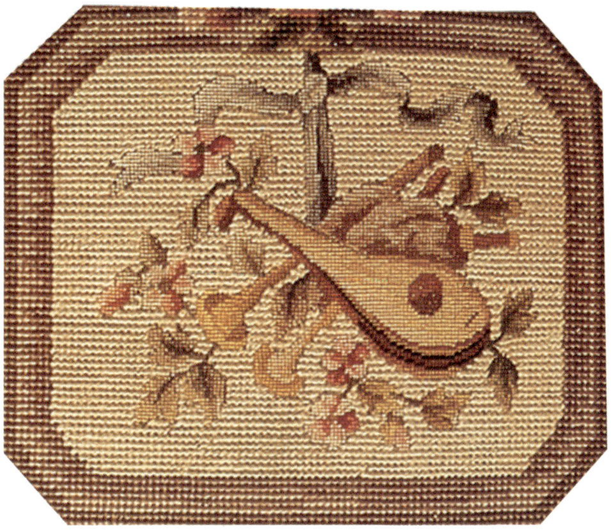

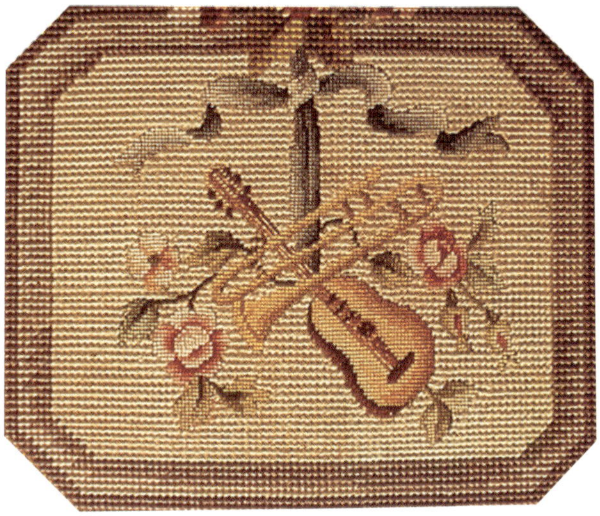

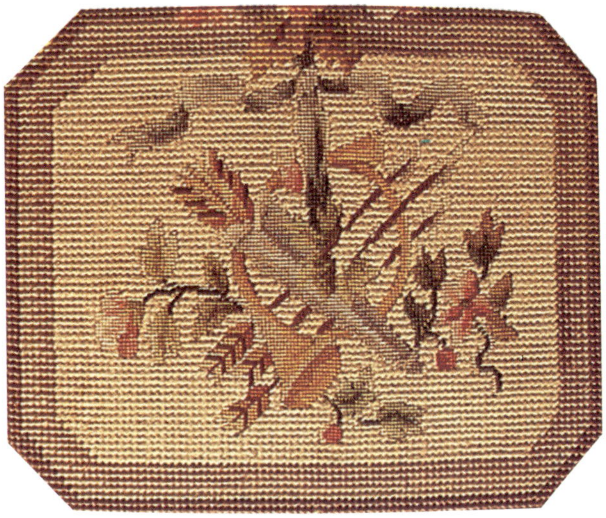

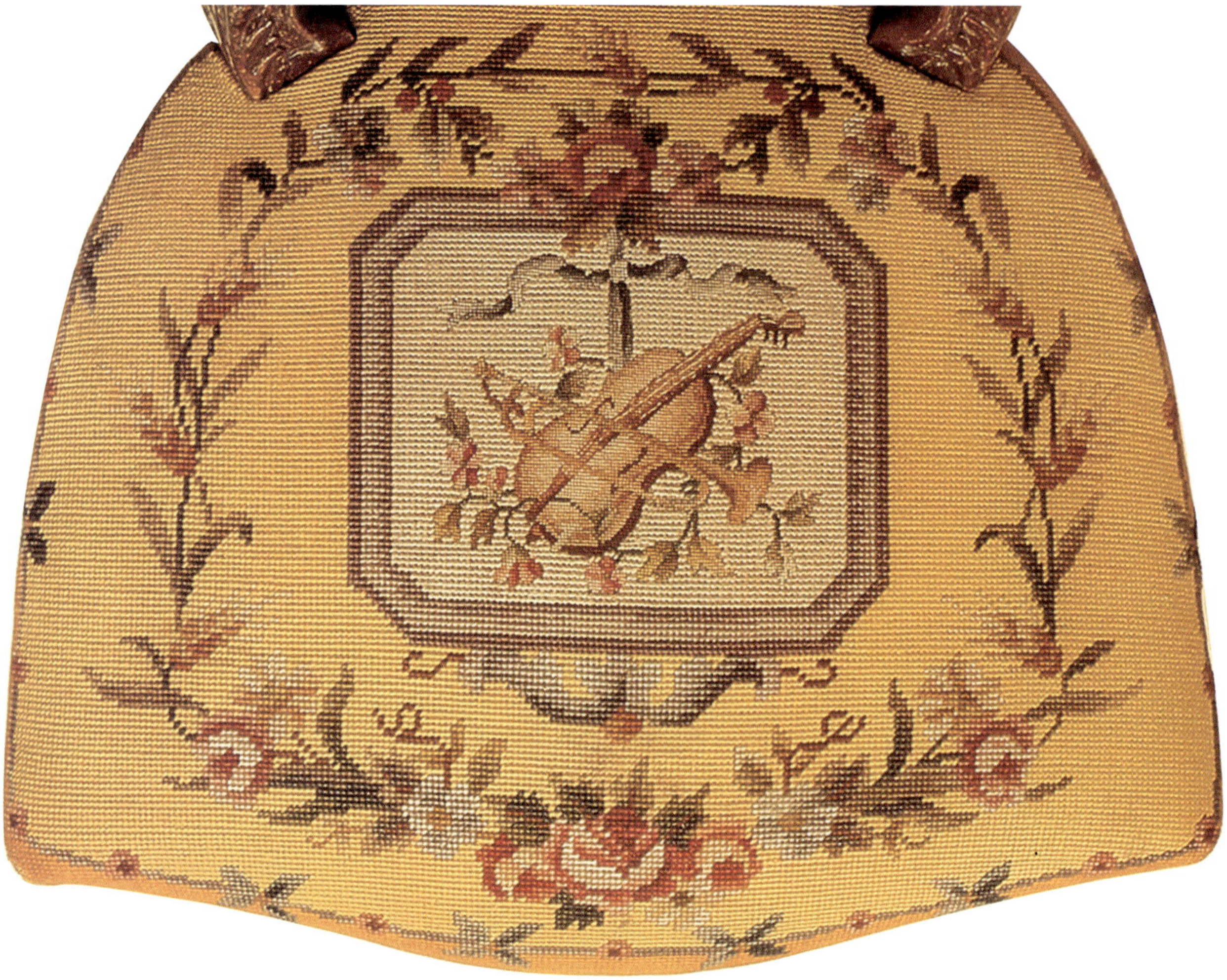

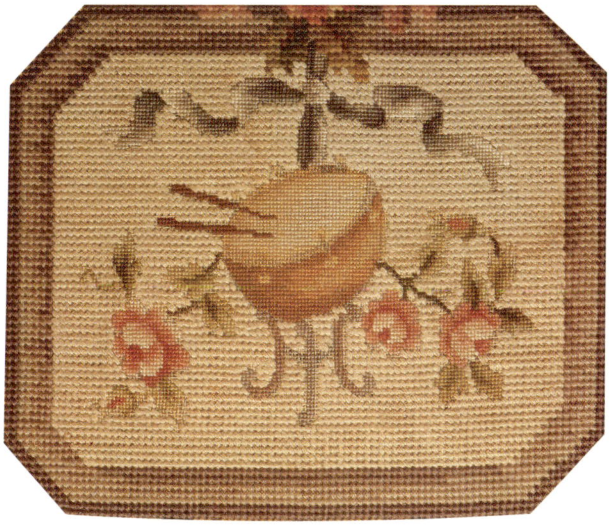

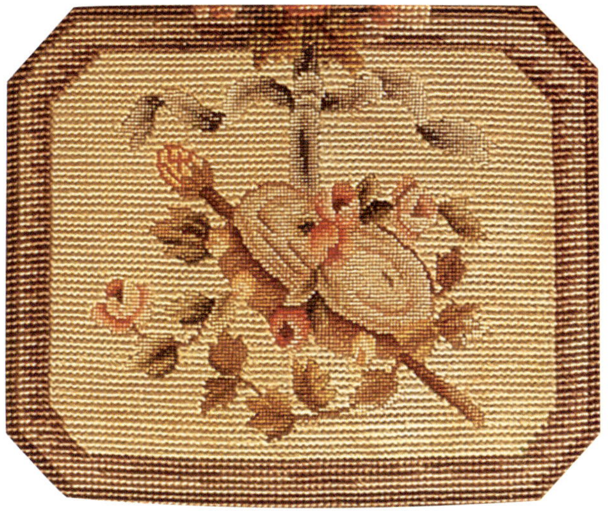

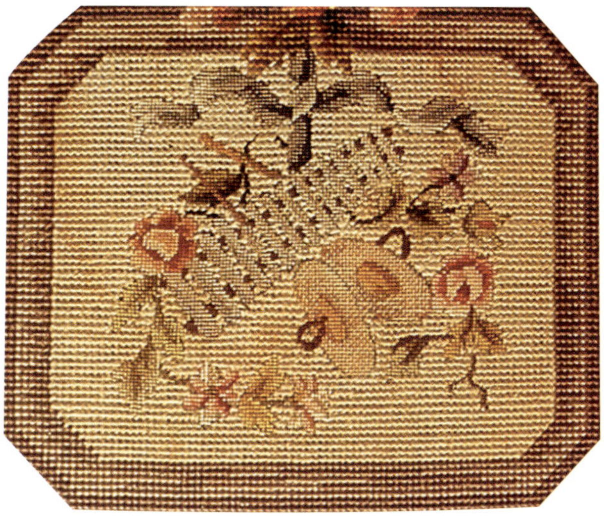

# *Die Verwendung der Vorlagen*

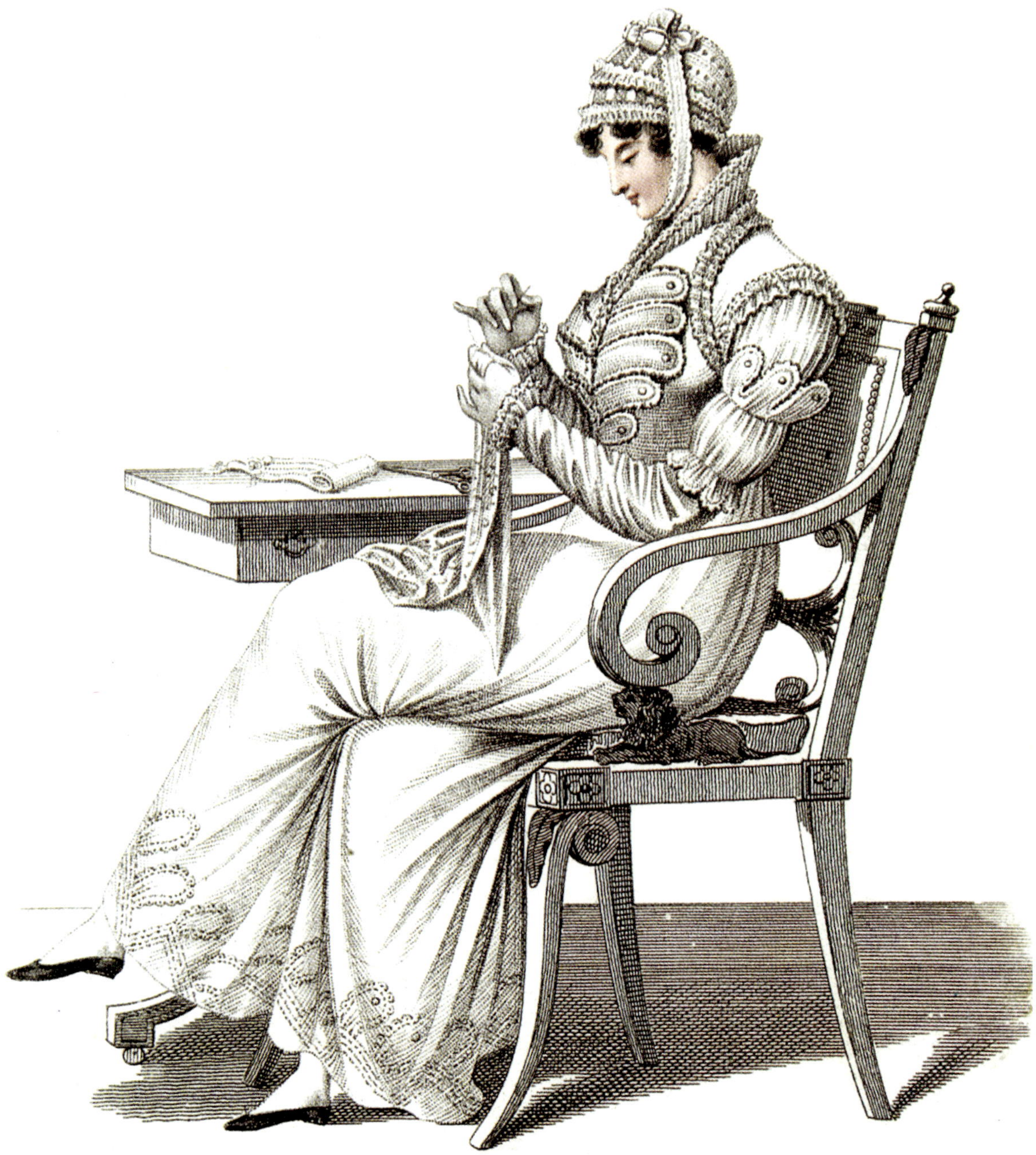

MORNING DRESS.

*Engraven for the Thirty Second Number of New Series of La Belle Afsemblee, June 1. 1812.*
*Printed for John Bell, Southampton Street Strand.*

*Abbildung aus* Antique Needlework Tools.
*Antique Collectors' Club. Im Besitz von Nerylla Taunton.*

Die in diesem Buch vorgestellten Stickvorlagen sind in ihrer Art jenen nicht unähnlich, die in anderen Bereichen der angewandten Kunst für unterschiedliche Zwecke verwendet wurden: Malerein auf Porzellan, Wanddekorationen, Intarsienarbeiten an Möbeln, Muster für Stoffe und anderes.

Im Hinblick auf den Zweck, für den diese Tafeln geschaffen wurden, und um im Bereich der Stickerei und der mit Nadel ausgeführten Handarbeiten zu bleiben, habe ich einige Vorlagen gewählt, die gleichermaßen für Kreuzsticharbeiten wie auch für Petit-Point-Technik auf Canvas unterschiedlicher Größe verwendet werden können.

Die angegebenen Garne stammen von der Gesellschaft Dollfus-Mieg C., die in der ganzen Welt unter der Abkürzung DMC bekannt ist.

Die Vorlagen von Seite 166 bis Seite 193 enthalten jeweils zwei Materialbezeichnungen: WOLLE und MOULINÉ.

VERSION WOLLE: Diese Arbeiten müssen in Petit-Point-Technik auf *Canvas des Typs „Penelope" mit einem Wollfaden „Colbert DMC"* und 12 Strähnchen Baumwoll-Mouliné gestickt werden, wo diese vorgesehen sind (M).

Der Vorschlag, zwei unterschiedliche Garne zu verwenden, nämlich einen matten Typ wie den Wollfaden und einen anderen, glänzenden Typ wie das Baumwollgarn, rührt daher, daß auf diese Weise eine größere Tiefenwirkung bei der Stickerei zu erzielen ist und Hell-Dunkel-Effekte deutlicher hervortreten.

VERSION MOULINÉ: Sollte die ausführende Person eine andere Interpretation vorziehen, kann die gleiche Vorlage auch mit Kreuzstichen auf Leinen ausgeführt werden, wobei *zwei oder drei Strähnchen Baumwoll-Mouliné* verwendet oder in Petit-Point-Technik auf dünnem Canvas gestickt werden, unter Verwendung von *sechs Strähnchen Baumwoll-Mouliné*.

Die Vorlagen von Seite 194 bis 206 haben nur eine Materialbezeichnung: MOULINÉ.

Für ihre Ausführung ist ausschließlich die Verwendung von Baumwolle vorgesehen, da es sich um kleine Motive handelt, die ihre Anmut bewahren, wenn sie mit Kreuzstichen auf Leinen oder in Petit-Point-Technik auf dünnem Canvas gestickt werden.

*Die Stickensembles der Firma Nowotny können direkt unter folgender Adresse angefordert werden:*
***Ludwig Nowotny, Freisingergasse 4, A-1010 Wien***

*Die Stickensembles, die aus dem Besitz der Autorin oder aus anderen Privatsammlungen stammen, können direkt unter folgender Adresse angefordert werden:*
***Raffaella Serena, Via Tasso 11, I-20121 Mailand***

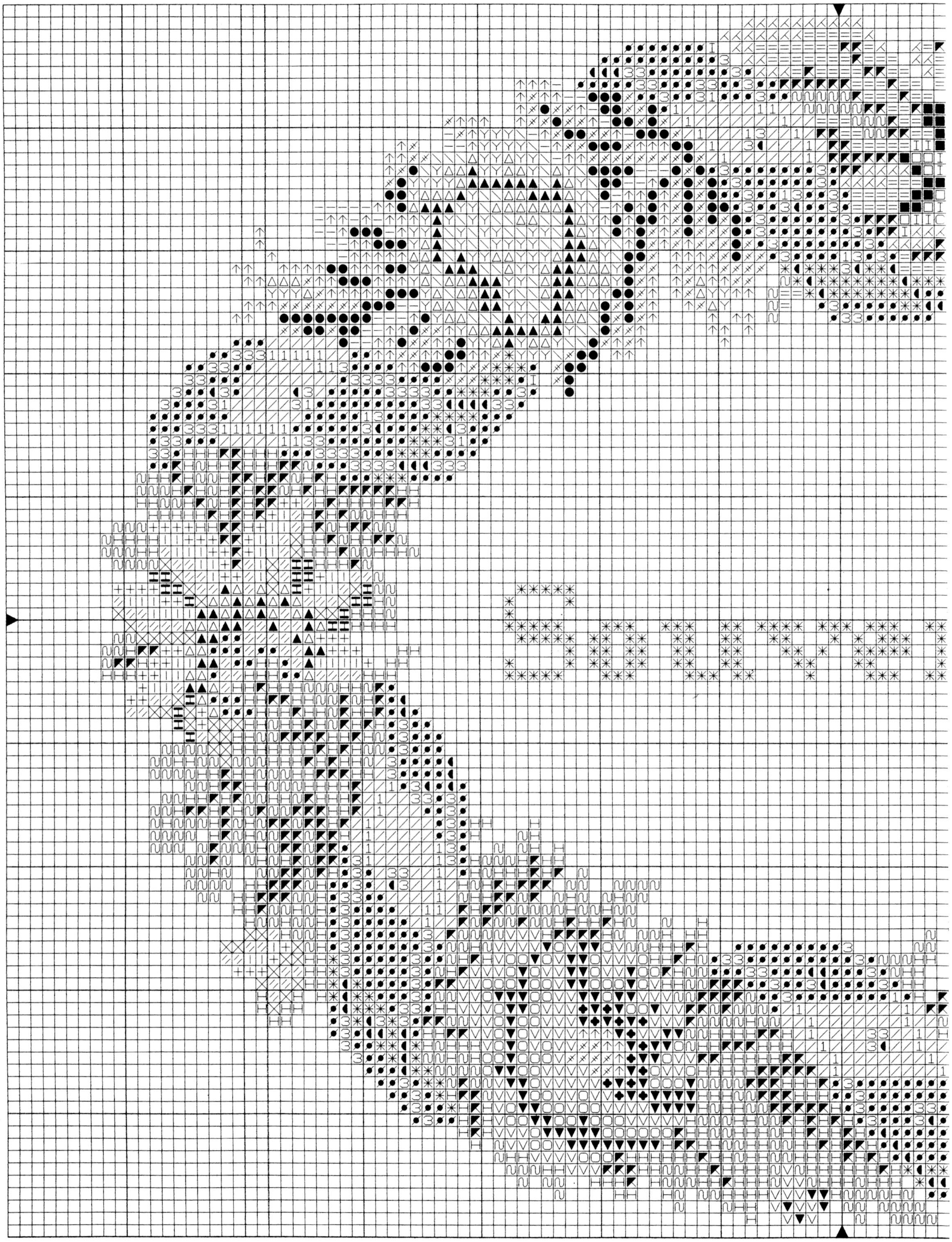

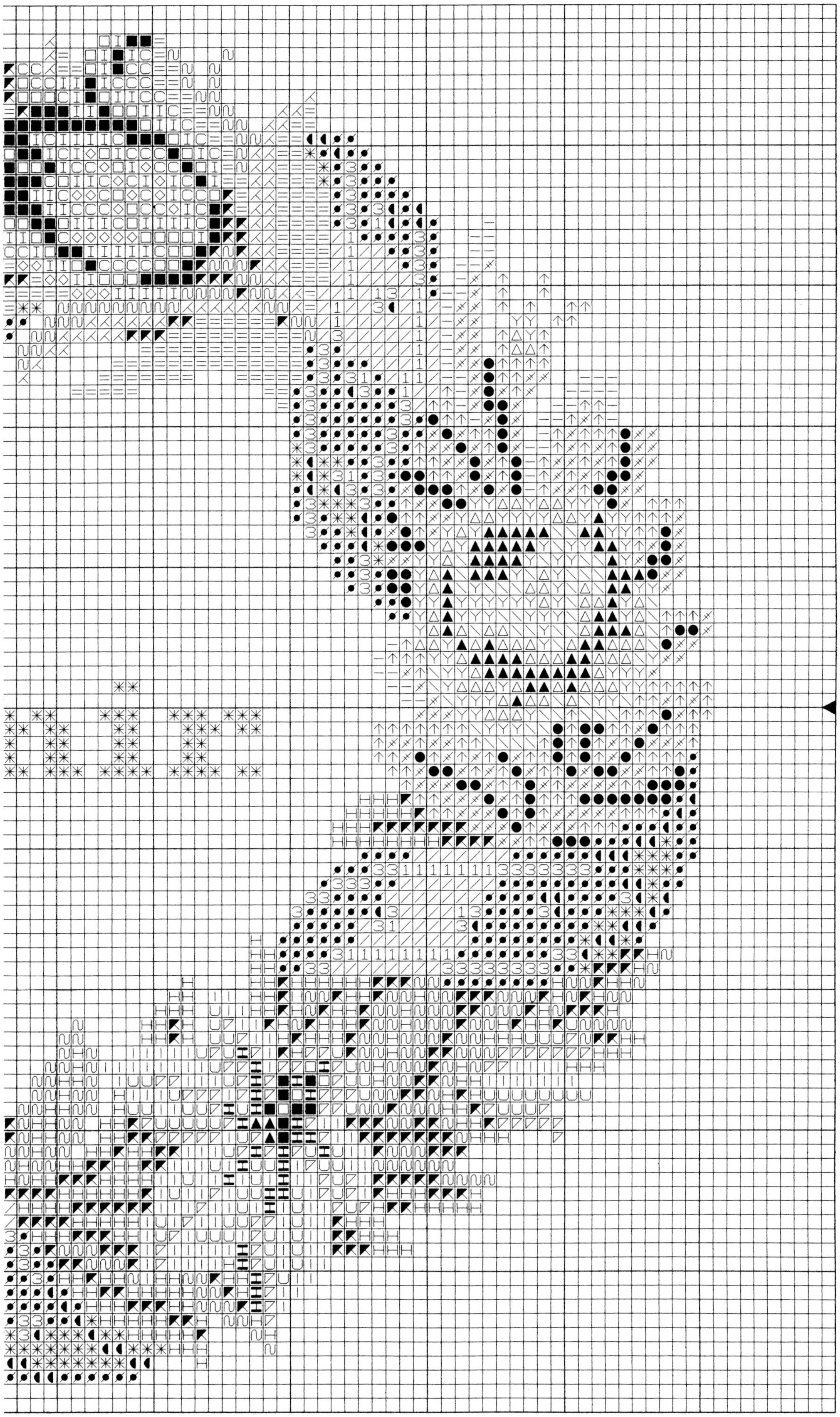

Lana • Wool

- DMC : 934 (M)
- DMC : 7044
- DMC : 7364
- DMC : 7676
- DMC : 7347
- DMC : 7384
- DMC : 7429
- DMC : 7541
- DMC : 7406
- DMC : 3685 (M)
- DMC : 7002
- DMC : 7204
- DMC : 3354 (M)
- DMC : 902 (M)
- DMC : 7108
- DMC : 7136
- DMC : 7457
- DMC : 7783
- DMC : 7725
- DMC : 7055
- DMC : 930 (M)
- DMC : 7018
- DMC : 7031
- DMC : 7024
- DMC : 7302
- DMC : 7587
- DMC : 712 (M)
- DMC : 310 (M)
- DMC : 336 (M)
- DMC : 312 (M)
- DMC : 334 (M)
- DMC : 677 (M)
- DMC : 781 (M)
- DMC : 783 (M)
- DMC : 725 (M)

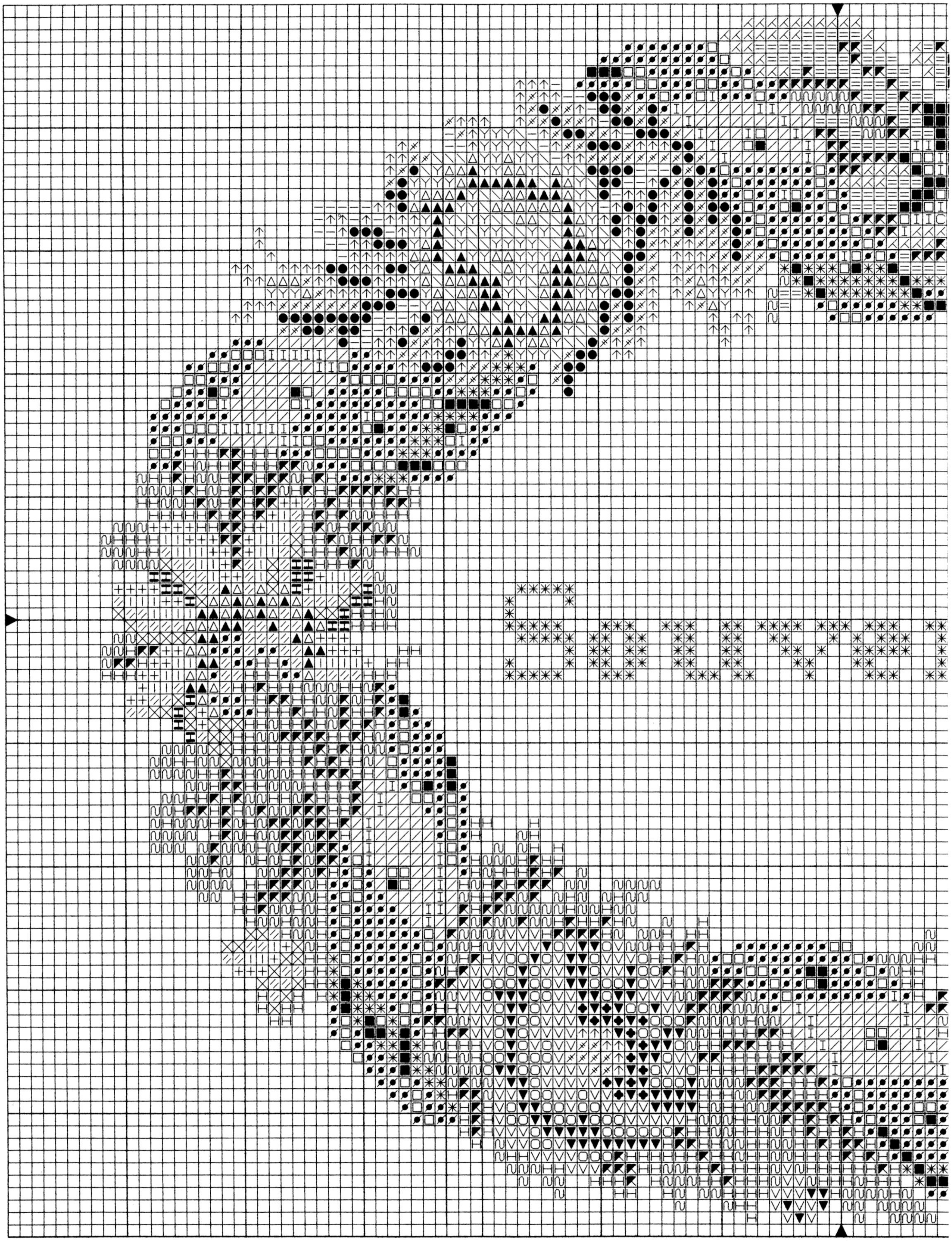

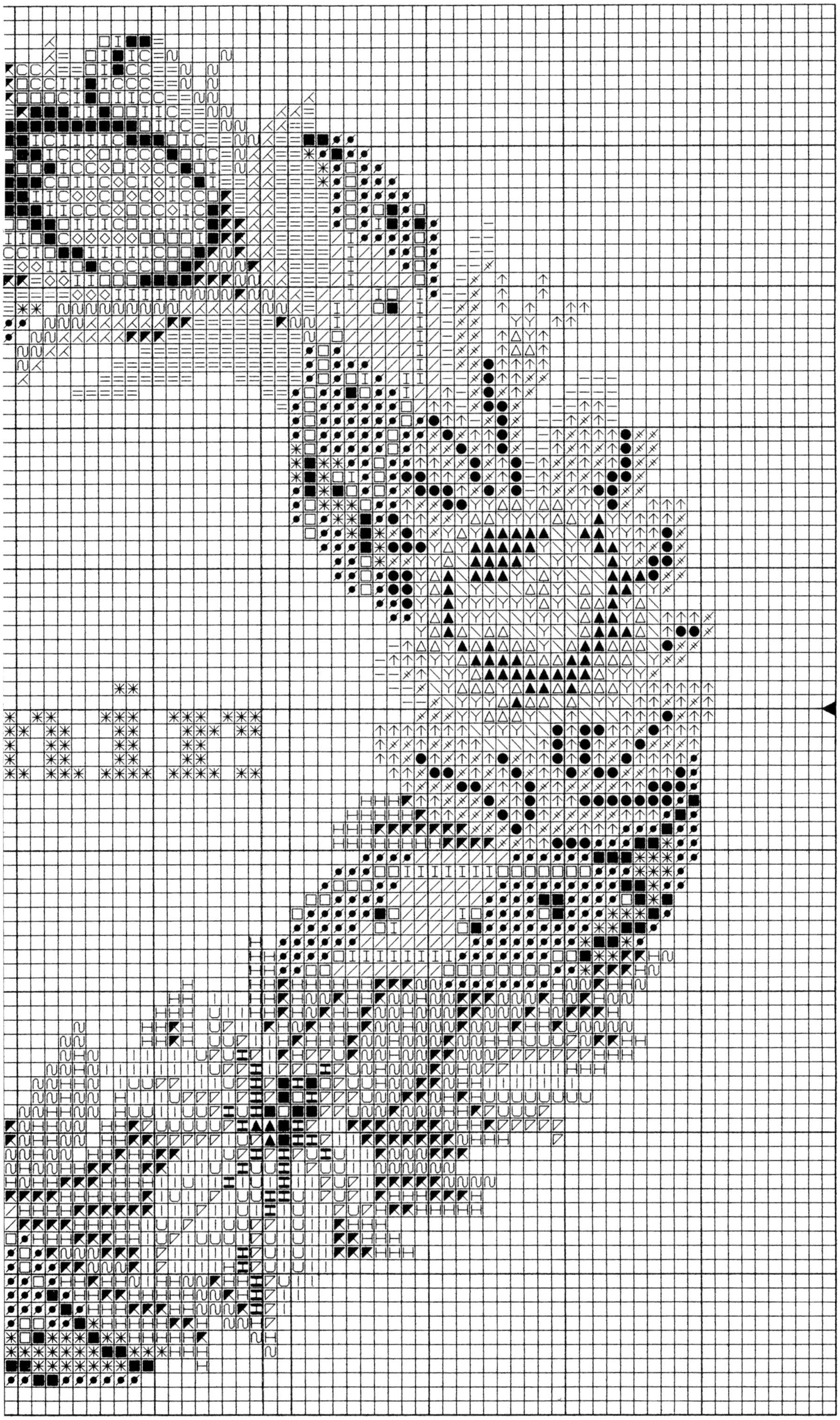

Mouliné

- DMC : 934
- DMC : 937
- DMC : 470
- DMC : 733
- DMC : 986
- DMC : 988
- DMC : 500
- DMC : 561
- DMC : 502
- DMC : 3685
- DMC : 3687
- DMC : 3688
- DMC : 3354
- DMC : 902
- DMC : 816
- DMC : 309
- DMC : 781
- DMC : 783
- DMC : 725
- DMC : 744
- DMC : 930
- DMC : 794
- DMC : 3747
- DMC : 211
- DMC : 932
- DMC : 775
- DMC : 712
- DMC : 310
- DMC : 336
- DMC : 312
- DMC : 334
- DMC : 677

Rose • Roses • Roses • Rosen

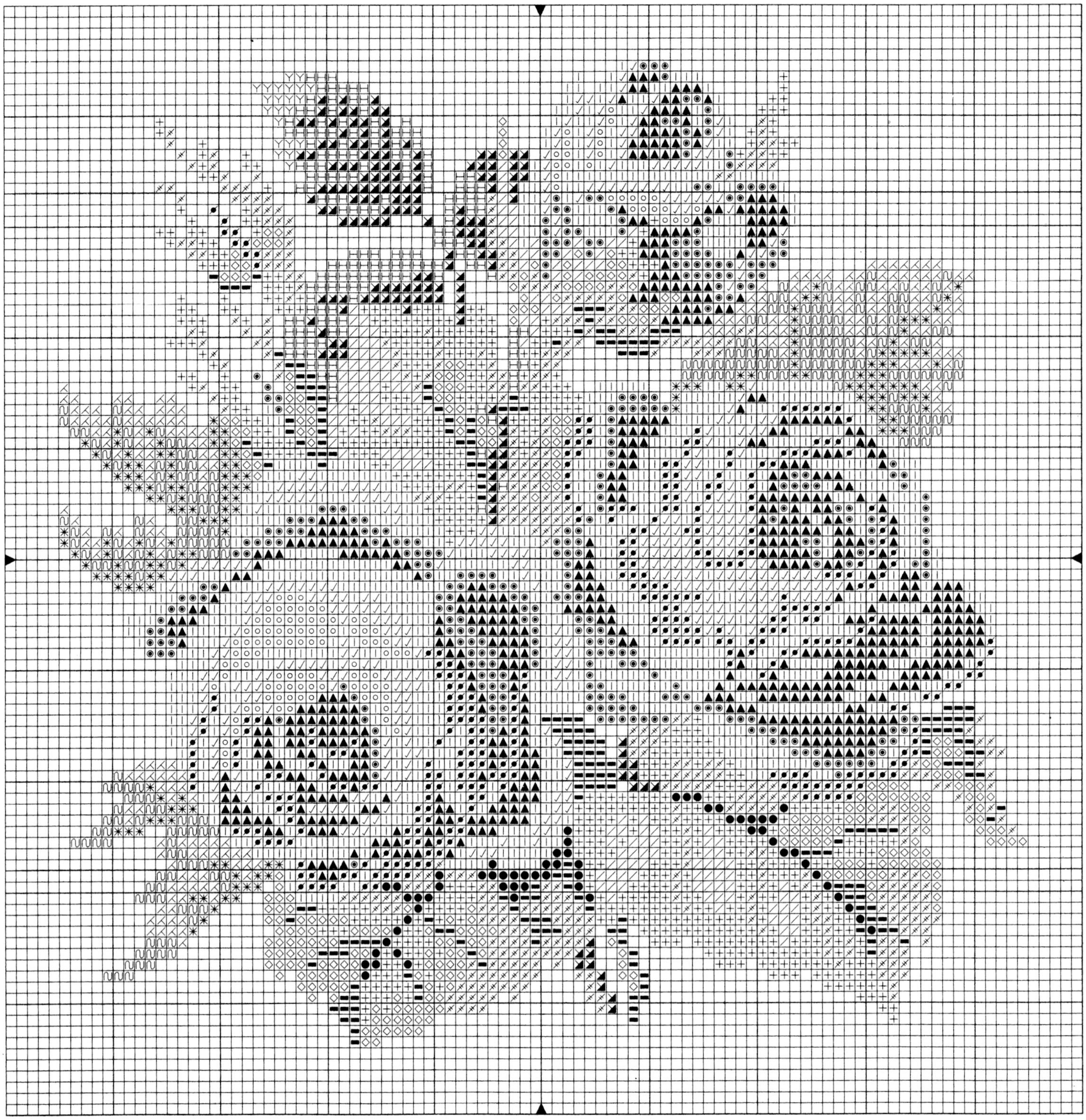

Lana • Wool

- DMC : 310 (M)
- DMC : 902 (M)
- DMC : 7110
- DMC : 7138
- DMC : 7136
- DMC : 7001
- DMC : 7490
- DMC : 7485
- DMC : 7473
- DMC : 7359
- DMC : 7379
- DMC : 7044
- DMC : 7364
- DMC : 733 (M)
- DMC : 500 (M)
- DMC : 7701
- DMC : 502 (M)
- DMC : 7004

Mouliné

- DMC : 310
- DMC : 902
- DMC : 815
- DMC : 498
- DMC : 309
- DMC : 899
- DMC : 829
- DMC : 831
- DMC : 833
- DMC : 934
- DMC : 935
- DMC : 937
- DMC : 470
- DMC : 734
- DMC : 500
- DMC : 501
- DMC : 502
- DMC : 776

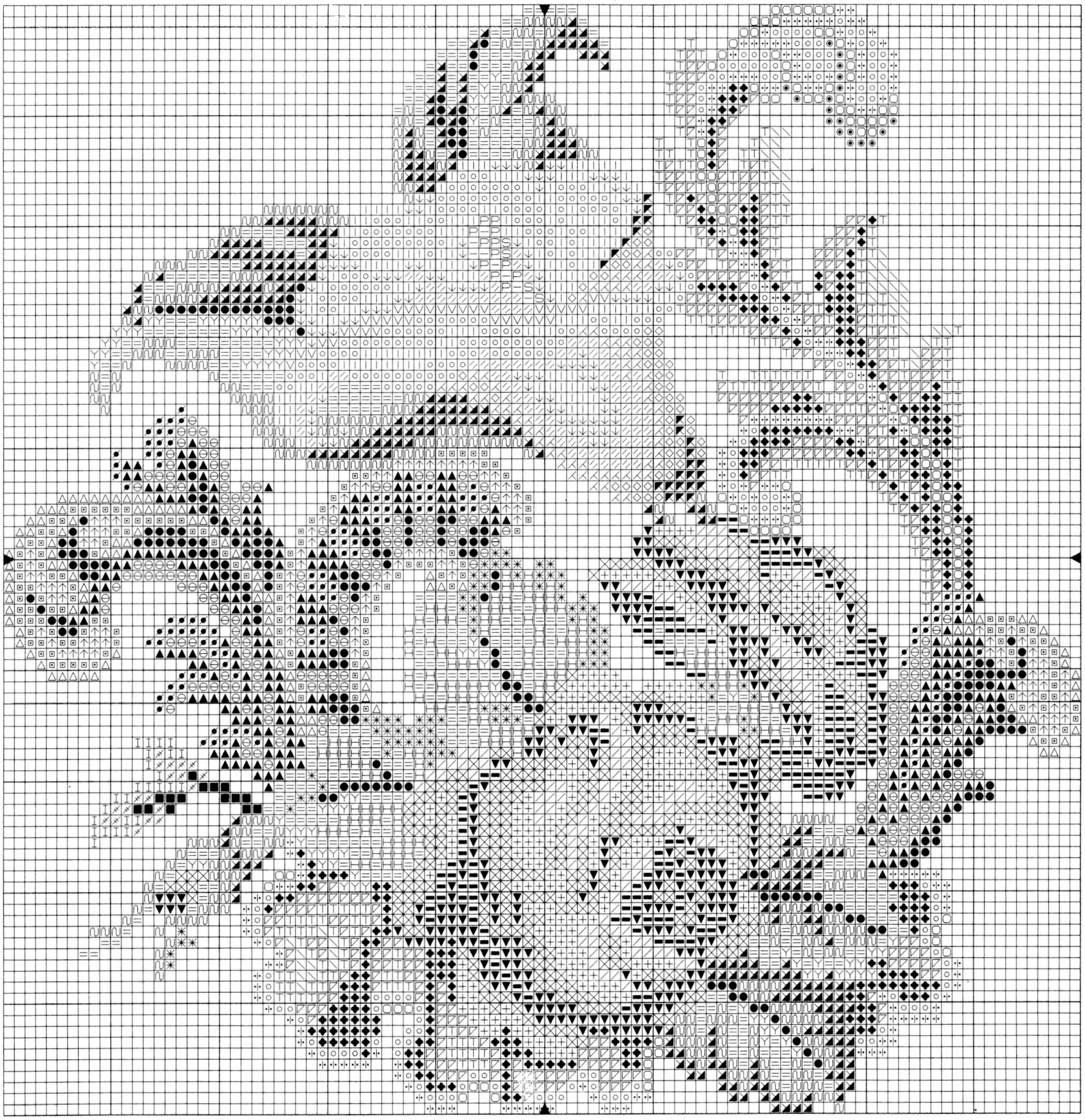

Lana • Wool

- DMC : 310 (M)
- DMC : 7359
- DMC : 7044
- DMC : 7408
- DMC : 7046
- DMC : 7769
- DMC : 3348 (M)
- DMC : 938 (M)
- DMC : 829 (M)
- DMC : 831 (M)
- DMC : 3051 (M)
- DMC : 7426
- DMC : 7424
- DMC : 7493
- DMC : 7905
- DMC : 7746
- DMC : 7453
- DMC : 814 (M)
- DMC : 7136
- DMC : 7001
- DMC : 7004
- DMC : 818 (M)
- DMC : 7218
- DMC : 7110
- DMC : 7108
- DMC : 7303
- DMC : 920 (M)
- DMC : 7125
- DMC : 976 (M)
- DMC : 783 (M)
- DMC : 676 (M)
- DMC : 823 (M)
- DMC : 7823
- DMC : 7797
- DMC : 798 (M)
- DMC : 7705
- DMC : 7558
- DMC : 762 (M)
- DMC : Blanc (M)

Mouliné

- DMC : 310
- DMC : 934
- DMC : 937
- DMC : 890
- DMC : 3345
- DMC : 3347
- DMC : 3348
- DMC : 938
- DMC : 829
- DMC : 831
- DMC : 3051
- DMC : 3052
- DMC : 3053
- DMC : 3013
- DMC : 3047
- DMC : 712
- DMC : 677
- DMC : 814
- DMC : 309
- DMC : 899
- DMC : 761
- DMC : 818
- DMC : 902
- DMC : 815
- DMC : 817
- DMC : 919
- DMC : 920
- DMC : 921
- DMC : 976
- DMC : 783
- DMC : 676
- DMC : 823
- DMC : 820
- DMC : 797
- DMC : 798
- DMC : 317
- DMC : 415
- DMC : 762
- DMC : Blanc

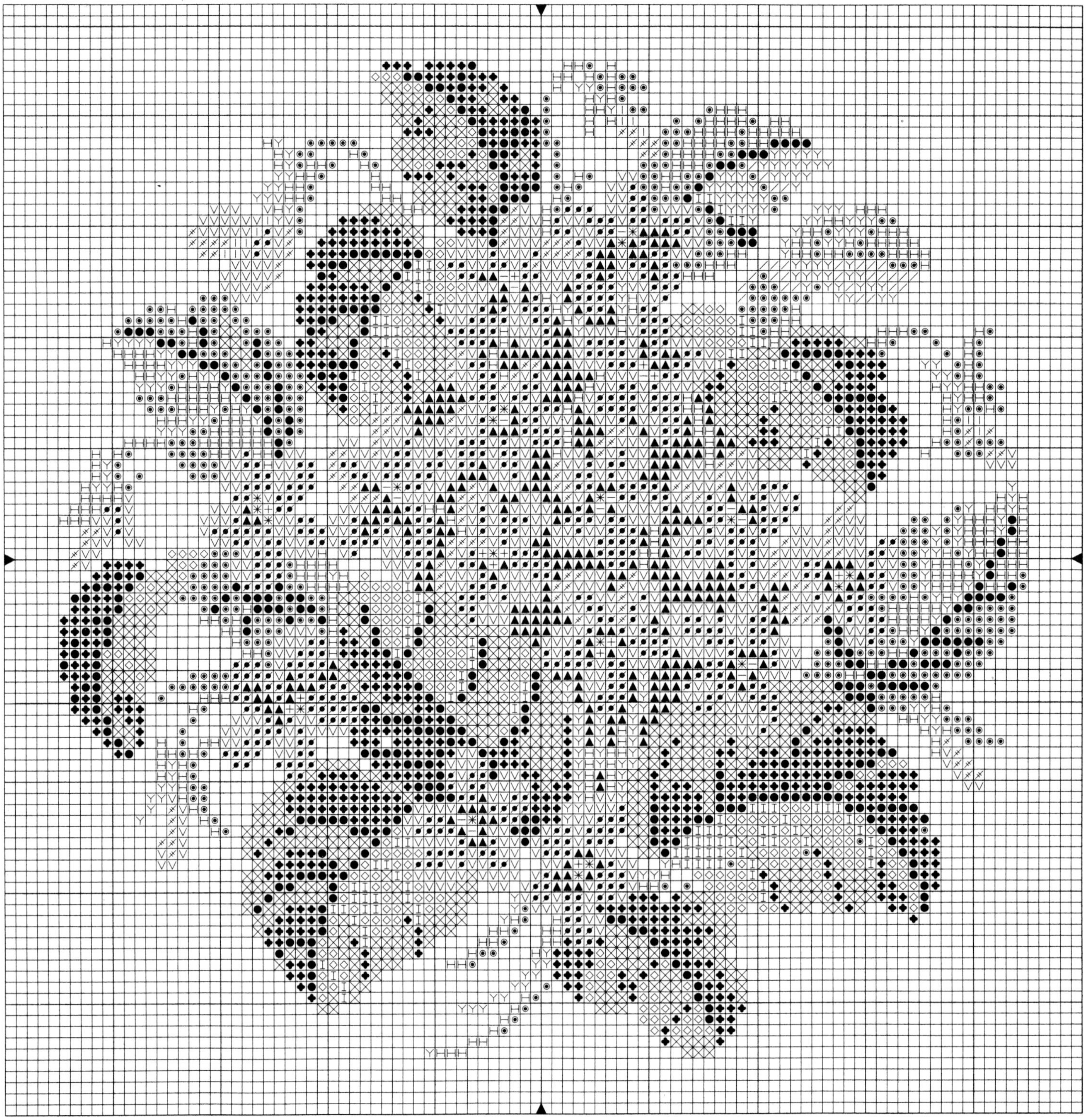

Lana • Wool

- DMC : 823 (M)
- DMC : 791 (M)
- DMC : 792 (M)
- DMC : 3746(M)
- DMC : 340 (M)
- DMC : 921 (M)
- DMC : 783 (M)
- DMC : 676 (M)
- DMC : 310 (M)
- DMC : 7359
- DMC : 7044
- DMC : 7364
- DMC : 471 (M)
- DMC : 7408
- DMC : 7046
- DMC : 7045
- DMC : 3348 (M)

**Mouliné**

- DMC : 823
- DMC : 791
- DMC : 792
- DMC : 3746
- DMC : 340
- DMC : 921
- DMC : 783
- DMC : 676
- DMC : 310
- DMC : 934
- DMC : 937
- DMC : 470
- DMC : 471
- DMC : 890
- DMC : 3345
- DMC : 988
- DMC : 3348

# Campanule • Campanules • Campanulas • Glockemblumen

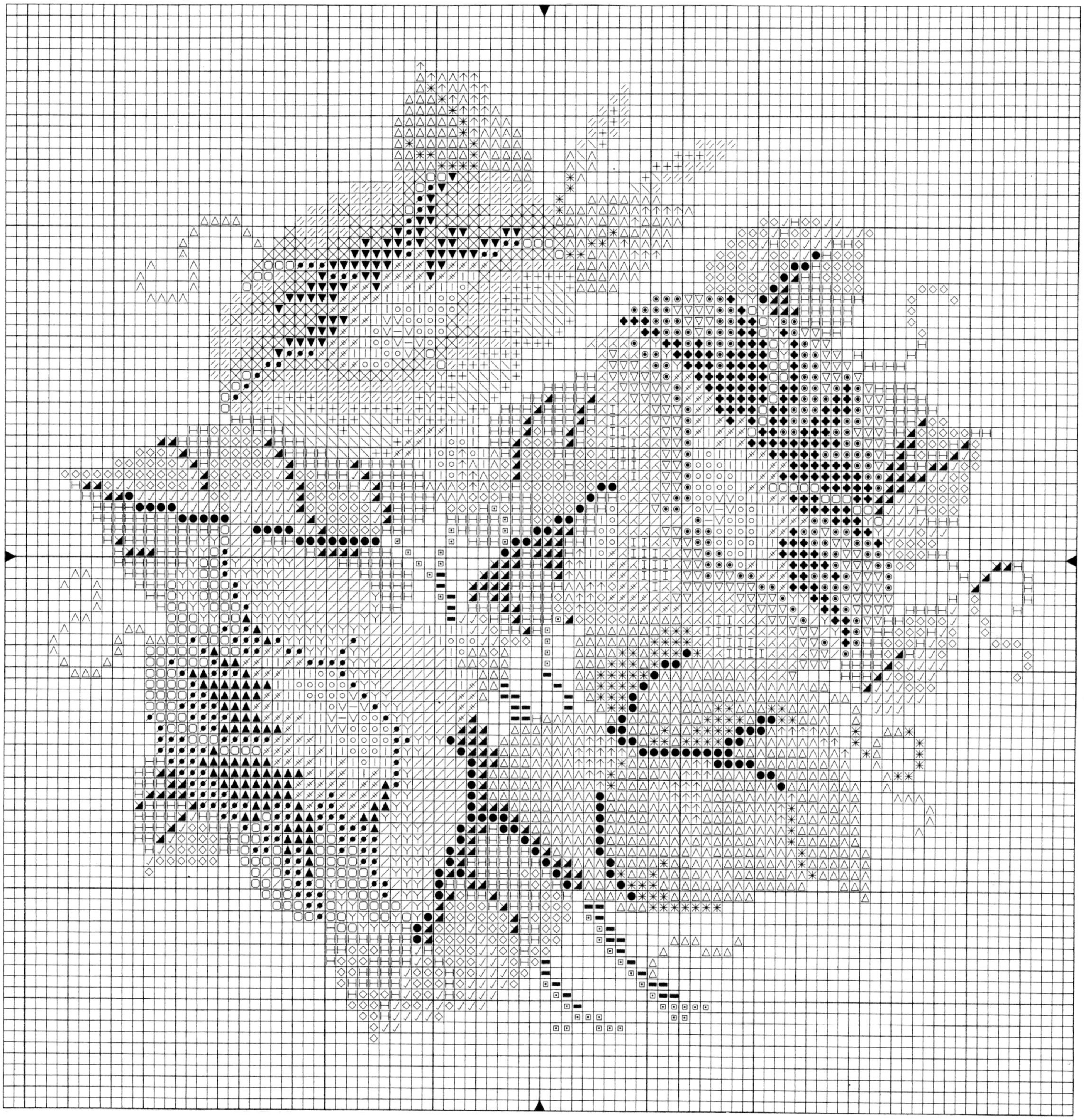

## Lana • Wool

- DMC : 814 (M)
- DMC : 7136
- DMC : 7001
- DMC : 7004
- DMC : 7132
- DMC : 7023
- DMC : 791 (M)
- DMC : 7020
- DMC : 7019
- DMC : 7031
- DMC : 939 (M)
- DMC : 7823
- DMC : 7797
- DMC : 7028
- DMC : 7799
- DMC : 318 (M)
- DMC : 415 (M)
- DMC : Blanc (M)
- DMC : 898 (M)
- DMC : 420 (M)
- DMC : 783 (M)
- DMC : 676 (M)
- DMC : 310 (M)
- DMC : 500 (M)
- DMC : 7379
- DMC : 7320
- DMC : 7424
- DMC : 890 (M)
- DMC : 7046
- DMC : 7769
- DMC : 7549

## Mouliné

- DMC : 814
- DMC : 309
- DMC : 899
- DMC : 761
- DMC : 818
- DMC : 823
- DMC : 791
- DMC : 792
- DMC : 340
- DMC : 3747
- DMC : 939
- DMC : 820
- DMC : 797
- DMC : 799
- DMC : 800
- DMC : 318
- DMC : 415
- DMC : Blanc
- DMC : 898
- DMC : 420
- DMC : 783
- DMC : 676
- DMC : 310
- DMC : 500
- DMC : 895
- DMC : 987
- DMC : 989
- DMC : 890
- DMC : 3345
- DMC : 3347
- DMC : 472

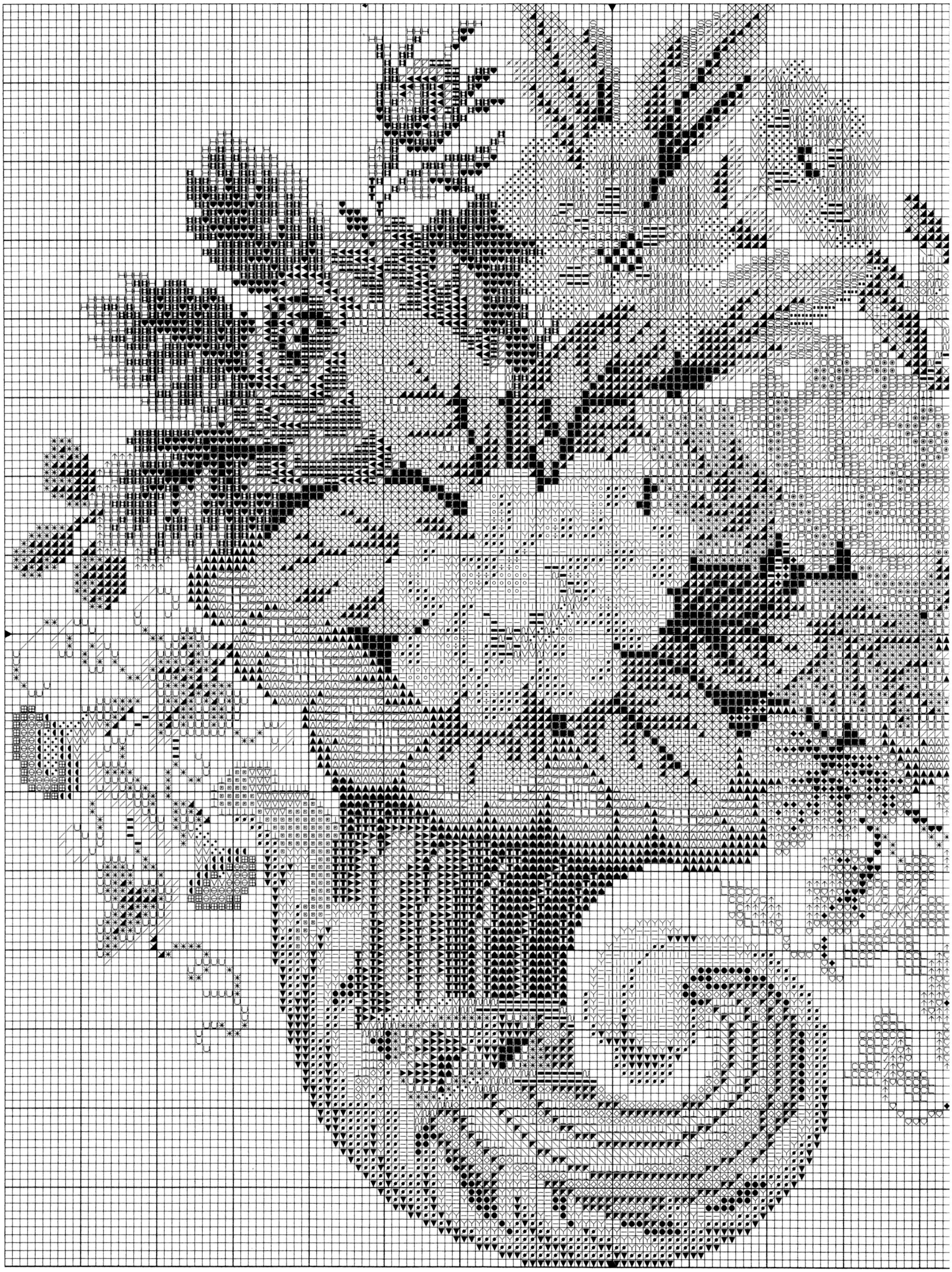

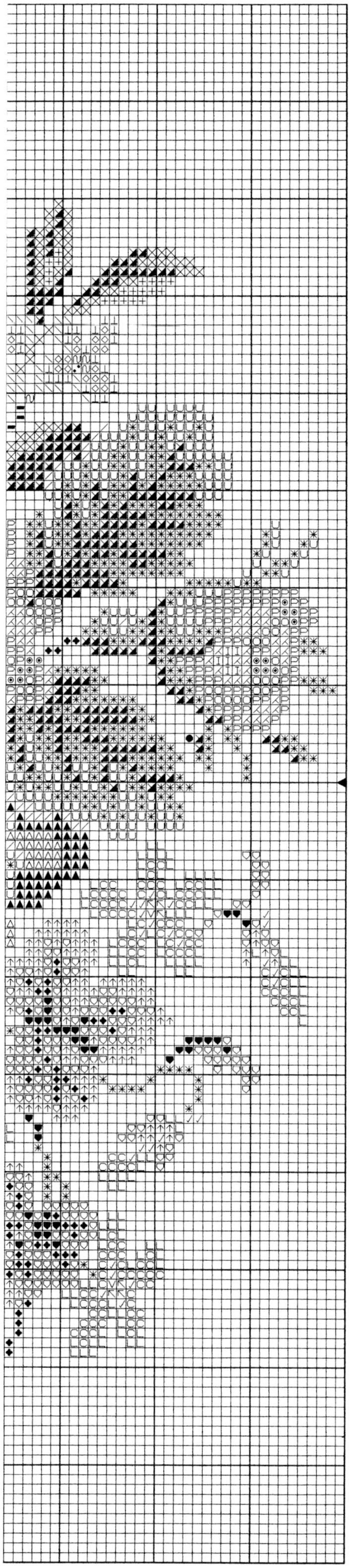

| Lana • Wool | Mouliné |
|---|---|
| DMC : 939 (M) | DMC : 939 |
| DMC : 7307 | DMC : 336 |
| DMC : 7318 | DMC : 312 |
| DMC : 7802 | DMC : 334 |
| DMC : 7301 | DMC : 3325 |
| DMC : 317 (M) | DMC : 317 |
| DMC : 7620 | DMC : 318 |
| DMC : 7558 | DMC : 415 |
| DMC : 7300 | DMC : 762 |
| DMC : Blanc (M) | DMC : Blanc |
| DMC : 3371 (M) | DMC : 3371 |
| DMC : 7467 | DMC : 898 |
| DMC : 7479 | DMC : 801 |
| DMC : 7458 | DMC : 300 |
| DMC : 7446 | DMC : 301 |
| DMC : 7059 | DMC : 435 |
| DMC : 7506 | DMC : 729 |
| DMC : 676 (M) | DMC : 676 |
| DMC : 632 (M) | DMC : 632 |
| DMC : 7166 | DMC : 3772 |
| DMC : 7164 | DMC : 3773 |
| DMC : 7179 | DMC : 3774 |
| DMC : 712 (M) | DMC : 712 |
| DMC : 902 (M) | DMC : 902 |
| DMC : 7110 | DMC : 815 |
| DMC : 7107 | DMC : 326 |
| DMC : 7184 | DMC : 3777 |
| DMC : 7010 | DMC : 3778 |
| DMC : 7853 | DMC : 3779 |
| DMC : 948 (M) | DMC : 948 |
| DMC : 791 (M) | DMC : 791 |
| DMC : 7019 | DMC : 793 |
| DMC : 7018 | DMC : 794 |
| DMC : 7797 | DMC : 797 |
| DMC : 809 (M) | DMC : 809 |
| DMC : 3713 (M) | DMC : 3713 |
| DMC : 819 (M) | DMC : 819 |
| DMC : 310 (M) | DMC : 310 |
| DMC : 7429 | DMC : 500 |
| DMC : 7327 | DMC : 991 |
| DMC : 7956 | DMC : 992 |
| DMC : 7701 | DMC : 501 |
| DMC : 7406 | DMC : 502 |
| DMC : 503 (M) | DMC : 503 |
| DMC : 7046 | DMC : 3345 |
| DMC : 7769 | DMC : 3347 |
| DMC : 3348 (M) | DMC : 3348 |
| DMC : 934 (M) | DMC : 934 |
| DMC : 7379 | DMC : 935 |
| DMC : 7044 | DMC : 937 |
| DMC : 7393 | DMC : 469 |
| DMC : 7364 | DMC : 470 |
| DMC : 7583 | DMC : 471 |
| DMC : 7695 | DMC : 930 |
| DMC : 7593 | DMC : 931 |
| DMC : 7823 | DMC : 820 |
| DMC : 561 (M) | DMC : 561 |
| DMC : 562 (M) | DMC : 562 |

Cuscino con farfalla • Coussin avec papillon • Cushion with butterfly • Kissen mit Schmetterling

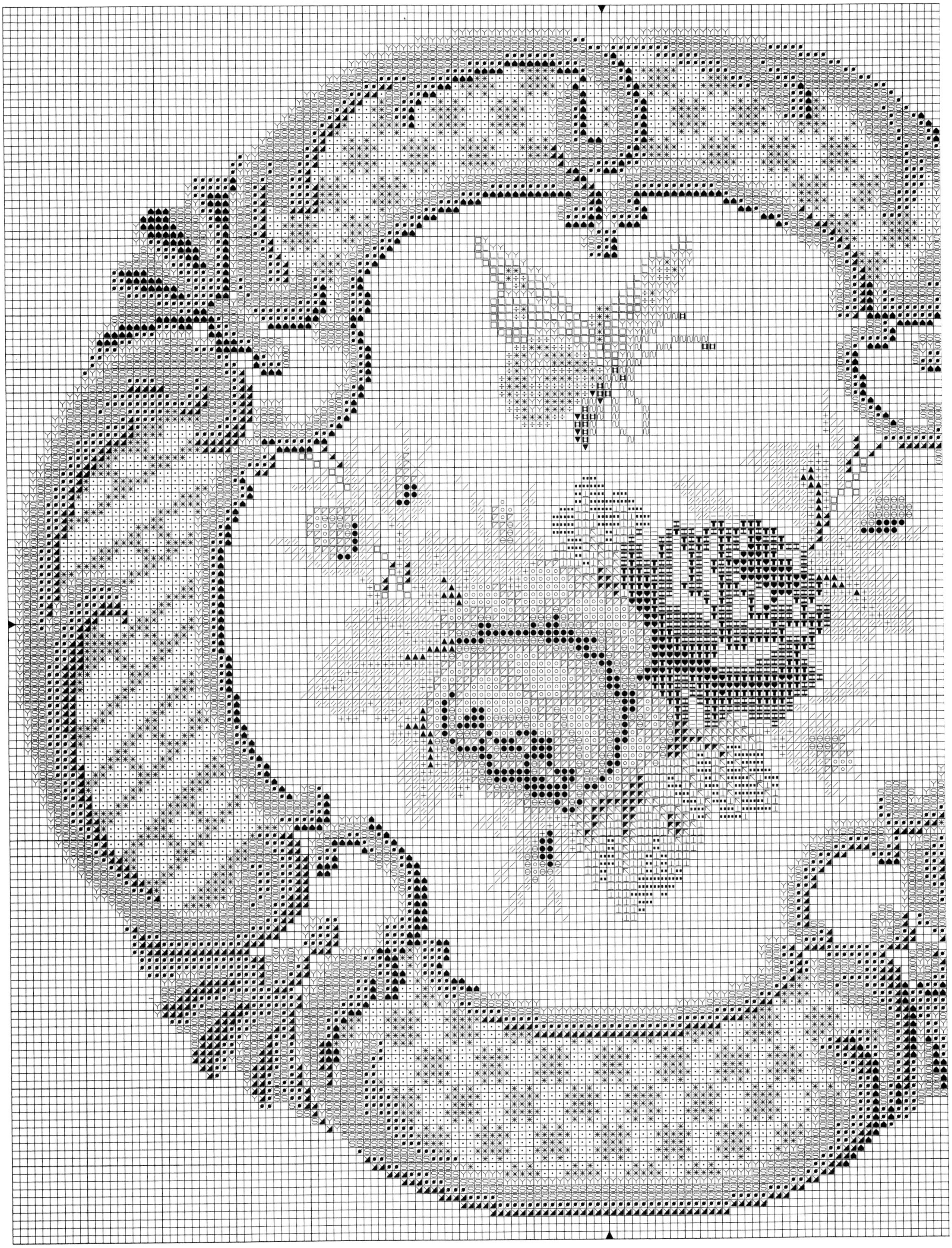

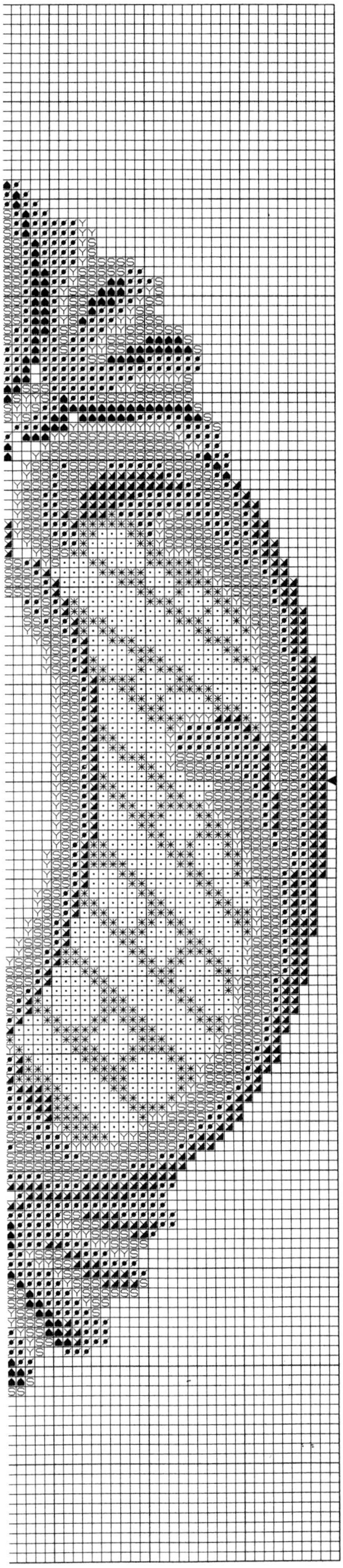

Lana • Wool

- DMC : 309 (M)
- DMC : 676 (M)
- DMC : 7505
- DMC : 7355
- DMC : 7353
- DMC : 7761
- DMC : 471 (M)
- DMC : 829 (M)
- DMC : 7504
- DMC : 7620
- DMC : 7336
- DMC : 7768
- DMC : 3779 (M)
- DMC : 7320
- DMC : 7401
- DMC : 7759
- DMC : 7207
- DMC : 7770
- DMC : 7428
- DMC : 988 (M)
- DMC : 839 (M)
- DMC : 312 (M)
- DMC : 7138
- DMC : 310 (M)
- DMC : 7890
- DMC : 7429
- DMC : 7375
- DMC : 7713
- DMC : 7139

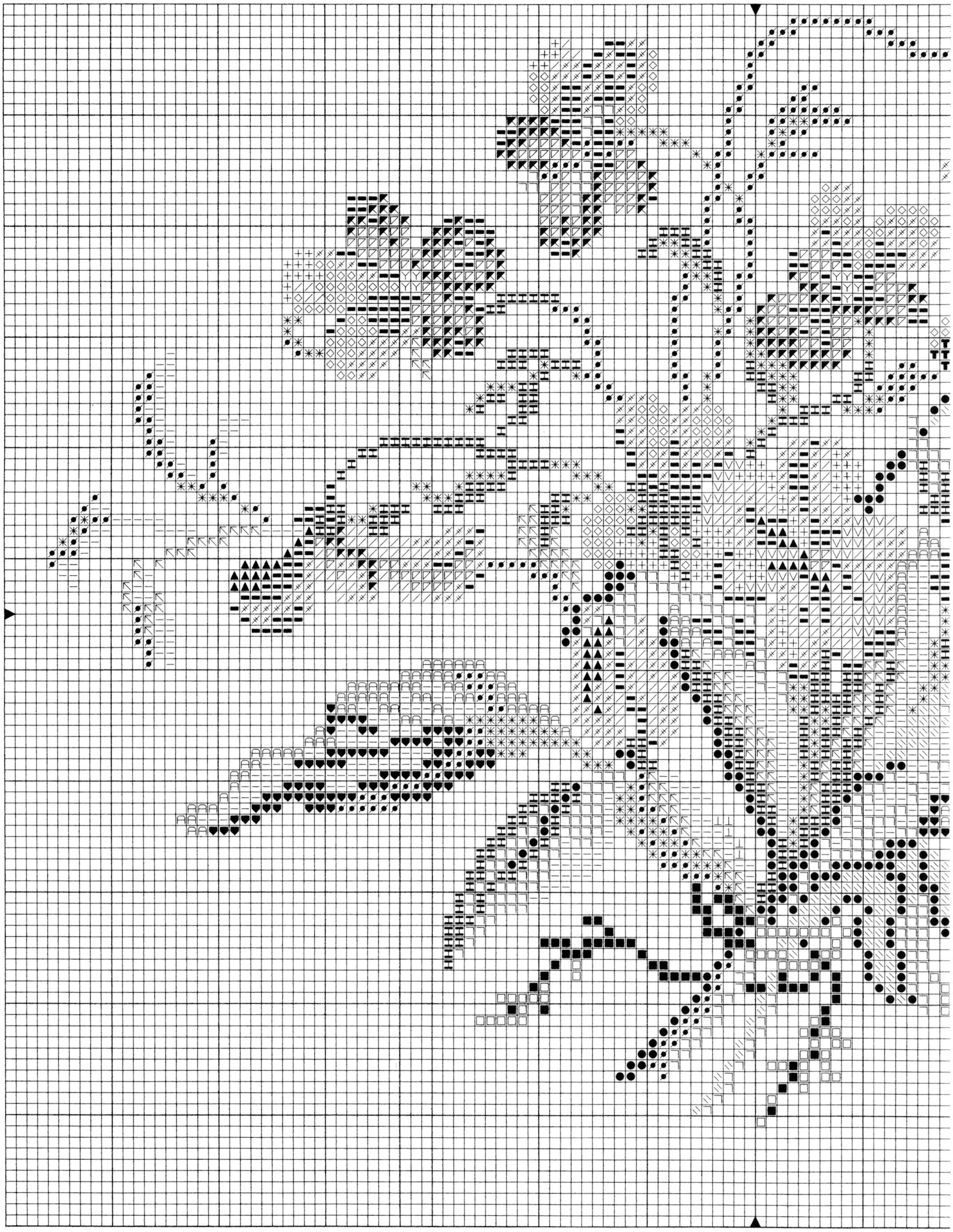

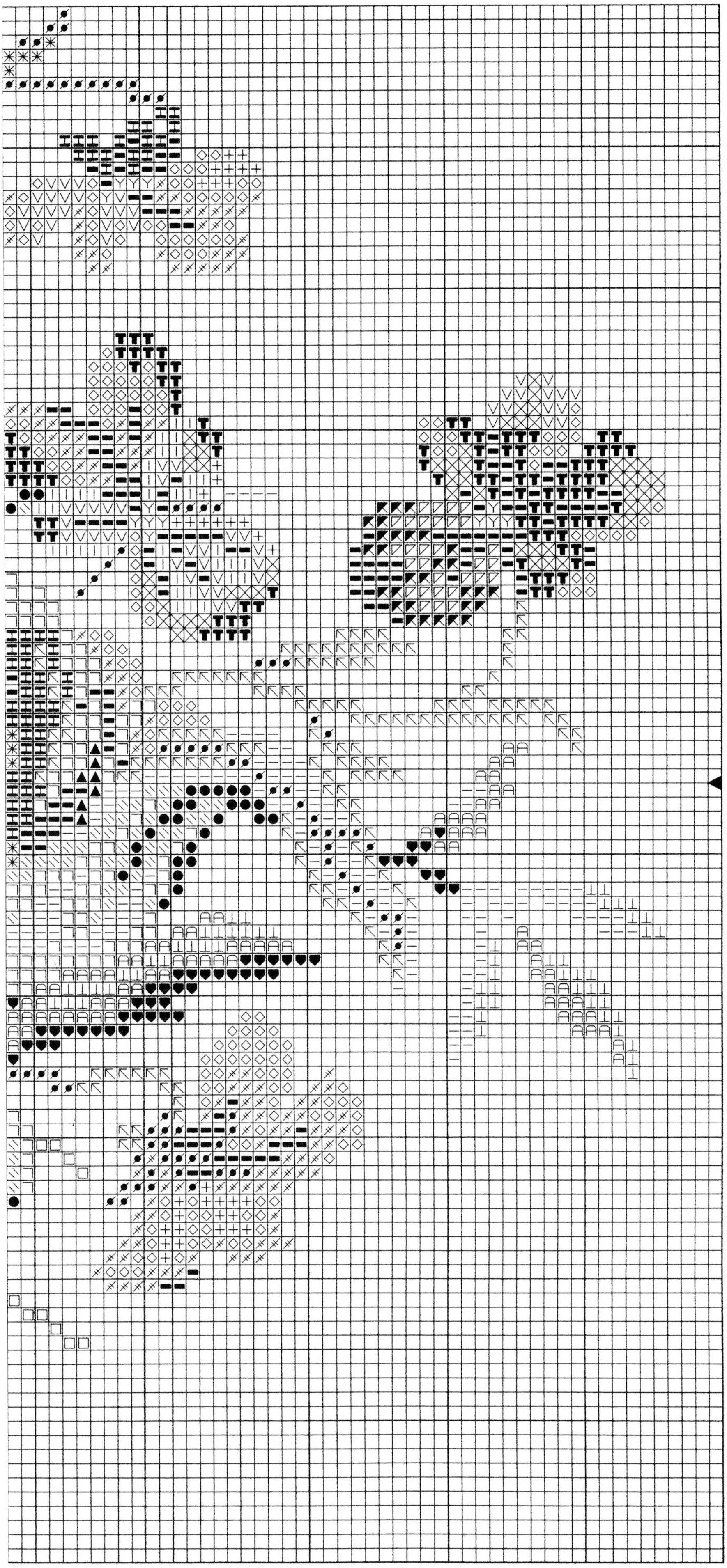

| Lana • Wool | | Mouliné |
|---|---|---|
| DMC : 500 | (M) | DMC : 500 |
| DMC : 7541 | | DMC : 561 |
| DMC : 7320 | | DMC : 987 |
| DMC : 934 | (M) | DMC : 934 |
| DMC : 7046 | | DMC : 3345 |
| DMC : 7044 | | DMC : 937 |
| DMC : 7364 | | DMC : 470 |
| DMC : 7676 | | DMC : 733 |
| DMC : 7023 | | DMC : 823 |
| DMC : 791 | (M) | DMC : 791 |
| DMC : 7022 | | DMC : 3746 |
| DMC : 7241 | | DMC : 340 |
| DMC : 7019 | | DMC : 793 |
| DMC : 7018 | | DMC : 794 |
| DMC : 7031 | | DMC : 3747 |
| DMC : 3756 | (M) | DMC : 3756 |
| DMC : 7025 | | DMC : 209 |
| DMC : 211 | (M) | DMC : 211 |
| DMC : 7479 | | DMC : 801 |
| DMC : 7457 | | DMC : 434 |
| DMC : 7783 | | DMC : 783 |
| DMC : 7725 | | DMC : 725 |
| DMC : 744 | (M) | DMC : 744 |
| DMC : 7391 | | DMC : 730 |
| DMC : 7474 | | DMC : 832 |
| DMC : 834 | (M) | DMC : 834 |

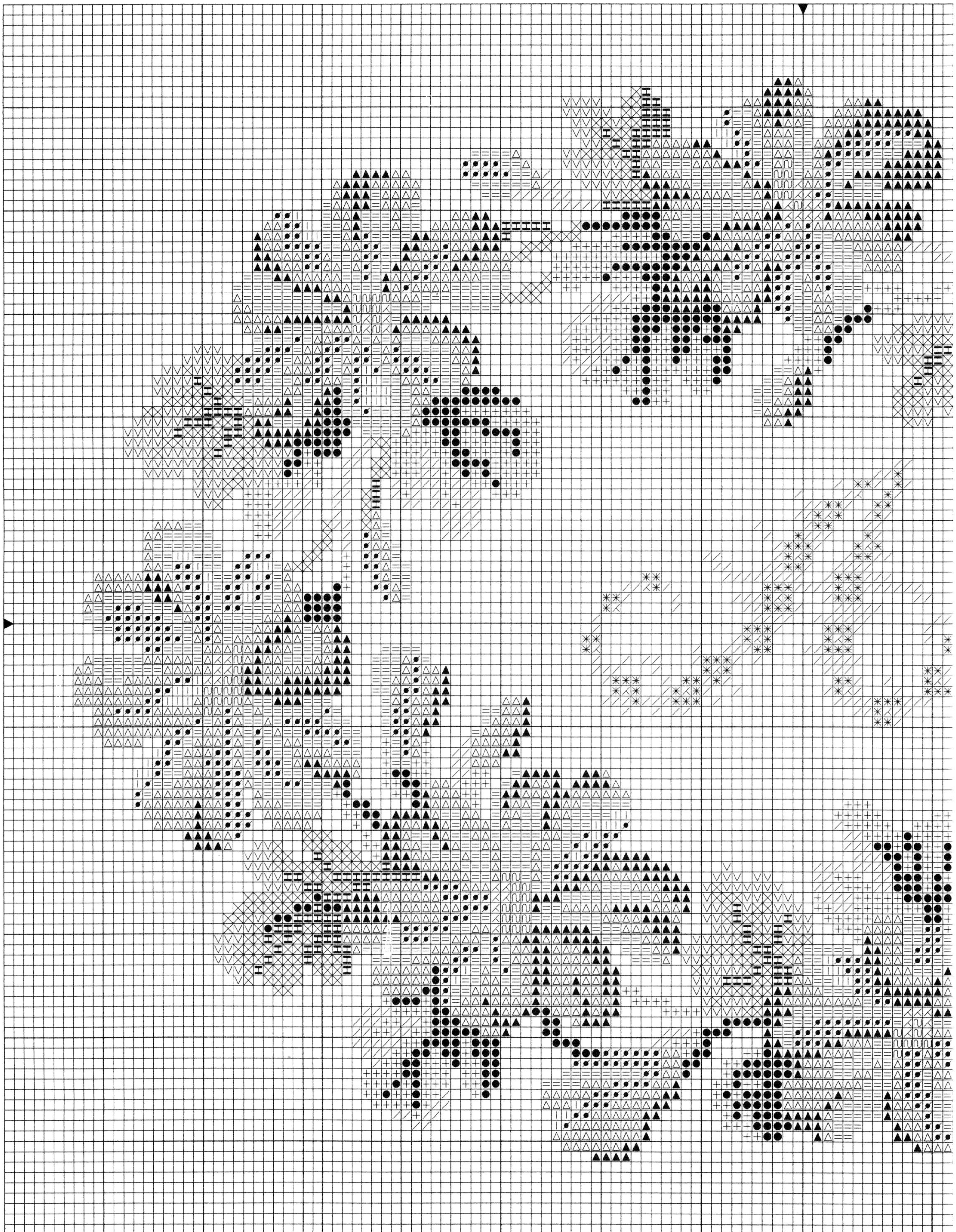

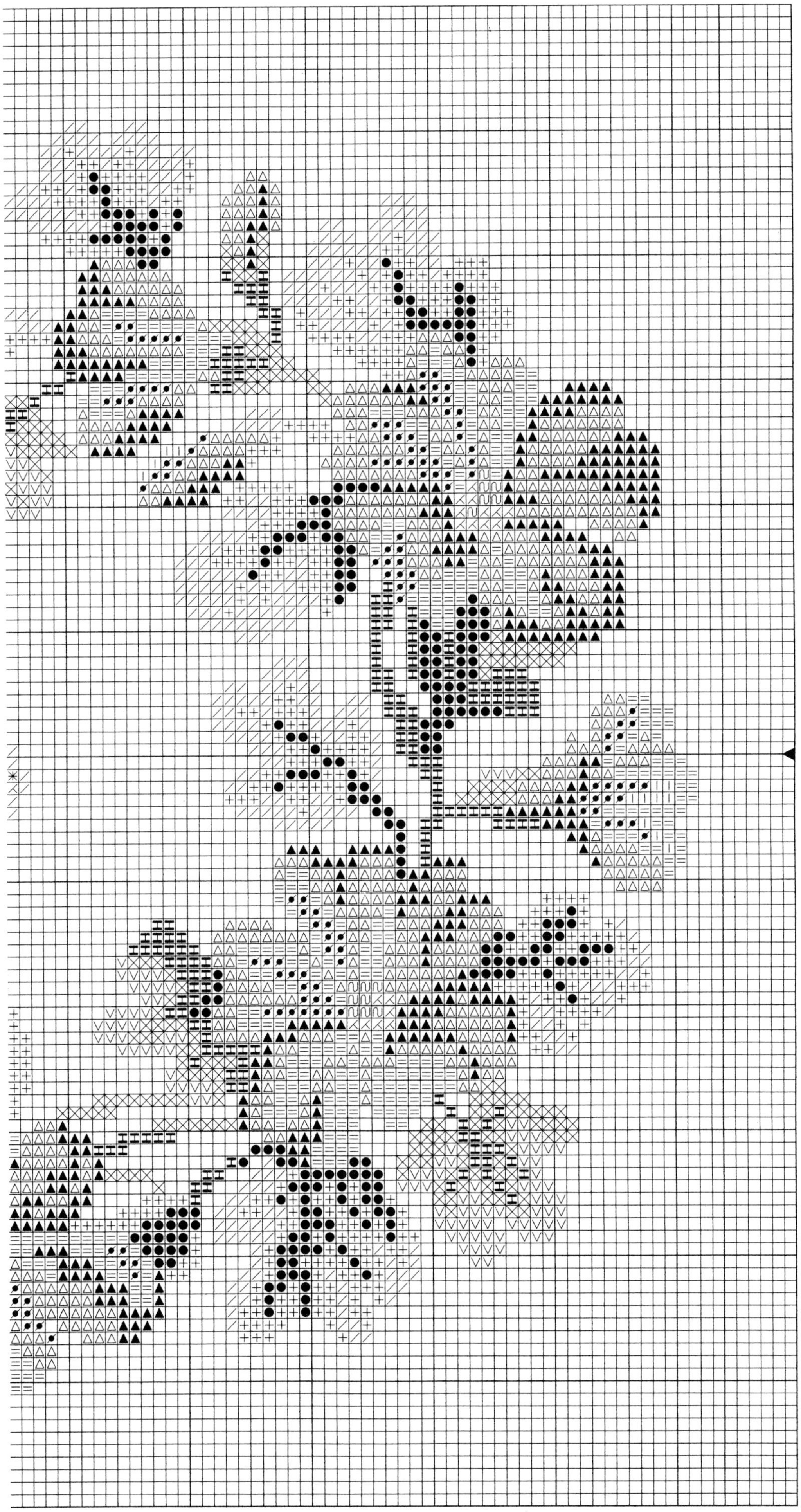

Lana • Wool

- DMC : 7199
- DMC : 7002
- DMC : 7204
- DMC : 7133
- DMC : 3713 (M)
- DMC : 783 (M)
- DMC : 725 (M)
- DMC : 797 (M)
- DMC : 7429
- DMC : 7701
- DMC : 992 (M)
- DMC : 7541
- DMC : 7542
- DMC : 563 (M)

**Mouliné**

- DMC : 3685
- DMC : 3687
- DMC : 3688
- DMC : 3326
- DMC : 3713
- DMC : 783
- DMC : 725
- DMC : 797
- DMC : 500
- DMC : 991
- DMC : 992
- DMC : 561
- DMC : 562
- DMC : 563

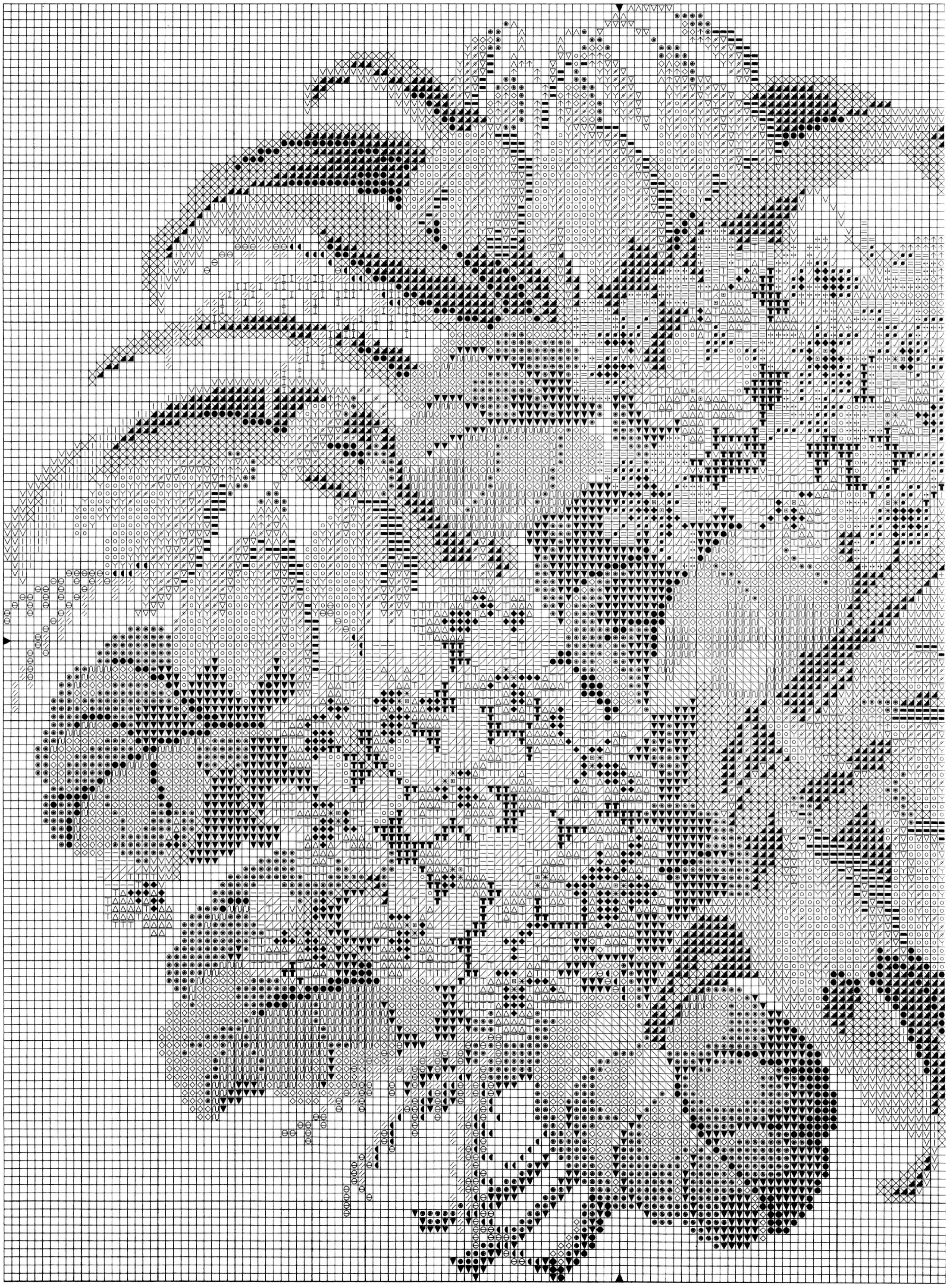

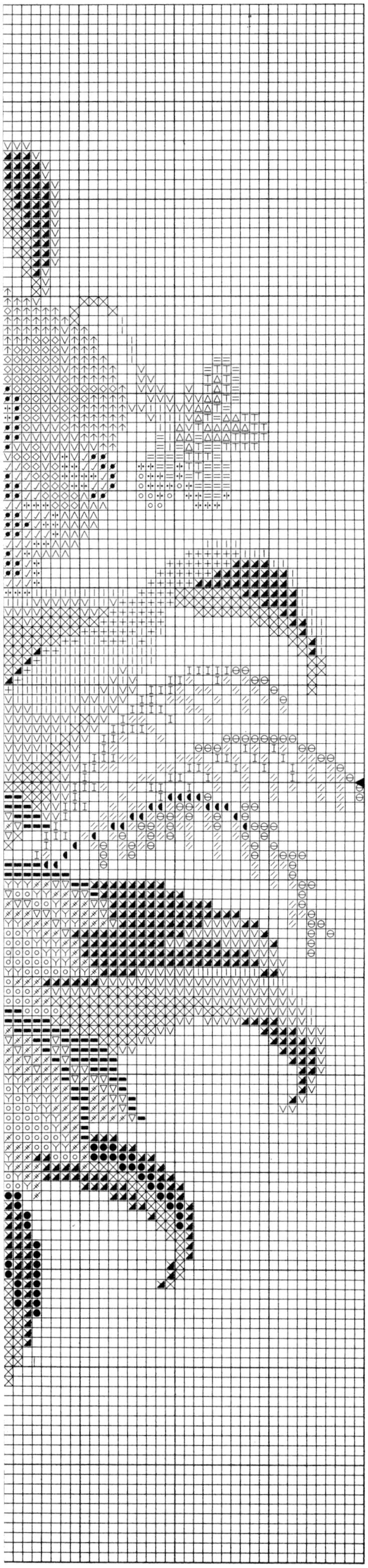

Lana • Wool

DMC : 310 (M)
DMC : 7359
DMC : 7396
DMC : 7376
DMC : 7361
DMC : 7549
DMC : 522 (M)
DMC : 523 (M)
DMC : 7329
DMC : 7702
DMC : 7703
DMC : 7704
DMC : 7321
DMC : 898 (M)
DMC : 434 (M)
DMC : 435 (M)
DMC : 437 (M)
DMC : 921 (M)
DMC : 783 (M)
DMC : 676 (M)
DMC : 823 (M)
DMC : 797 (M)
DMC : 7029
DMC : 7798
DMC : 7799
DMC : 3753 (M)
DMC : Blanc (M)
DMC : 3787 (M)
DMC : 7390
DMC : 524 (M)
DMC : 7411
DMC : 7033
DMC : 7028
DMC : 7018
DMC : 3747(M)

**Mouliné**

DMC : 310
DMC : 934
DMC : 520
DMC : 3363
DMC : 3364
DMC : 472
DMC : 522
DMC : 523
DMC : 924
DMC : 3768
DMC : 926
DMC : 927
DMC : 928
DMC : 898
DMC : 434
DMC : 435
DMC : 437
DMC : 921
DMC : 783
DMC : 676
DMC : 823
DMC : 797
DMC : 798
DMC : 799
DMC : 800
DMC : 3753
DMC : Blanc
DMC : 3787
DMC : 3022
DMC : 524
DMC : 3024
DMC : 793
DMC : 794
DMC : 341
DMC : 3747

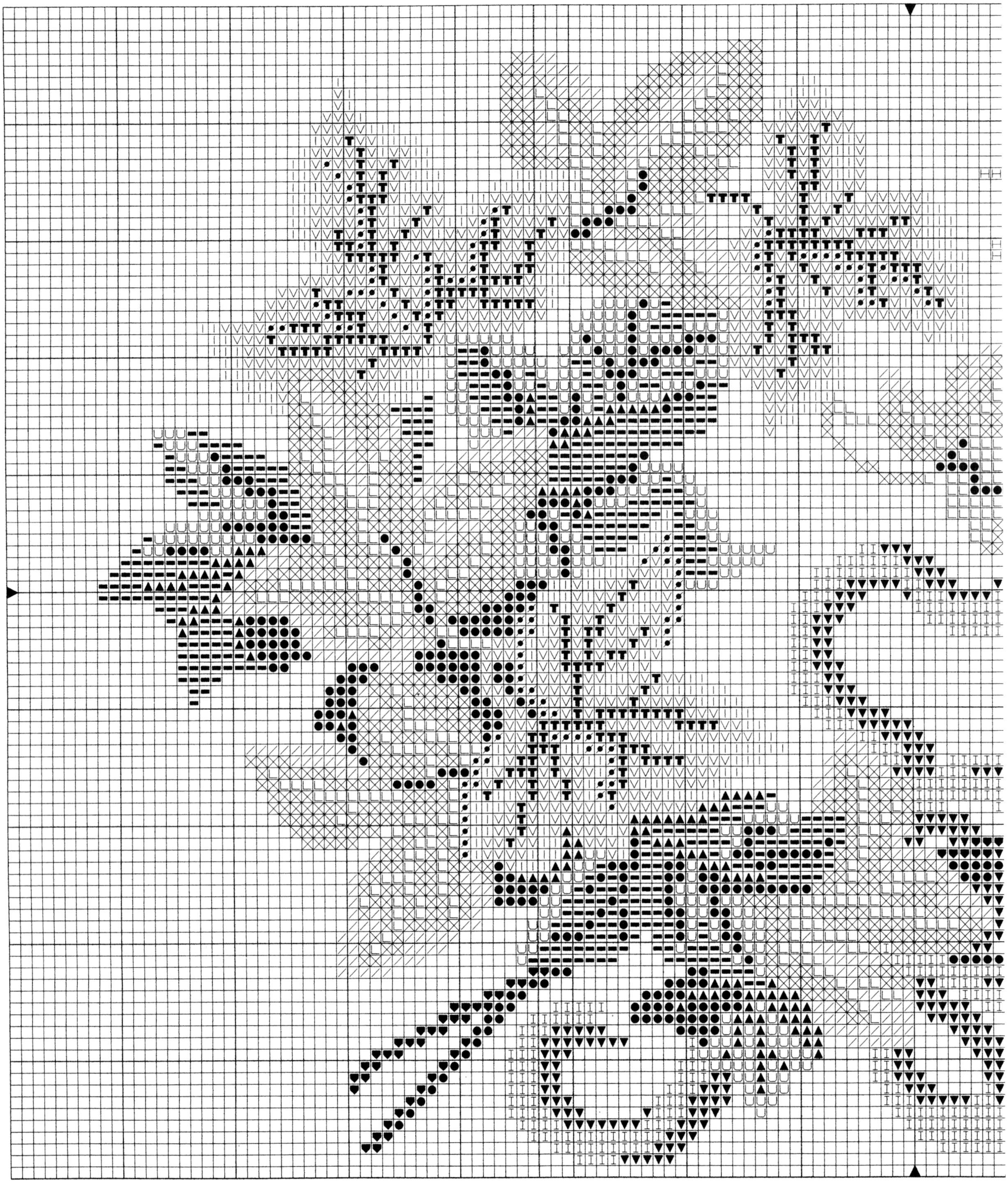

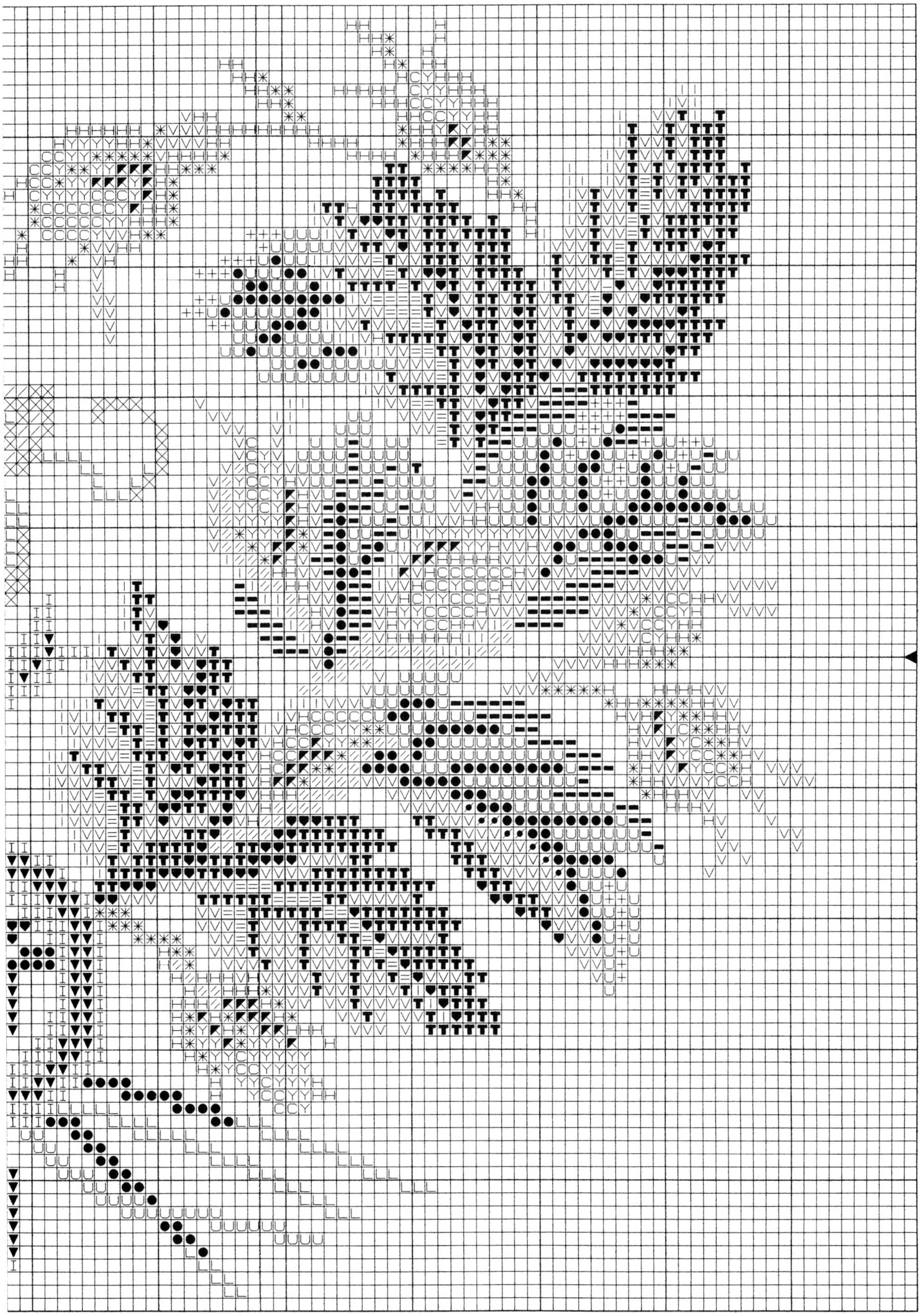

Lana • Wool

DMC : 7583
DMC : 7429
DMC : 561 (M)
DMC : 7542
DMC : 7954
DMC : 310 (M)
DMC : 7540
DMC : 7386
DMC : 895 (M)
DMC : 7045
DMC : 7769
DMC : 733 (M)
DMC : 320 (M)
DMC : 3685 (M)
DMC : 7002
DMC : 7204
DMC : 902 (M)
DMC : 815 (M)
DMC : 734 (M)
DMC : 7044
DMC : 7364
DMC : 7359

Mouliné

DMC : 472
DMC : 500
DMC : 561
DMC : 562
DMC : 563
DMC : 310
DMC : 319
DMC : 367
DMC : 895
DMC : 3346
DMC : 3347
DMC : 733
DMC : 320
DMC : 3685
DMC : 3687
DMC : 3688
DMC : 902
DMC : 815
DMC : 734
DMC : 937
DMC : 471
DMC : 934

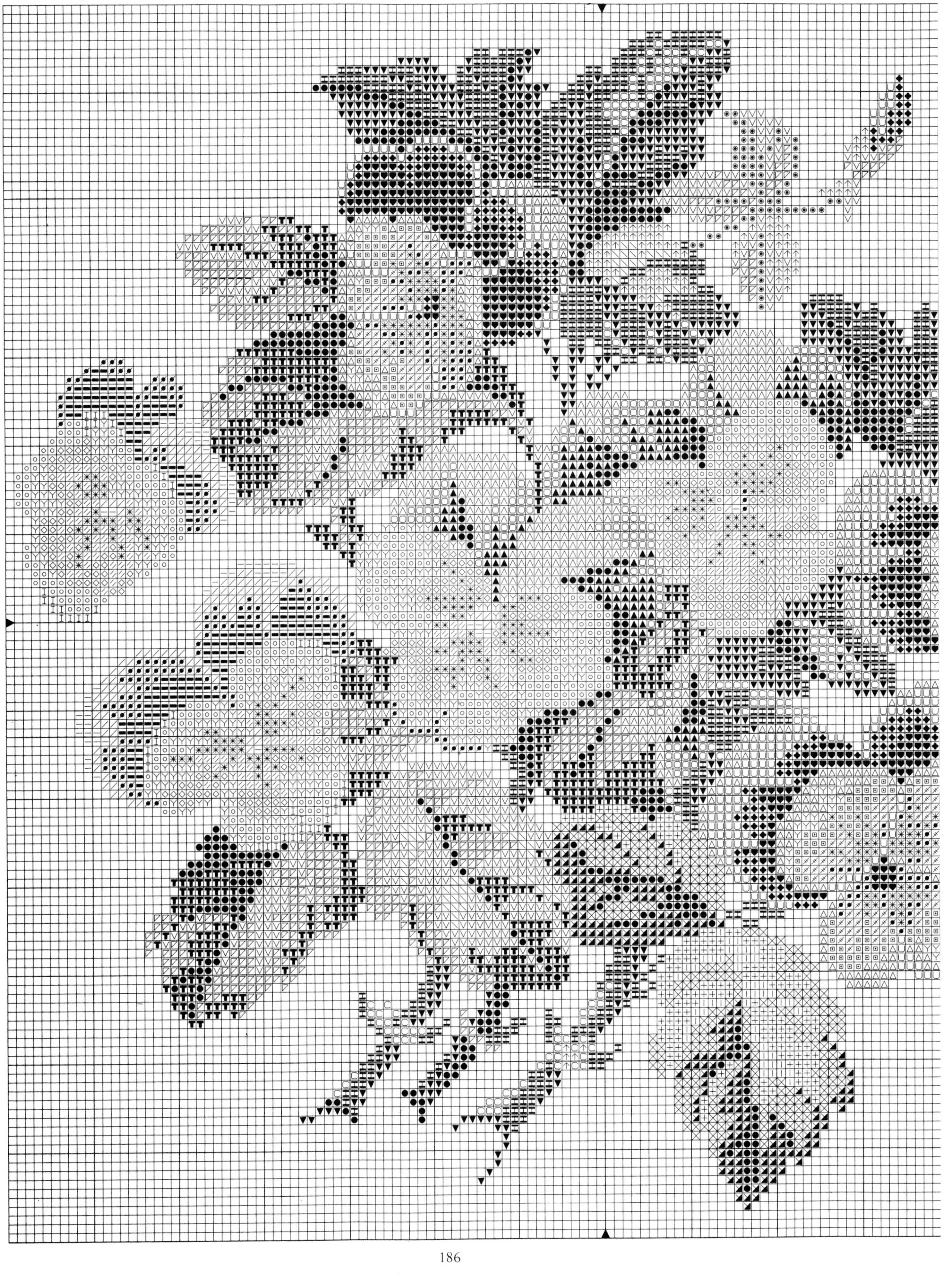

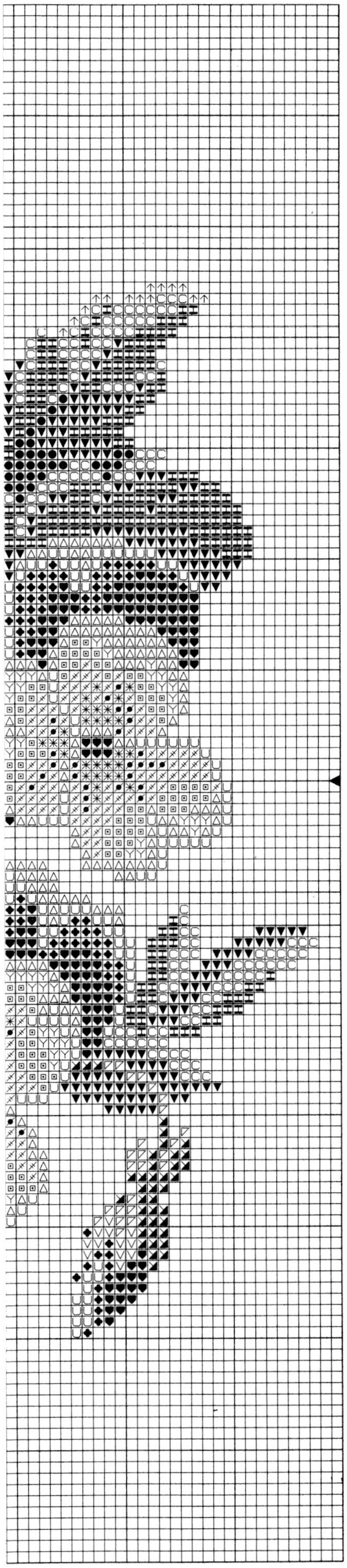

| Lana • Wool | Mouliné |
|---|---|
| DMC : 310 (M) | DMC : 310 |
| DMC : 319 (M) | DMC : 319 |
| DMC : 7359 | DMC : 934 |
| DMC : 7044 | DMC : 937 |
| DMC : 7364 | DMC : 470 |
| DMC : 7583 | DMC : 471 |
| DMC : 472 (M) | DMC : 472 |
| DMC : 7408 | DMC : 890 |
| DMC : 7046 | DMC : 3345 |
| DMC : 7769 | DMC : 988 |
| DMC : 7429 | DMC : 500 |
| DMC : 7541 | DMC : 561 |
| DMC : 7406 | DMC : 502 |
| DMC : 504 (M) | DMC : 504 |
| DMC : 7447 | DMC : 918 |
| DMC : 7125 | DMC : 921 |
| DMC : 7214 | DMC : 922 |
| DMC : 783 (M) | DMC : 783 |
| DMC : 7725 | DMC : 725 |
| DMC : 7055 | DMC : 744 |
| DMC : 300 (M) | DMC : 300 |
| DMC : 7059 | DMC : 435 |
| DMC : 7144 | DMC : 437 |
| DMC : 7746 | DMC : 712 |
| DMC : Blanc | DMC : Blanc |
| DMC : 761 (M) | DMC : 761 |
| DMC : 7119 | DMC : 902 |
| DMC : 7110 | DMC : 815 |
| DMC : 7108 | DMC : 498 |
| DMC : 7023 | DMC : 823 |
| DMC : 7020 | DMC : 791 |
| DMC : 7019 | DMC : 793 |
| DMC : 341 (M) | DMC : 341 |

Convolvoli • Convolvulus • Convolvulus • Winden

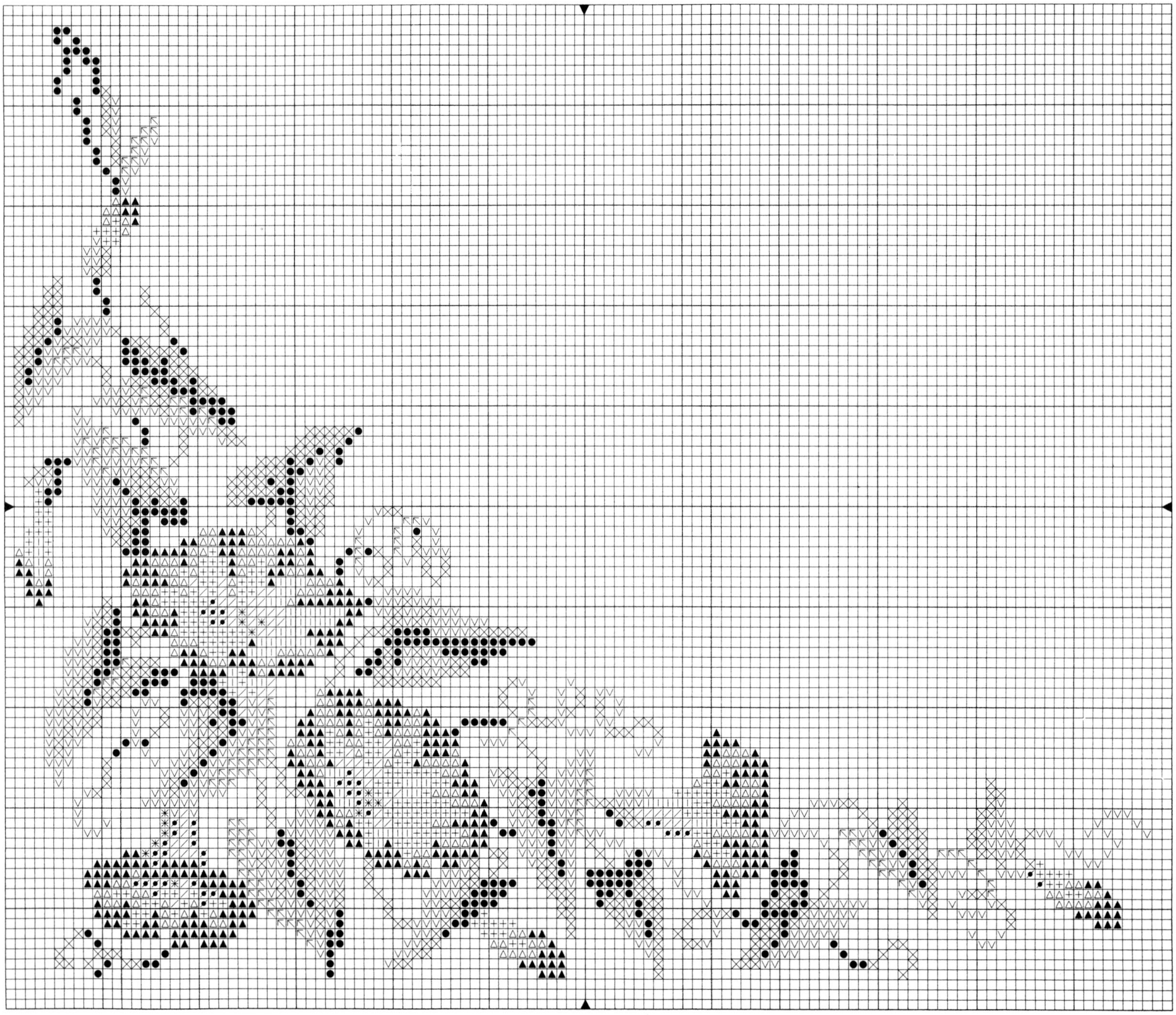

Lana • Wool

- DMC : 7010
- DMC : 7853
- DMC : 3774 (M)
- DMC : 7030
- DMC : 7028
- DMC : 7031
- DMC : Blanc (M)
- DMC : 934 (M)
- DMC : 7044
- DMC : 7364
- DMC : 7676

Mouliné

- DMC : 3778
- DMC : 3779
- DMC : 3774
- DMC : 312
- DMC : 799
- DMC : 3747
- DMC : Blanc
- DMC : 934
- DMC : 937
- DMC : 470
- DMC : 733

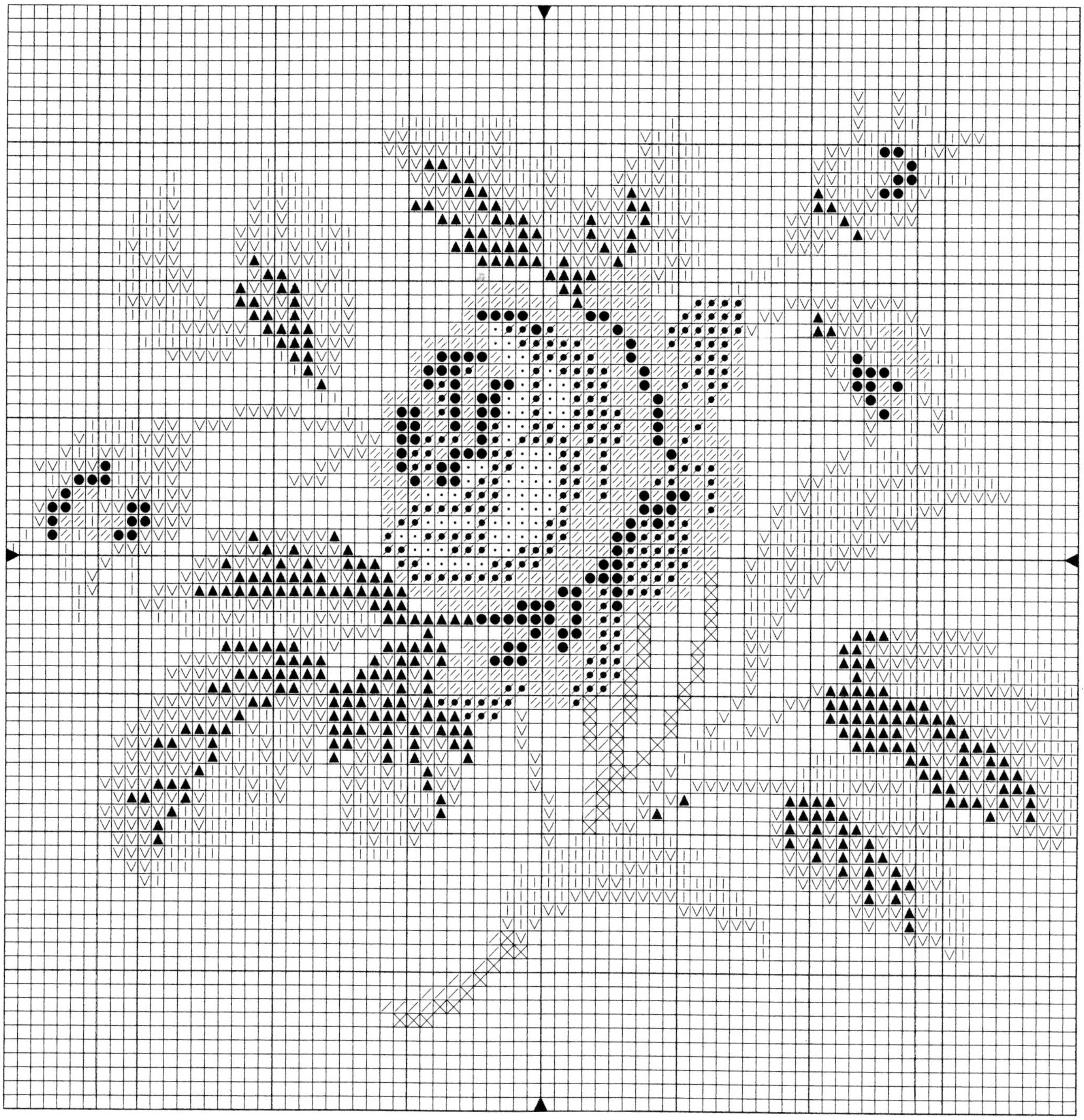

Lana • Wool

- ▲ DMC : 934 (M)
- V DMC : 7044
- ¦ DMC : 7548
- ● DMC : 3685 (M)
- // DMC : 7002
- // DMC : 7204
- : DMC : 3713 (M)
- ⨷ DMC : 7468
- // DMC : 801 (M)

**Mouliné**

- ▲ DMC : 934
- V DMC : 937
- ¦ DMC : 471
- ● DMC : 3685
- // DMC : 3687
- // DMC : 3688
- : DMC : 3713
- ⨷ DMC : 938
- // DMC : 801

Bordo di rose • Bordure des roses • Border of roses • Rosenbordüre

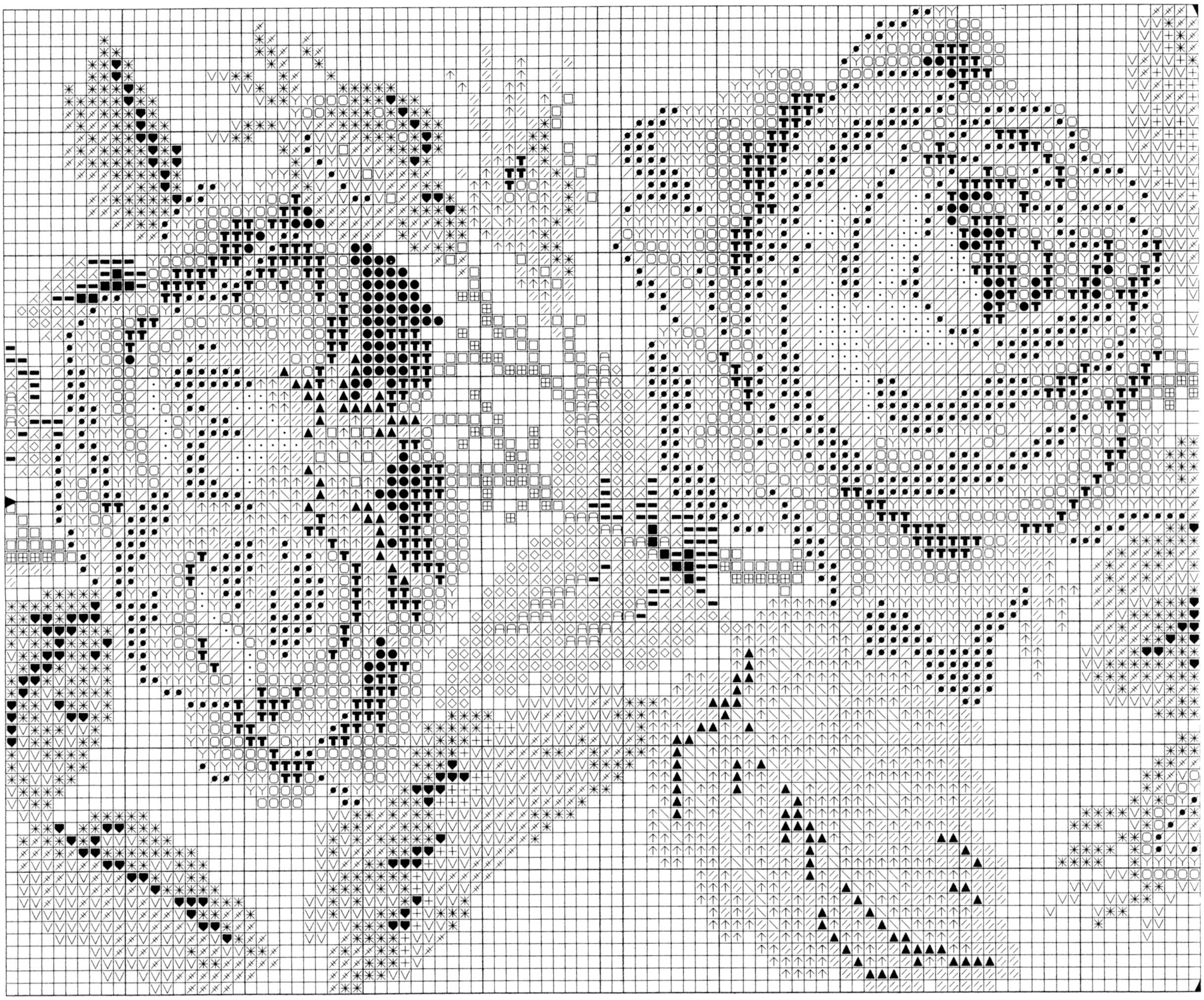

Lana • Wool

- DMC : Blanc (M)
- DMC : 7132
- DMC : 7003
- DMC : 7001
- DMC : 7136
- DMC : 7110
- DMC : 902 (M)
- DMC : 300 (M)
- DMC : 400 (M)
- DMC : 7474
- DMC : 7490
- DMC : 3371 (M)
- DMC : 7364
- DMC : 7549
- DMC : 7769
- DMC : 7320
- DMC : 890 (M)
- DMC : 310 (M)
- DMC : 7429
- DMC : 7541
- DMC : 7542
- DMC : 563 (M)
- DMC : 7468

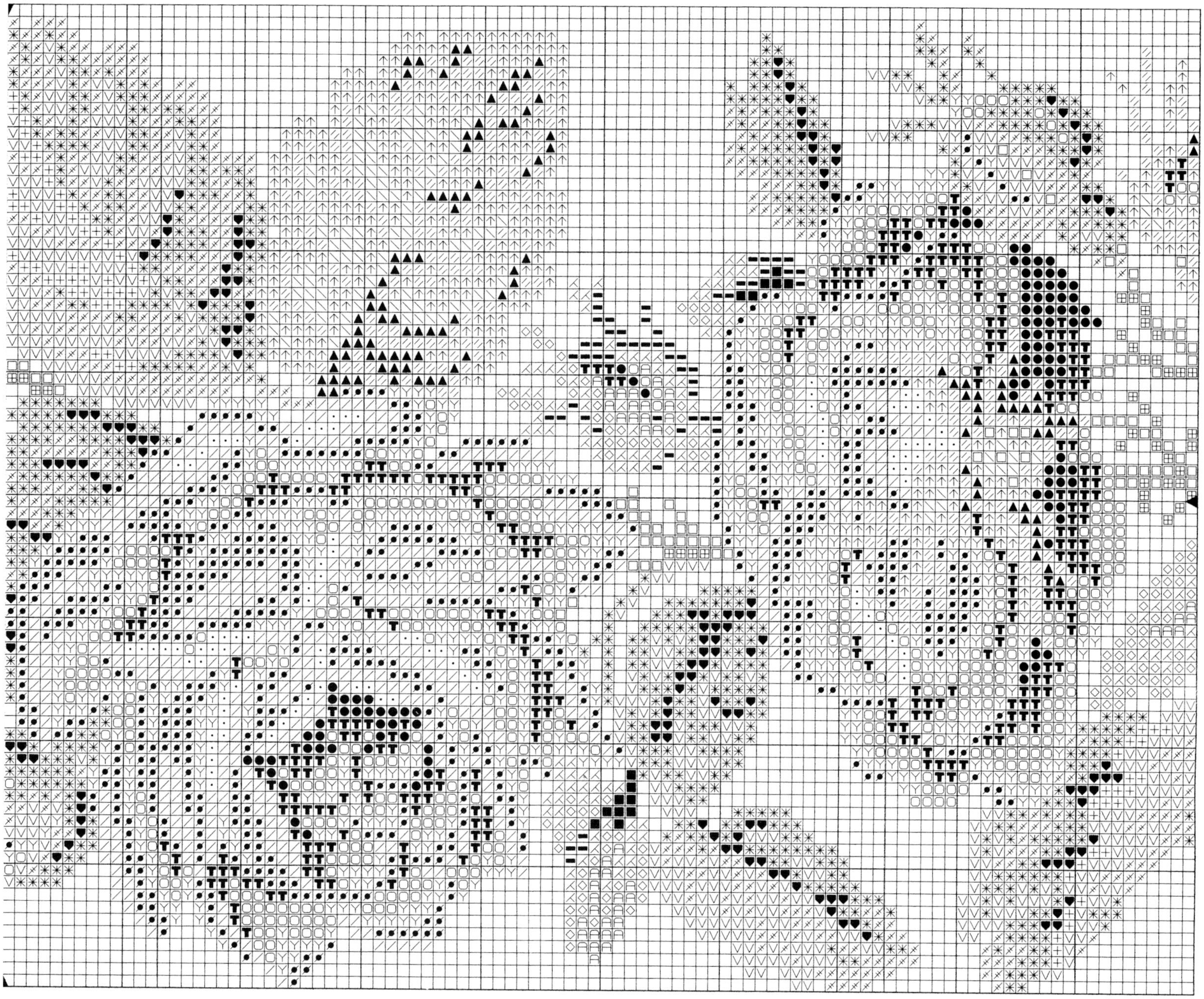

Mouliné

| | |
|---|---|
| DMC : Blanc | DMC : 470 |
| DMC : 3713 | DMC : 472 |
| DMC : 3326 | DMC : 989 |
| DMC : 335 | DMC : 987 |
| DMC : 326 | DMC : 890 |
| DMC : 815 | DMC : 310 |
| DMC : 902 | DMC : 500 |
| DMC : 300 | DMC : 561 |
| DMC : 400 | DMC : 562 |
| DMC : 832 | DMC : 563 |
| DMC : 829 | DMC : 938 |
| DMC : 3371 | |

Fiori con nastro • Fleurs avec ruban • Flowers with ribbon • Blumen mit Band

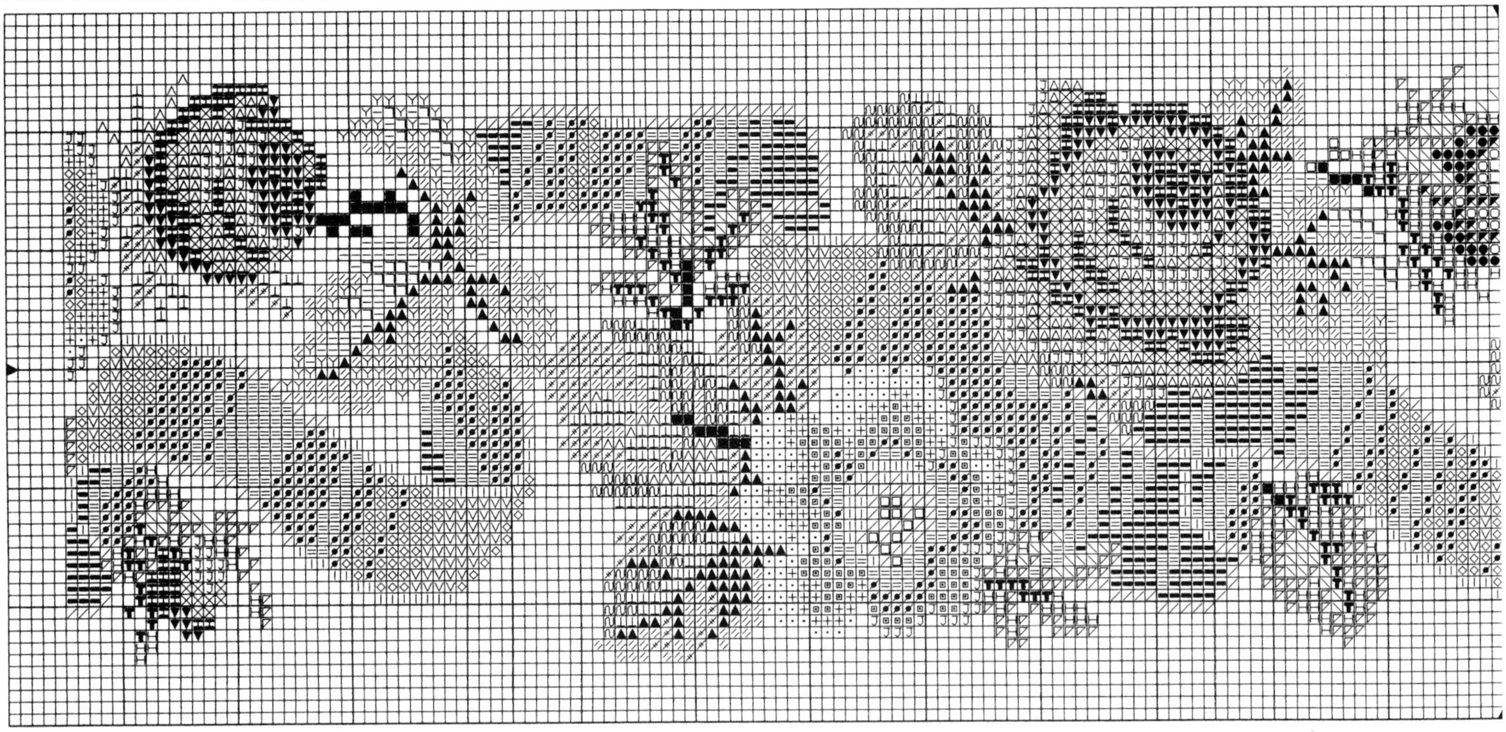

Lana • Wool

| | | | | | | |
|---|---|---|---|---|---|---|
| DMC : 791 | DMC : 436 | DMC : 7404 | DMC : 7573 | DMC : 7107 | DMC : 7004 | DMC : 434 |
| DMC : 793 | DMC : 676 | DMC : 7385 | DMC : 7676 | DMC : 7005 | DMC : 7003 | DMC : 801 |
| DMC : 794 | DMC : 500 | DMC : 7384 | DMC : 7474 | DMC : 7012 | DMC : 818 | DMC : 7031 |
| DMC : 3747 | DMC : 7541 | DMC : 7771 | DMC : 902 | DMC : 326 | DMC : Blanc | DMC : 7402 |
| DMC : 762 | DMC : 7406 | DMC : 935 | DMC : 7110 | DMC : 7001 | DMC : 7568 | DMC : 7772 |

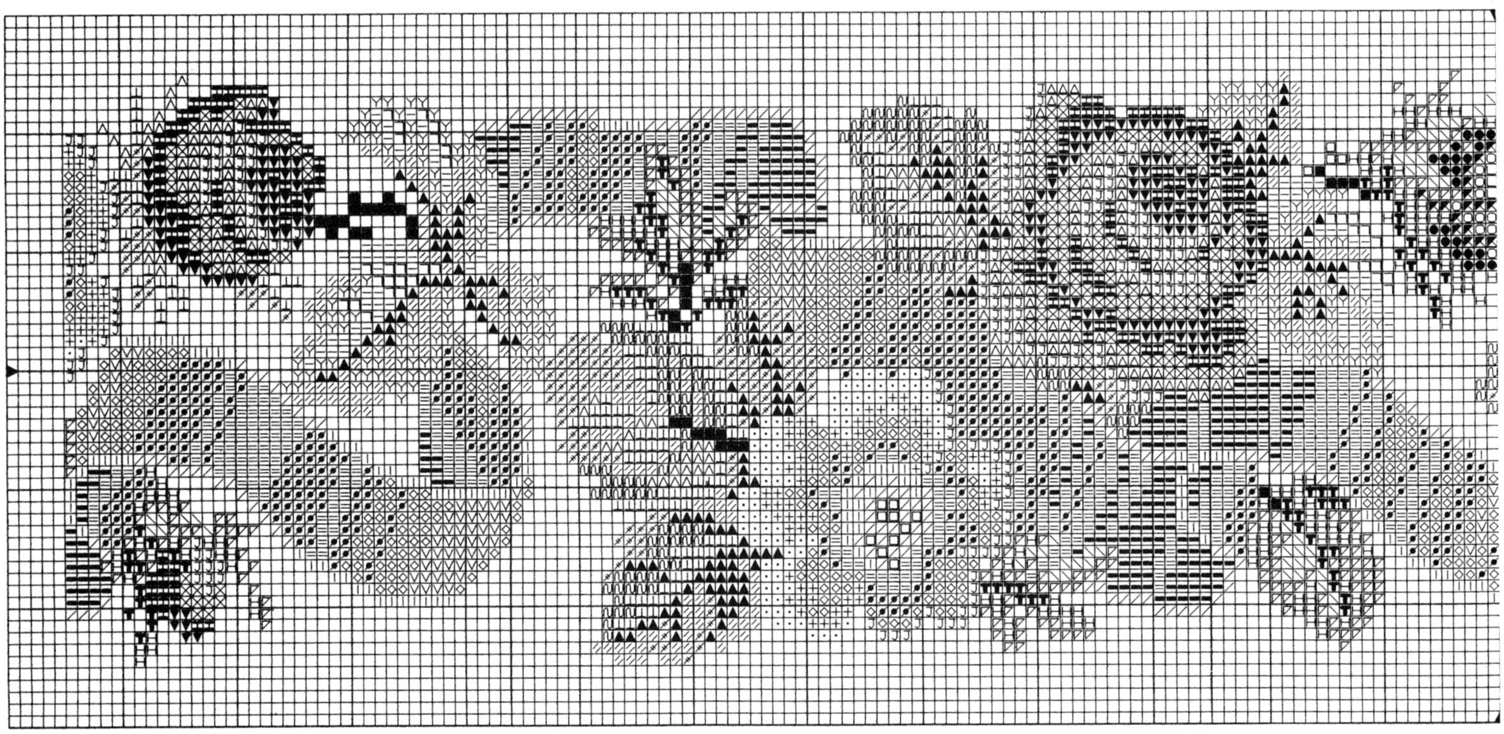

Mouliné

| | | | | | | |
|---|---|---|---|---|---|---|
| DMC : 791 | DMC : 436 | DMC : 503 | DMC : 732 | DMC : 3328 | DMC : 776 | DMC : 434 |
| DMC : 793 | DMC : 676 | DMC : 987 | DMC : 733 | DMC : 760 | DMC : 3713 | DMC : 801 |
| DMC : 794 | DMC : 500 | DMC : 989 | DMC : 834 | DMC : 761 | DMC : 818 | DMC : 504 |
| DMC : 3747 | DMC : 561 | DMC : 471 | DMC : 902 | DMC : 326 | DMC : Blanc | DMC : 472 |
| DMC : 762 | DMC : 502 | DMC : 935 | DMC : 815 | DMC : 961 | DMC : 3756 | |

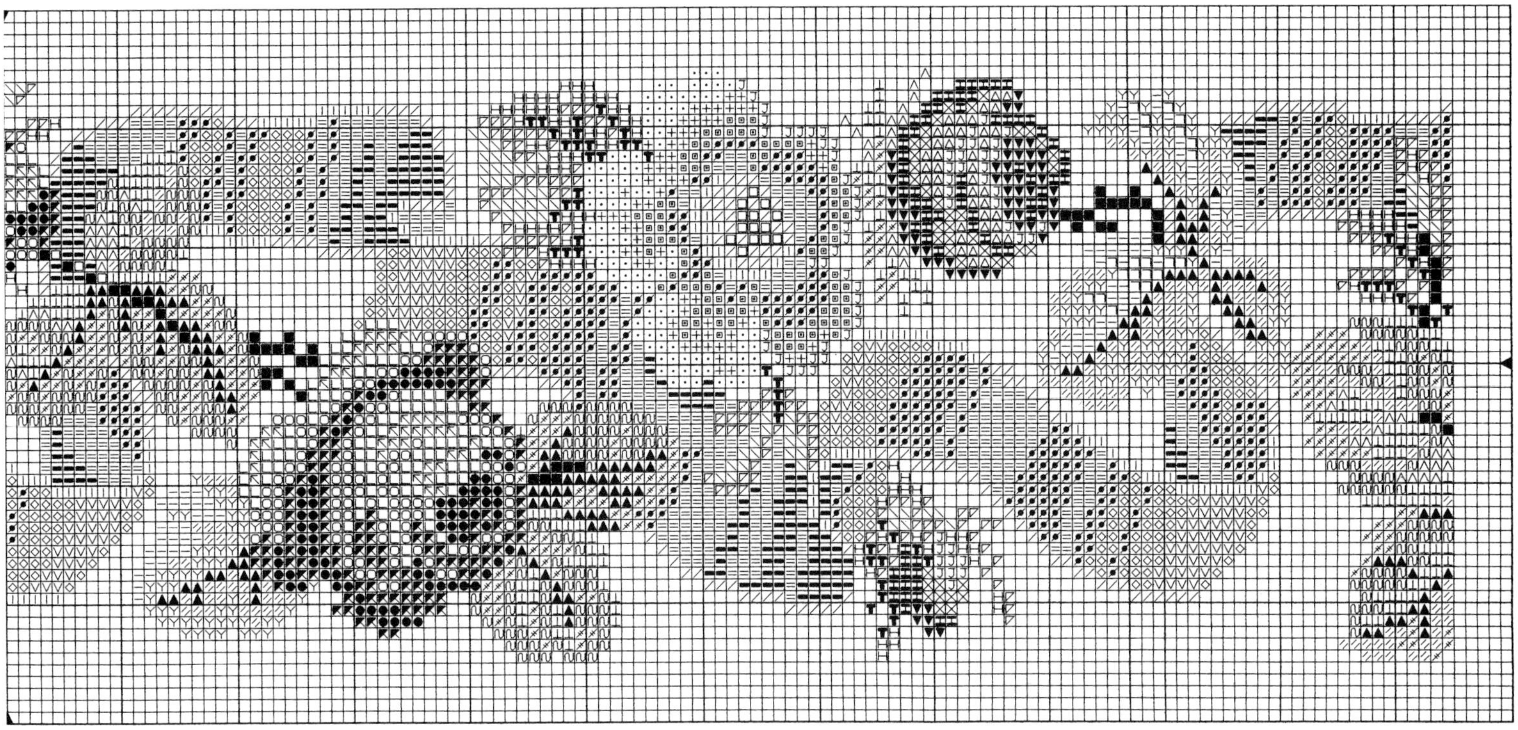

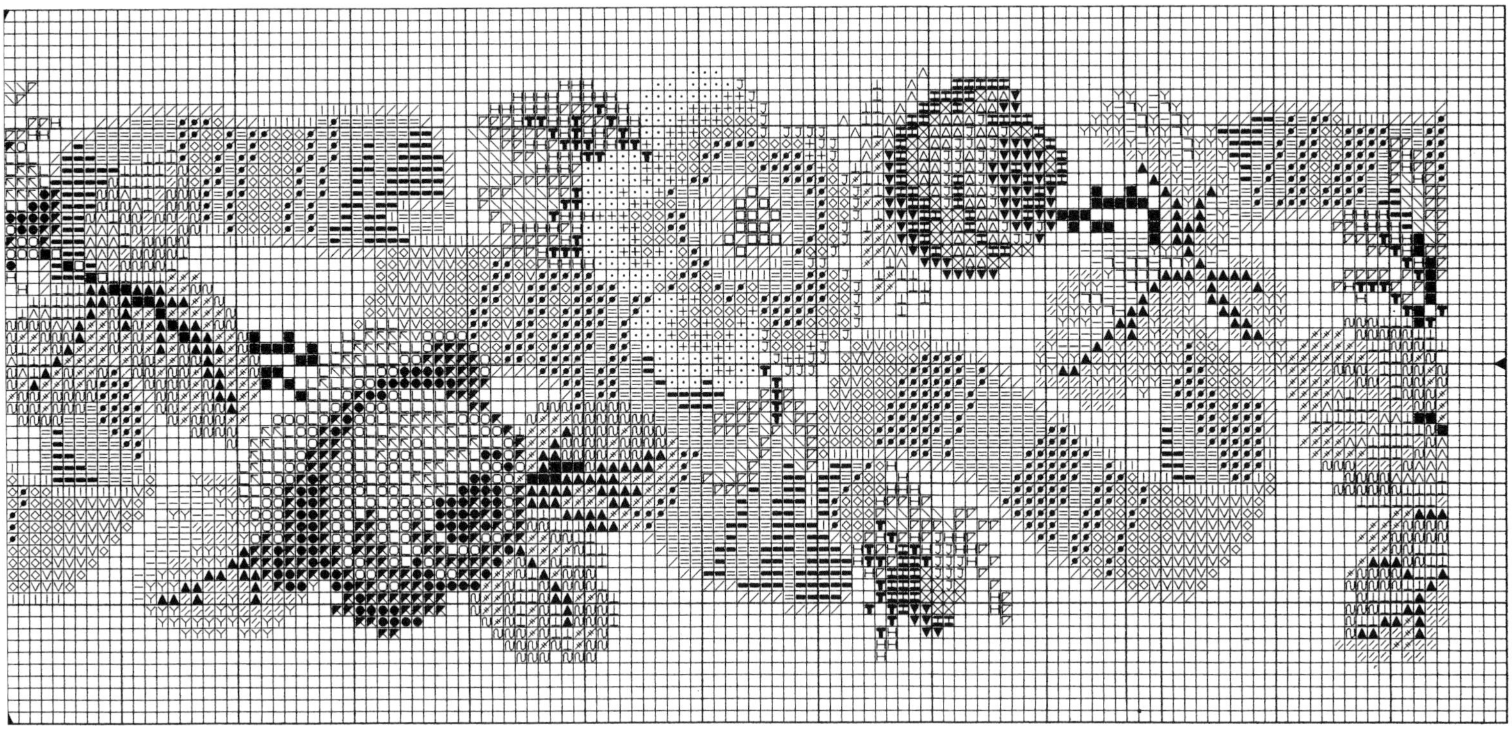

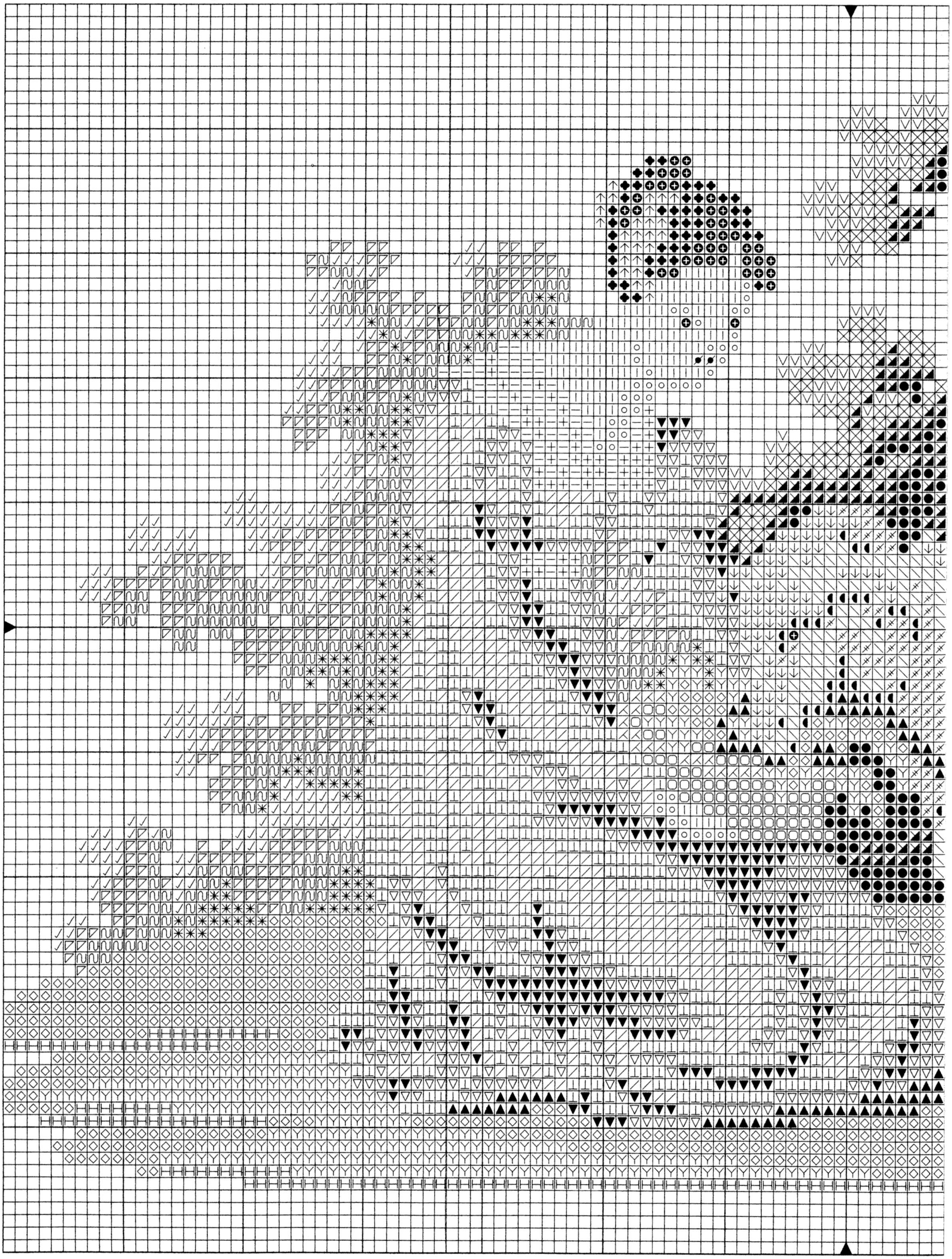

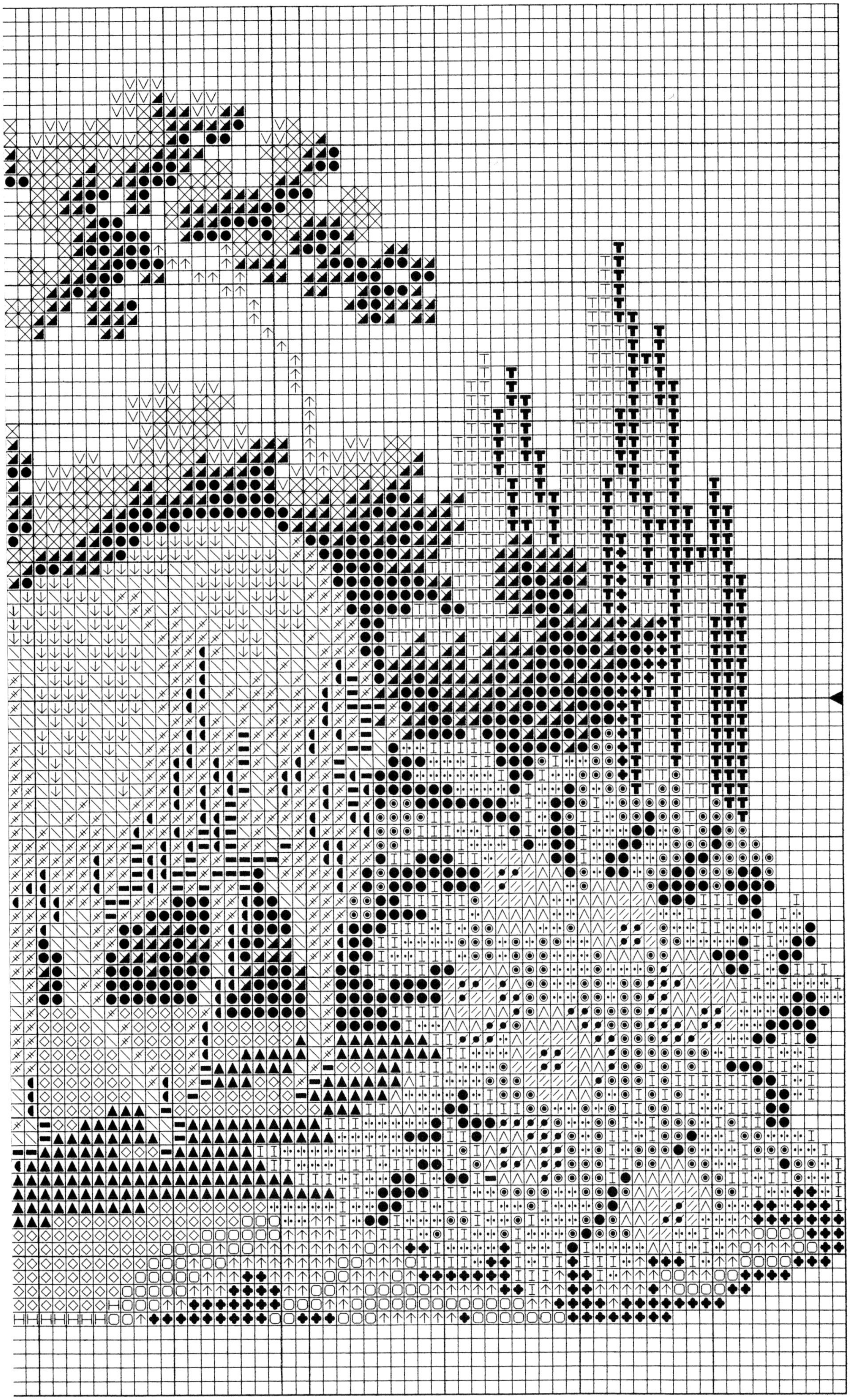

Mouliné

- DMC : 3773
- DMC : 3774
- DMC : 3685
- DMC : 3687
- DMC : 3688
- DMC : 3689
- DMC : Blanc
- DMC : 3747
- DMC : 3371
- DMC : 938
- DMC : 898
- DMC : 420
- DMC : 436
- DMC : 640
- DMC : 3032
- DMC : 3782
- DMC : 644
- DMC : 712
- DMC : 3721
- DMC : 223
- DMC : 224
- DMC : 934
- DMC : 936
- DMC : 937
- DMC : 470
- DMC : 3347
- DMC : 3348
- DMC : 3012
- DMC : 3013
- DMC : 520
- DMC : 3363
- DMC : 3364
- DMC : 935
- DMC : 3051
- DMC : 3052
- DMC : 3053
- DMC : 501
- DMC : 502

Borsetta • Petit sac • Small bag • Täschchen

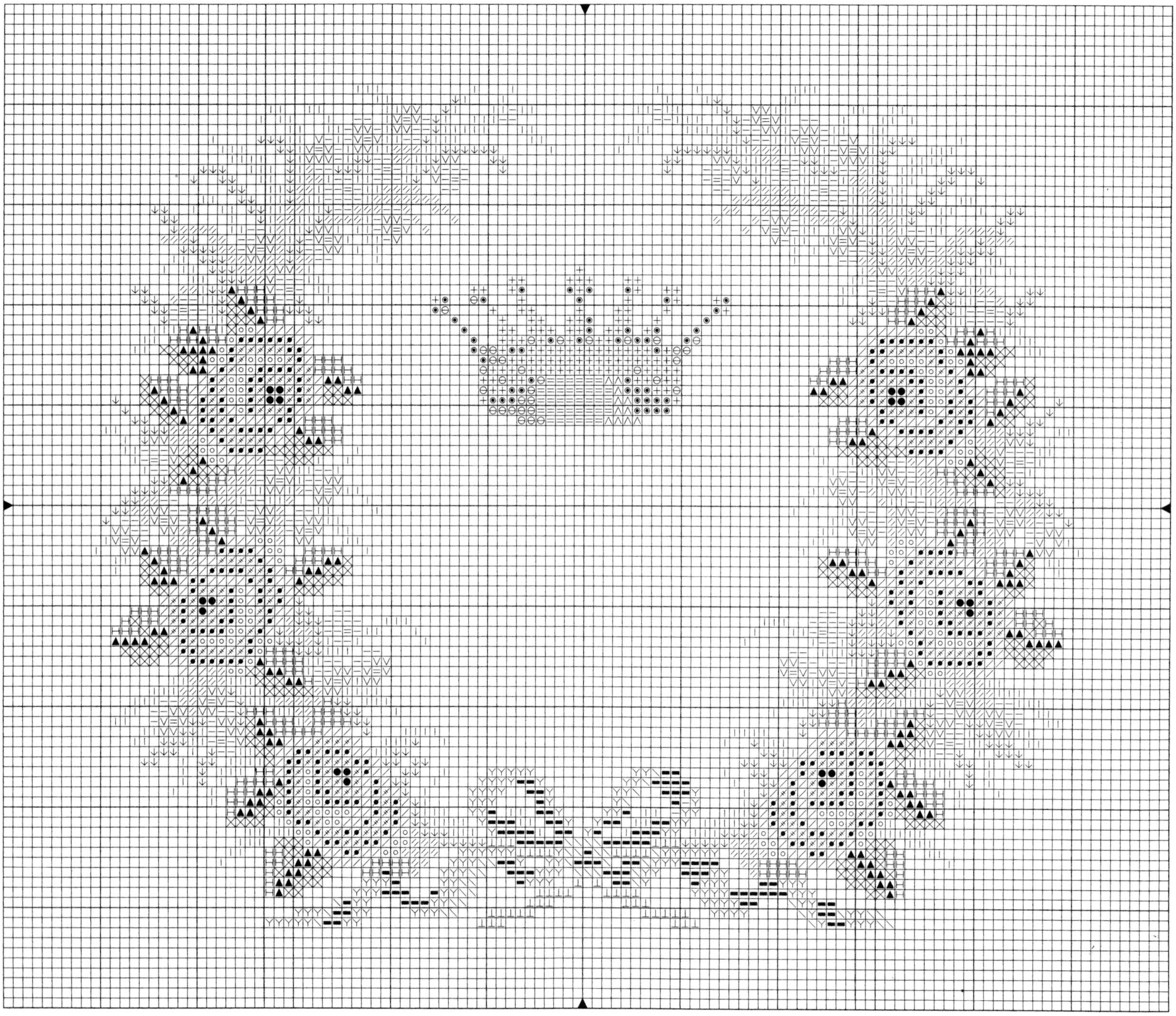

Mouliné

| | |
|---|---|
| DMC : 311 | DMC : 581 |
| DMC : 826 | DMC : 733 |
| DMC : 827 | DMC : 3346 |
| DMC : 799 | DMC : 3347 |
| DMC : 800 | DMC : 3348 |
| DMC : 3685 | DMC : 801 |
| DMC : 3731 | DMC : 780 |
| DMC : 3733 | DMC : 783 |
| DMC : 761 | DMC : 743 |
| DMC : 948 | DMC : 680 |
| DMC : 936 | DMC : 676 |

## Ghirlandina con iniziale • Petite guirlande avec intiale • Small garland with initial • Kleine Girlande mit Initiale

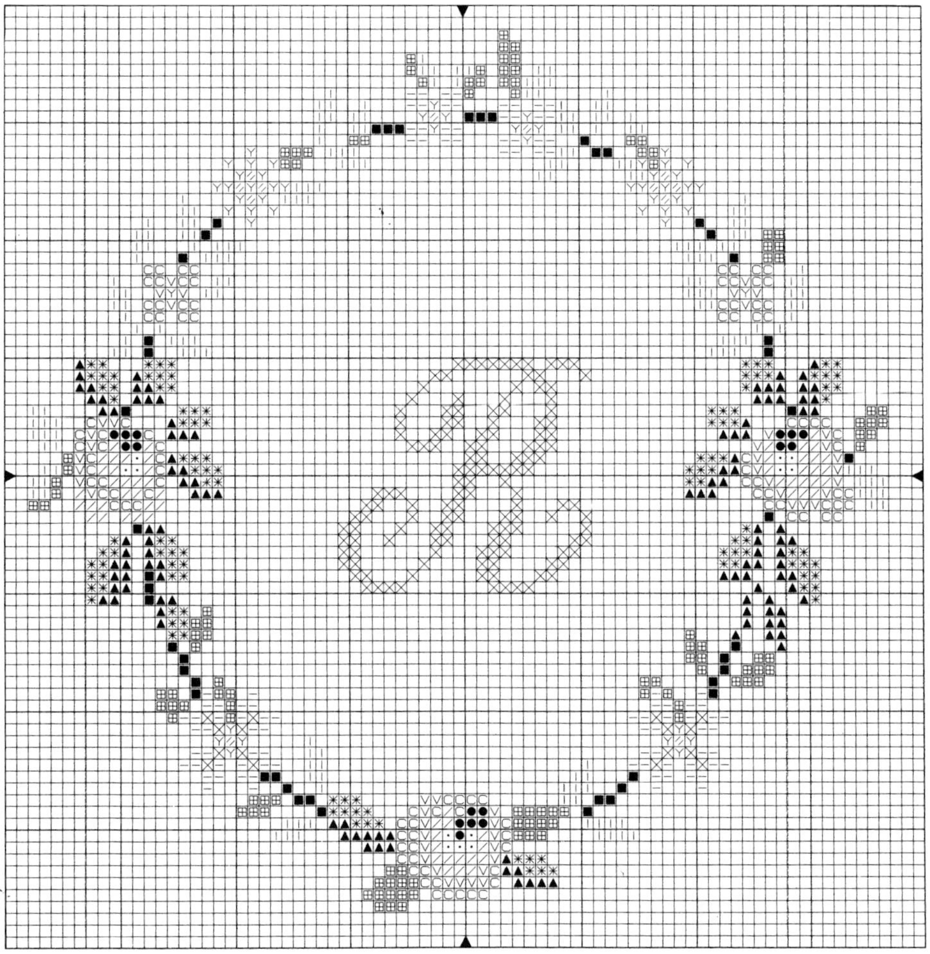

Mouliné

- DMC : 814
- DMC : 309
- DMC : 3712
- DMC : 776
- DMC : 819
- DMC : 732
- DMC : 734
- DMC : 937
- DMC : 471
- DMC : 520
- DMC : 729
- DMC : 434
- DMC : 3747
- DMC : 809

## Coroncina • Petite couronne • Coronet • Kränzlein

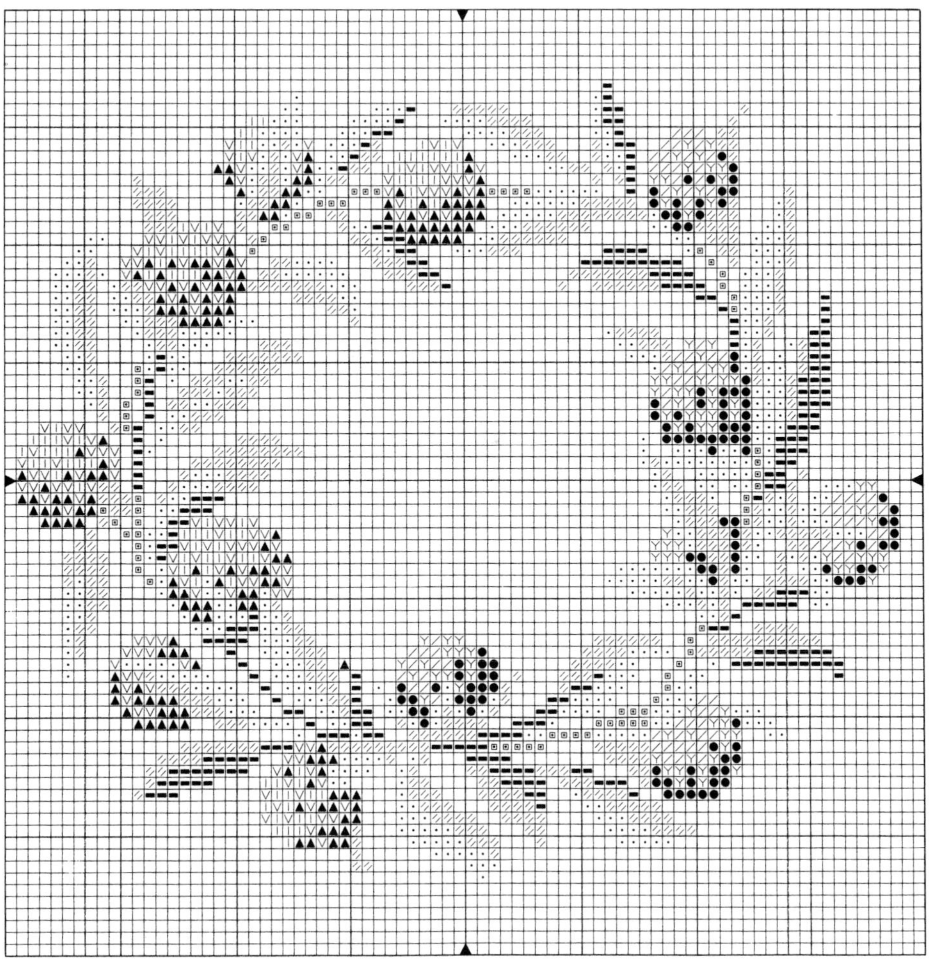

Mouliné

- DMC : 315
- DMC : 316
- DMC : 778
- DMC : 500
- DMC : 367
- DMC : 368
- DMC : 801
- DMC : 3750
- DMC : 931
- DMC : 3752

Arpa • Harpe • Harp • Harfe

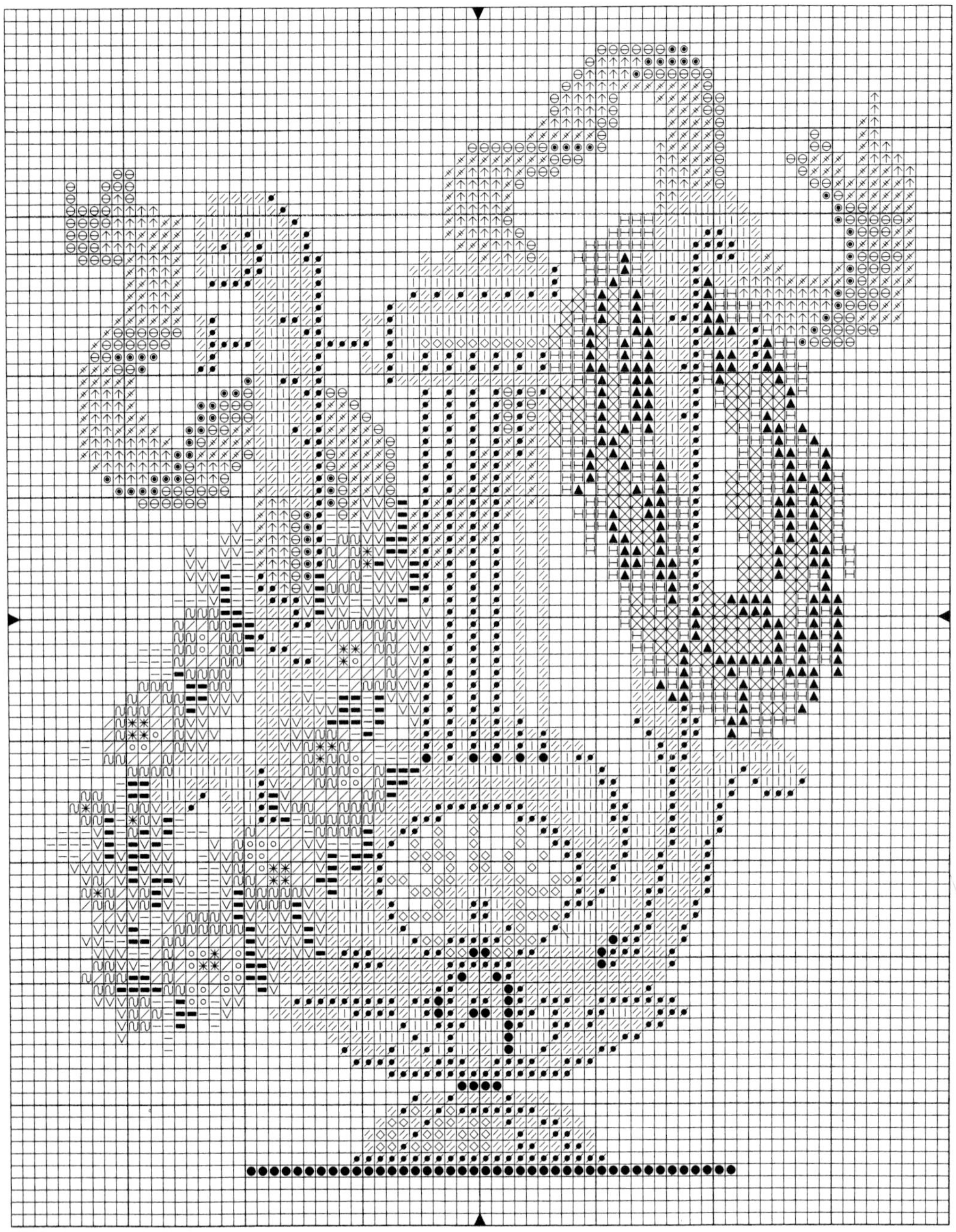

Mouliné

| Symbol | Colour |
|---|---|
| ⁘ | DMC : 938 |
| ⁘ | DMC : 918 |
| ⁘ | DMC : 781 |
| ⁘ | DMC : 783 |
| ⁘ | DMC : 725 |
| ▲ | DMC : 890 |
| ⁘ | DMC : 987 |
| ⁘ | DMC : 989 |
| ⁘ | DMC : 895 |
| V V | DMC : 3346 |
| ⁘ | DMC : 471 |
| ✱ | DMC : 3685 |
| ⁘ | DMC : 3350 |
| ⁘ | DMC : 3733 |
| ∘ | DMC : 963 |
| ⁘ | DMC : 796 |
| ⁘ | DMC : 798 |
| ⁘ | DMC : 799 |
| ↑ | DMC : 800 |

Ancora • Ancre • Anchor • Anker

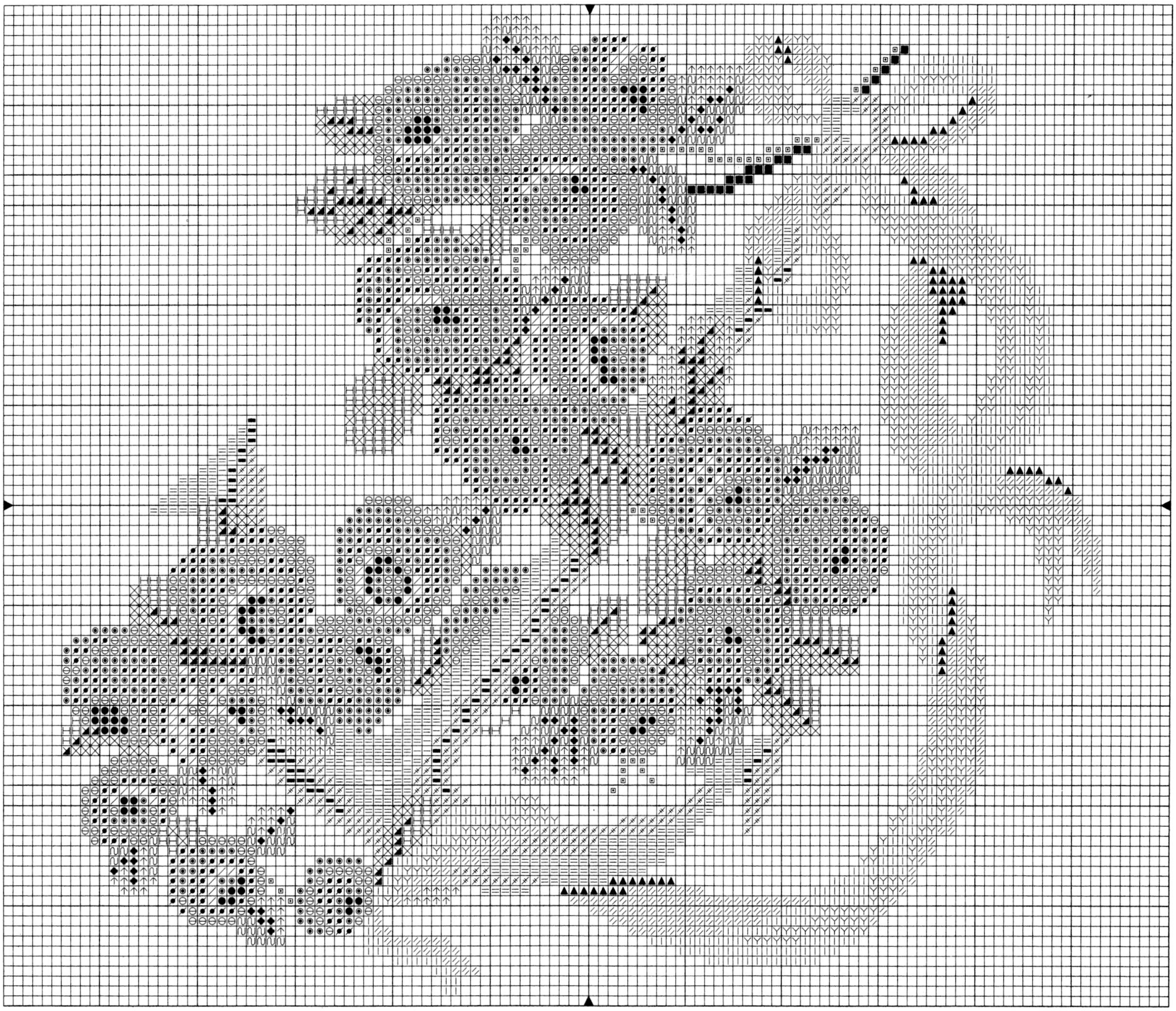

Mouliné

DMC : 3685
DMC : 3350
DMC : 3731
DMC : 3733
DMC : 963
DMC : 801
DMC : 434
DMC : 370
DMC : 729
DMC : 744
DMC : 746

DMC : 820
DMC : 797
DMC : 798
DMC : 799
DMC : 934
DMC : 937
DMC : 470
DMC : 895
DMC : 3346
DMC : 3348

## Scettro • Sceptre • Sceptre • Zepter

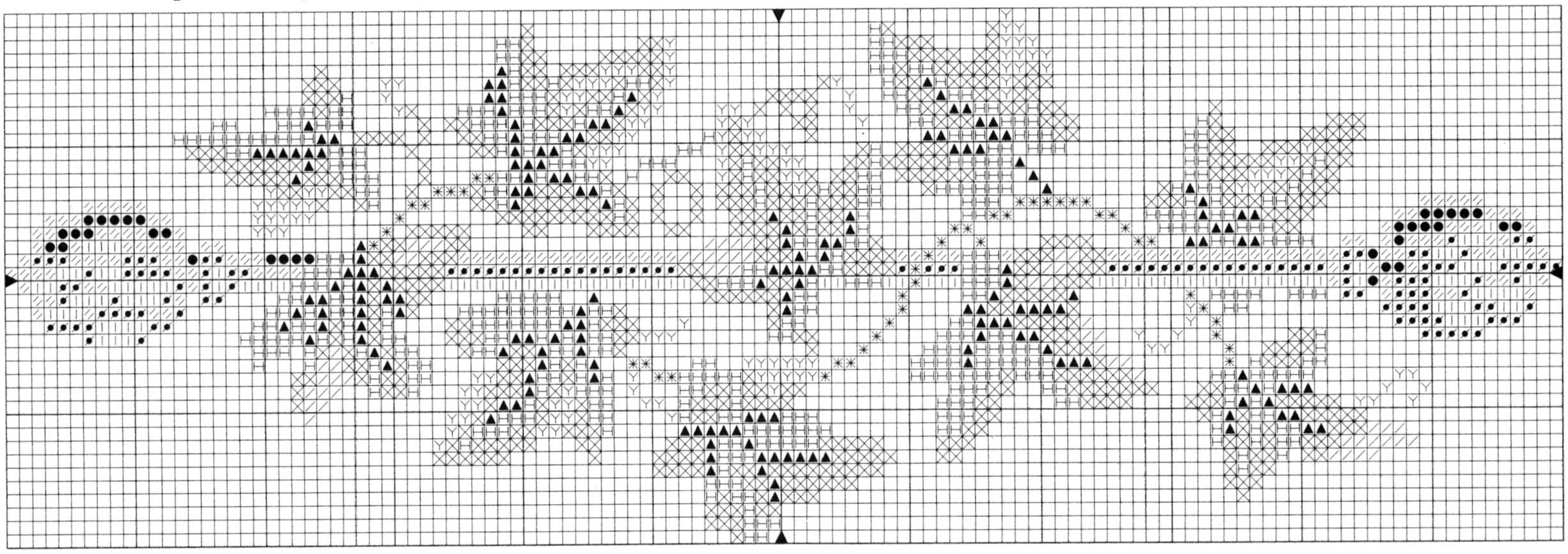

Mouliné

- DMC : 725
- DMC : 500
- DMC : 561
- DMC : 562
- DMC : 563
- DMC : 471
- DMC : 801
- DMC : 300
- DMC : 920
- DMC : 976

## Cestino con faretra • Panier et carquois • Basket and quiver • Korb mit Köcher

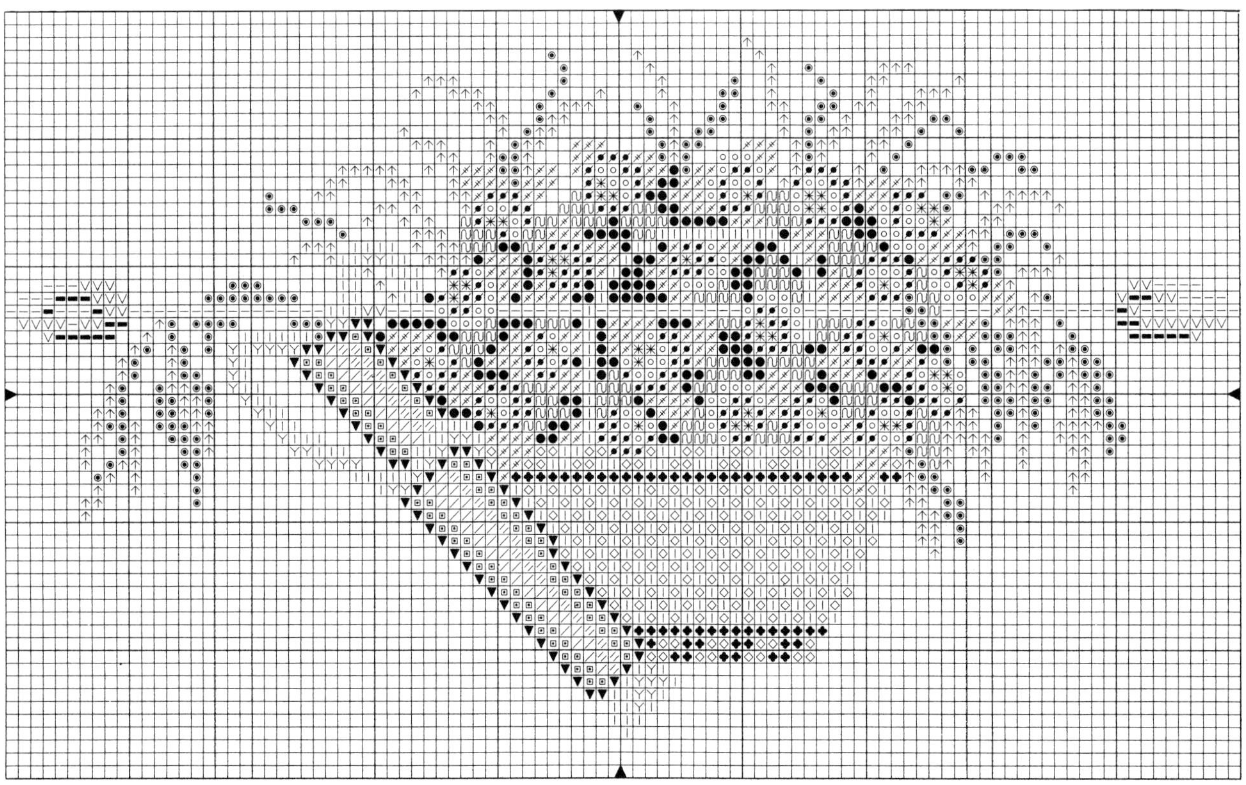

Mouliné

- DMC : 336
- DMC : 312
- DMC : 334
- DMC : 3752
- DMC : 3712
- DMC : 353
- DMC : 948
- DMC : 732
- DMC : 581
- DMC : 895
- DMC : 3346
- DMC : 3348
- DMC : 434
- DMC : 435
- DMC : 729
- DMC : 676
- DMC : 780
- DMC : 782
- DMC : 783

## Cesto con rose e viole • Corbeille de roses et violettes • Basket of roses and violets • Korb mit Rosen und Stiefmütterchen

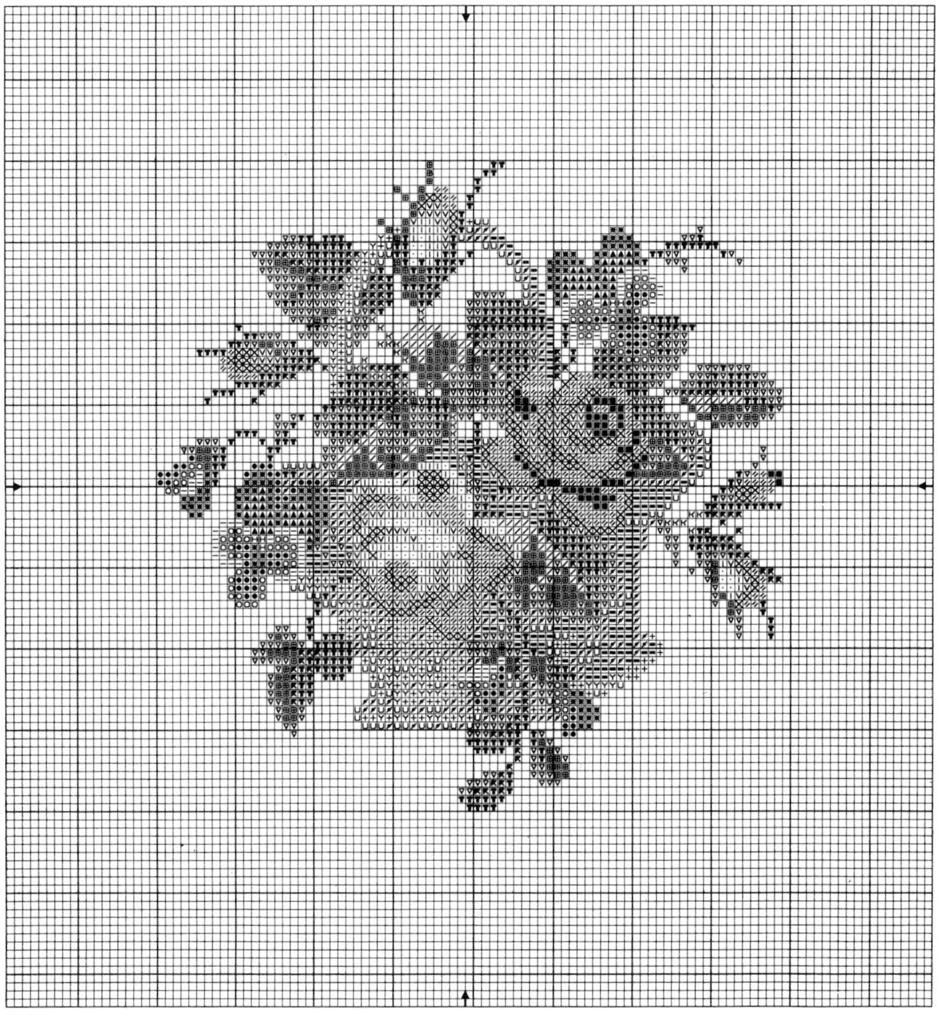

Mouliné

| | |
|---|---|
| DMC : 801 | DMC : 3328 |
| DMC : 434 | DMC : 760 |
| DMC : 680 | DMC : 3779 |
| DMC : 676 | DMC : 3774 |
| DMC : 677 | DMC : 934 |
| DMC : 823 | DMC : 937 |
| DMC : 791 | DMC : 470 |
| DMC : 333 | DMC : 471 |
| DMC : 340 | DMC : 472 |
| DMC : 3747 | DMC : 829 |
| DMC : 902 | DMC : 725 |
| DMC : 814 | |

## Rametto fiorito • Petite branche fleurie • Small flowering branch • Blühender Zweig

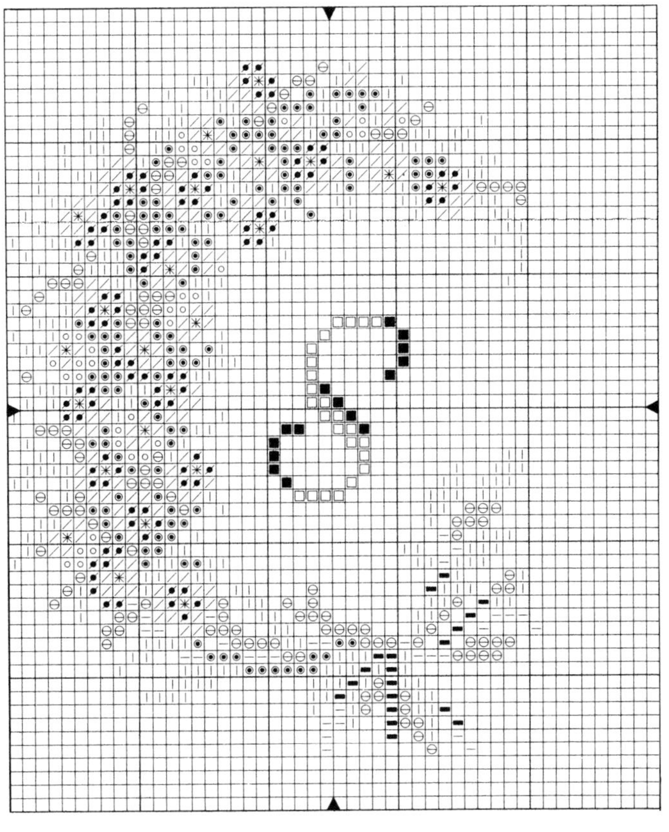

Mouliné

DMC : 919
DMC : 921
DMC : 402
DMC : 743
DMC : 898
DMC : 829
DMC : 936
DMC : 469
DMC : 471
DMC : 312
DMC : 809

Corno dell'abbondanza • Corne d'abondance • Horn of plenty • Füllhorn

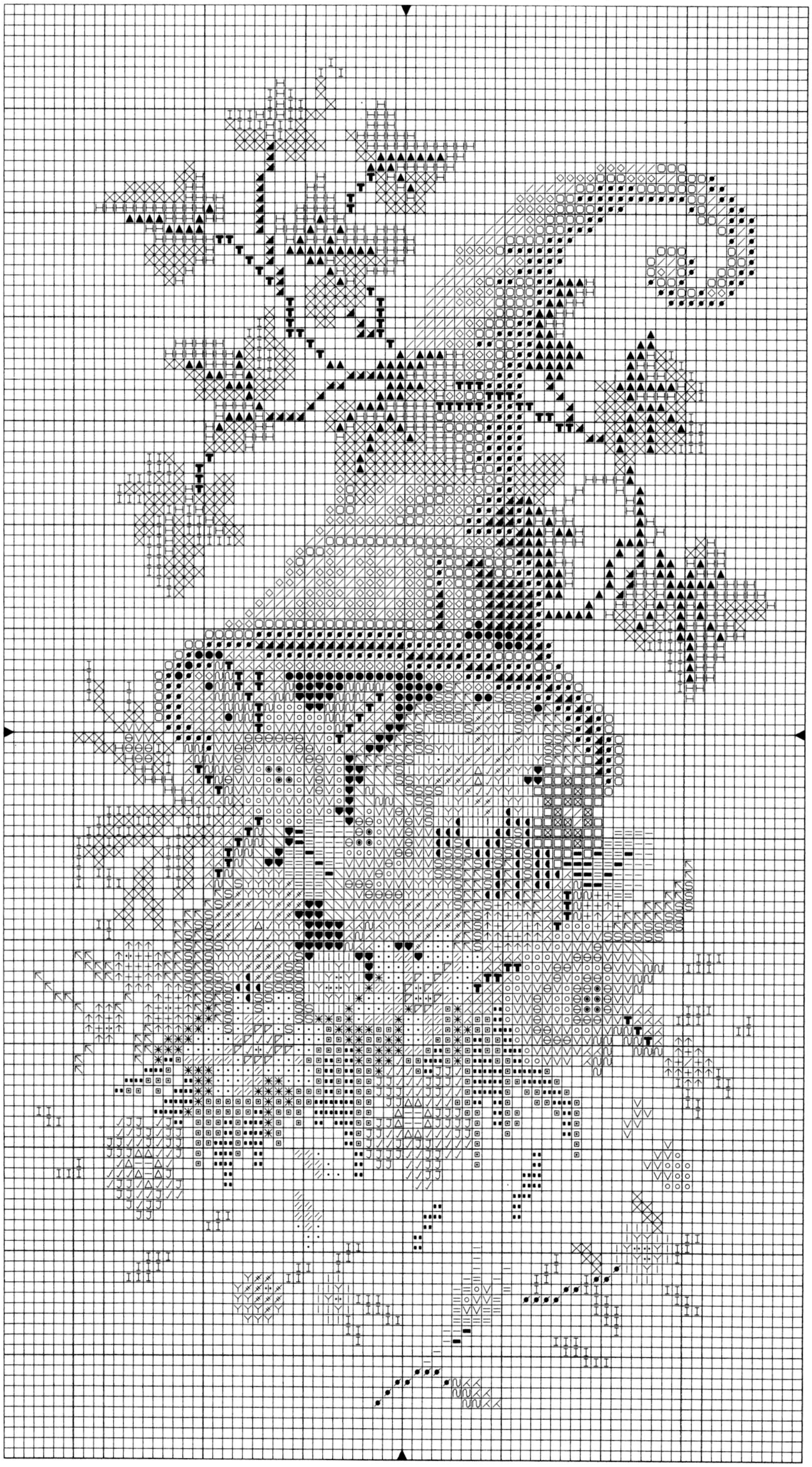

Mouliné

DMC : 3371
DMC : 898
DMC : 433
DMC : 782
DMC : 725
DMC : 744
DMC : 745
DMC : 3776
DMC : 402
DMC : 677
DMC : 3685
DMC : 3350
DMC : 899
DMC : 761
DMC : 341
DMC : 3747
DMC : Blanc
DMC : 334
DMC : 3755
DMC : 3753
DMC : 800
DMC : 775
DMC : 500
DMC : 890
DMC : 987
DMC : 989
DMC : 3348
DMC : 934
DMC : 469
DMC : 581
DMC : 732
DMC : 895
DMC : 3346
DMC : 471
DMC : 352
DMC : 754
DMC : 520
DMC : 3363
DMC : 523
DMC : 319
DMC : 367
DMC : 368

## Ramo di rose • Branche de rosier • Rose spray • Rosenzweig

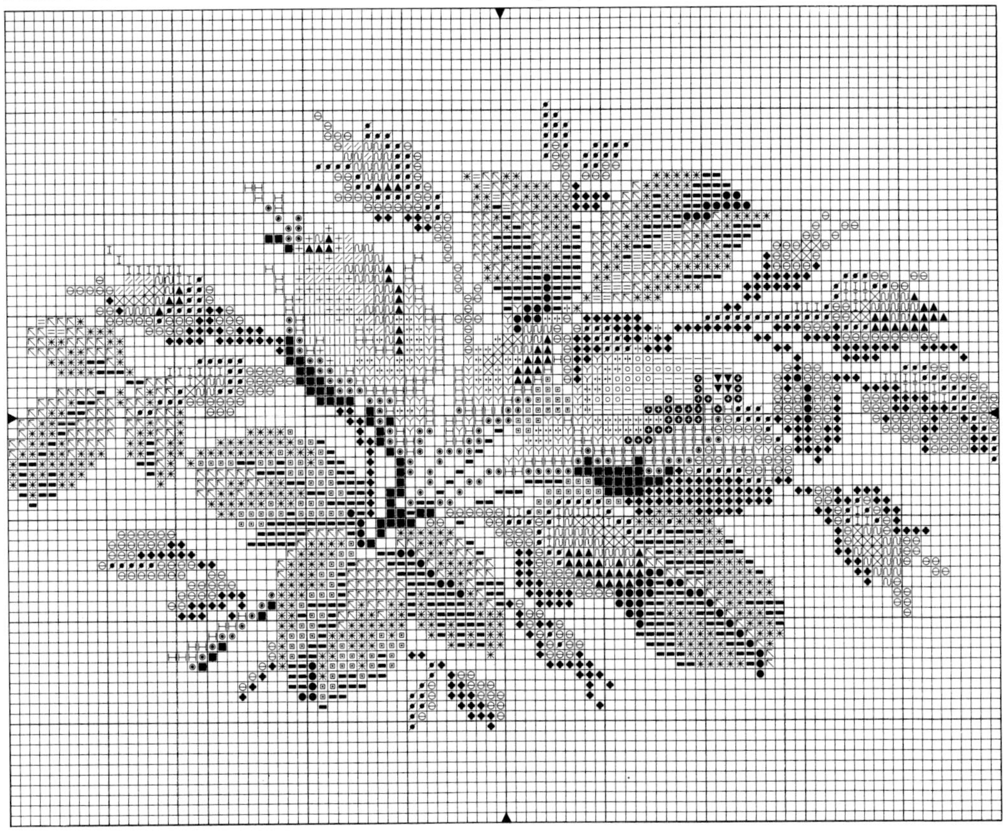

Mouliné

- DMC : 902
- DMC : 815
- DMC : 304
- DMC : 309
- DMC : 899
- DMC : 761
- DMC : 3776
- DMC : 783
- DMC : 676
- DMC : 677
- DMC : 938
- DMC : 300
- DMC : 301
- DMC : 436
- DMC : 739
- DMC : 310
- DMC : 934
- DMC : 937
- DMC : 470
- DMC : 471
- DMC : 890
- DMC : 986
- DMC : 987
- DMC : 989
- DMC : 3348

## Boccioli • Fleurs on boutons • Flower buds • Blütenknospen

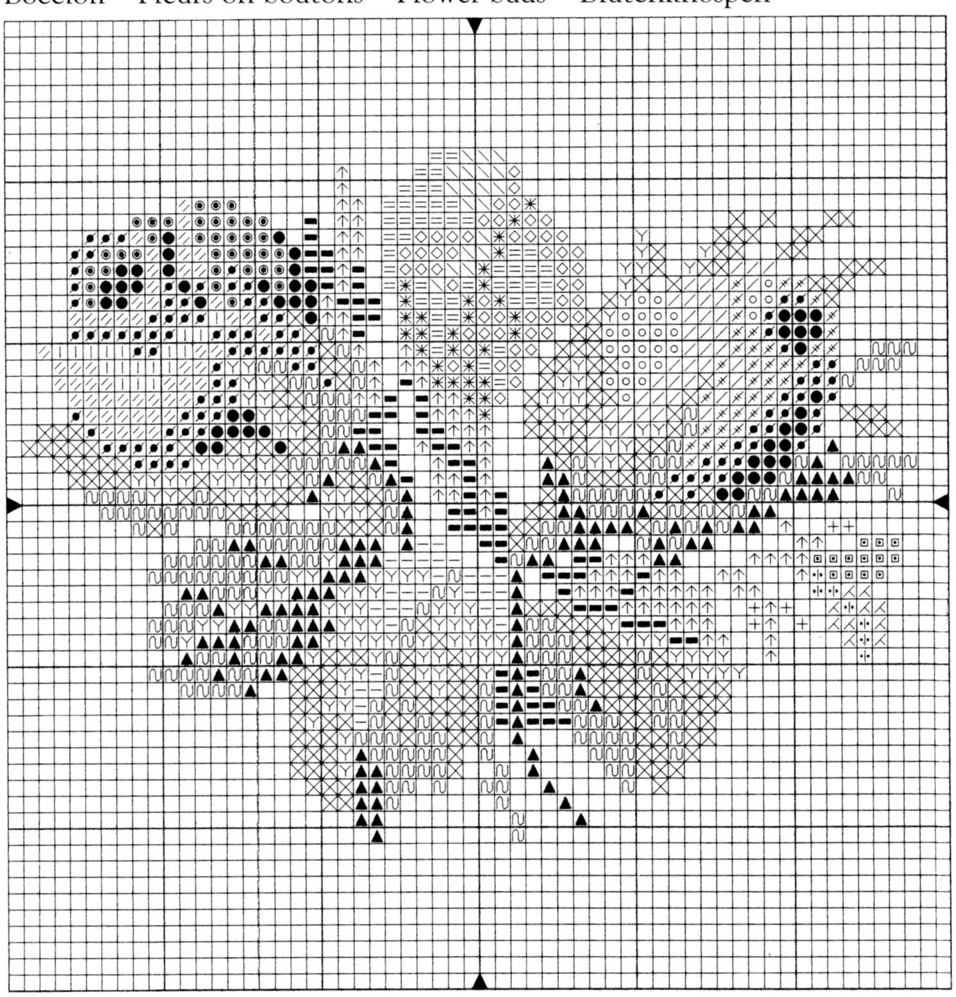

Mouliné

- DMC : 902
- DMC : 814
- DMC : 816
- DMC : 347
- DMC : 3712
- DMC : 3328
- DMC : 760
- DMC : 3713
- DMC : 312
- DMC : 809
- DMC : 3747
- DMC : 311
- DMC : 826
- DMC : 3755
- DMC : 3753
- DMC : 934
- DMC : 937
- DMC : 470
- DMC : 471
- DMC : 472
- DMC : 890
- DMC : 3345
- DMC : 3346

## Lira • Lyre • Lyre • Lyra

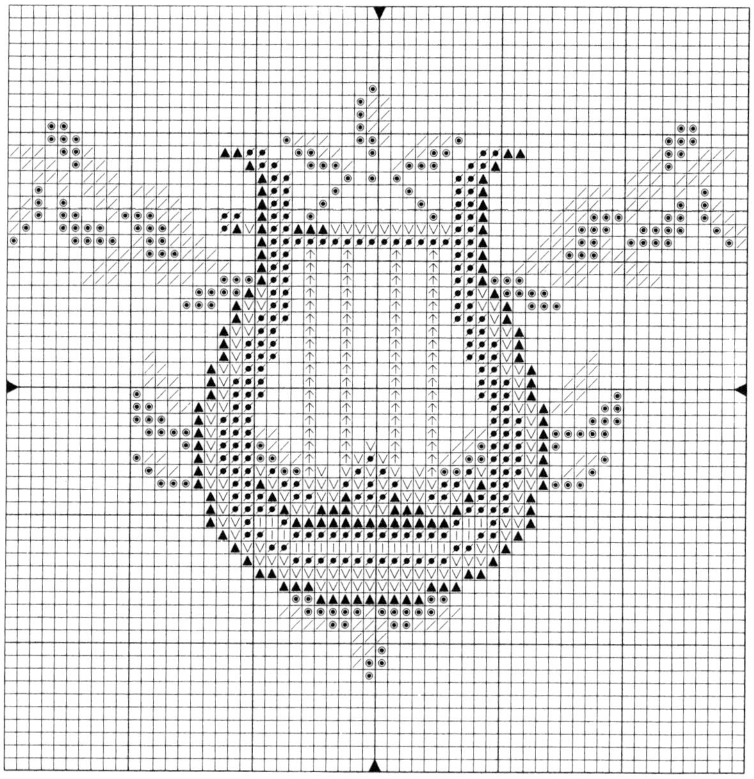

**Mouliné**

- ¦¦ DMC : 744
- DMC : 725
- VV DMC : 782
- ▲▲ DMC : 434
- ●● DMC : 937
- // DMC : 471
- ↑↑ DMC : 318

## Rosone • Rosace • Rosette • Rosette

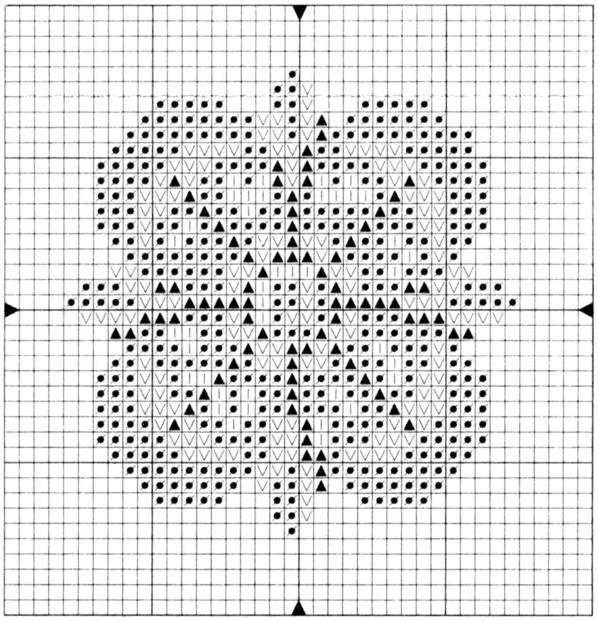

**Mouliné**

- ¦¦ DMC : 744
- DMC : 725
- VV DMC : 782
- ▲▲ DMC : 780

## Faretra • Carquois • Quiver • Köcher

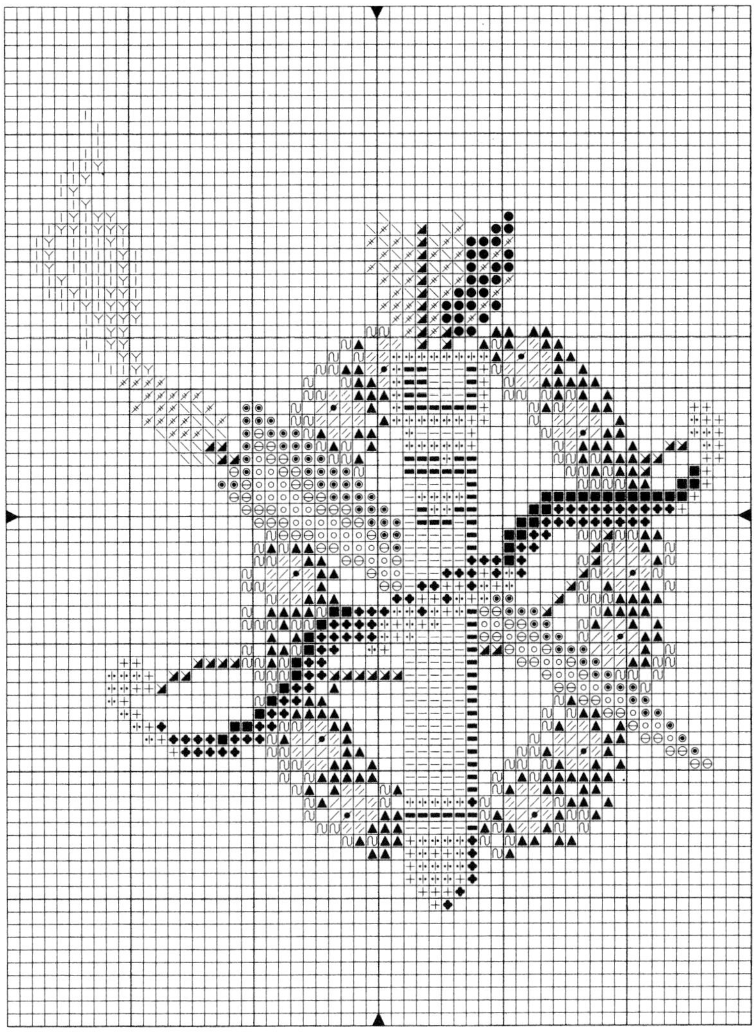

Mouliné

- DMC : 823
- DMC : 791
- DMC : 938
- DMC : 918
- DMC : 921
- DMC : 783
- DMC : 310
- DMC : 318
- DMC : 3072
- DMC : 3781
- DMC : 3032
- DMC : 3033
- DMC : 814
- DMC : 816
- DMC : 817
- DMC : 319
- DMC : 3346
- DMC : 3685
- DMC : 326
- DMC : 961

## Lance • Lances • Lances • Lanzen

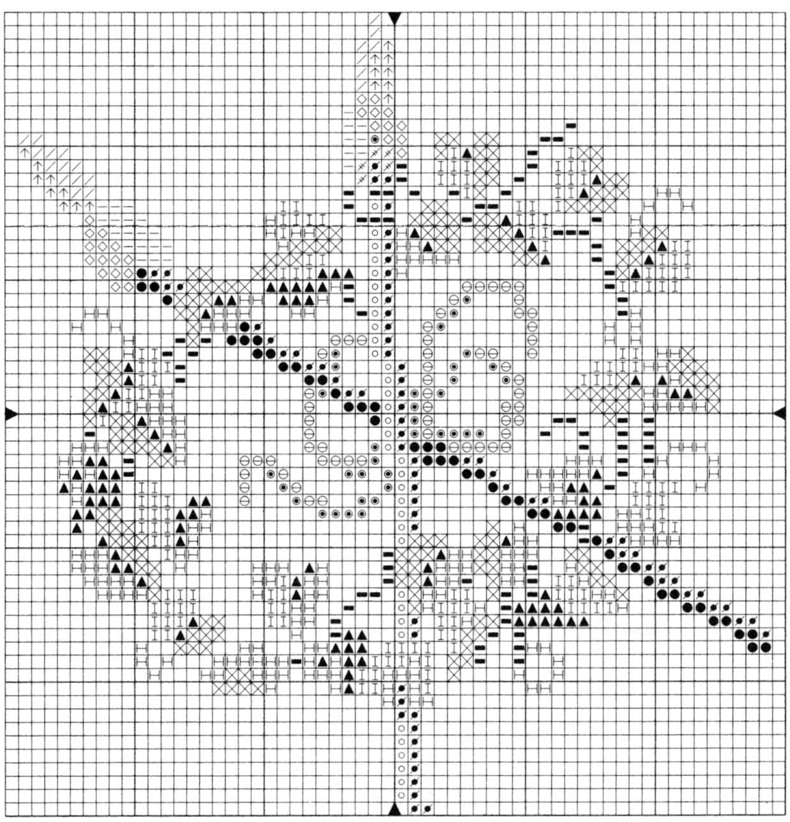

Mouliné

- DMC : 895
- DMC : 3346
- DMC : 3347
- DMC : 471
- DMC : 936
- DMC : 938
- DMC : 801
- DMC : 433
- DMC : 3777
- DMC : 355
- DMC : 356
- DMC : 413
- DMC : 414
- DMC : 347
- DMC : 3328

## Cuore • Coeur • Heart • Herz

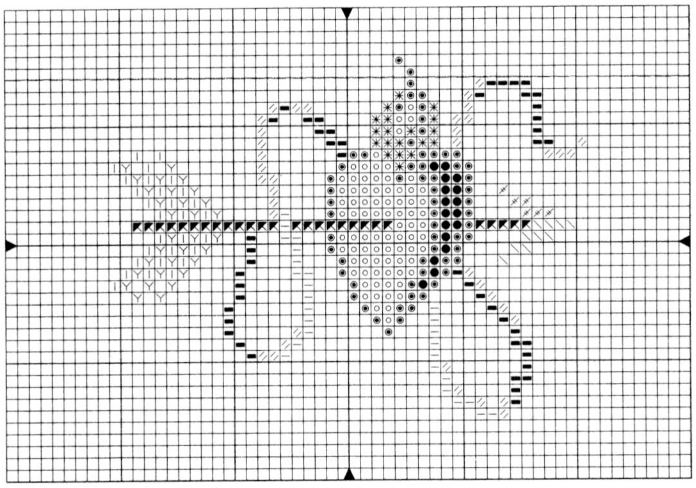

Mouliné

- DMC : 814
- DMC : 816
- DMC : 817
- DMC : 783
- DMC : 890
- DMC : 3345
- DMC : 310
- DMC : 413
- DMC : 414
- DMC : 793
- DMC : 794
- DMC : 3747

## Fiaccola • Flambeau • Torch • Fackel

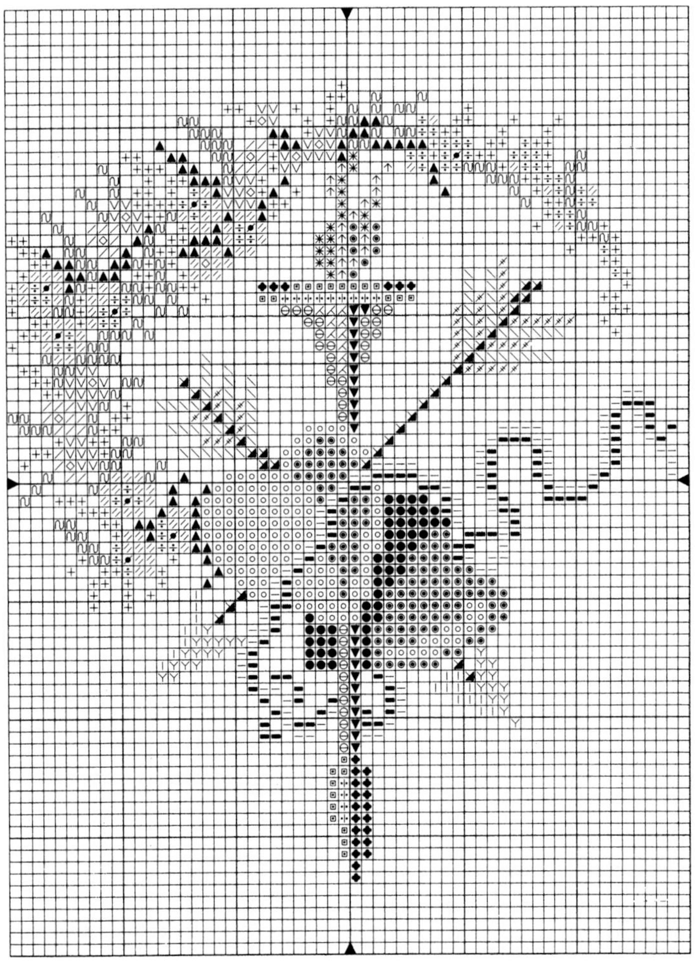

Mouliné

- DMC : 814
- DMC : 816
- DMC : 817
- DMC : 349
- DMC : 900
- DMC : 793
- DMC : 794
- DMC : 3346
- DMC : 3347
- DMC : 3348
- DMC : 326
- DMC : 961
- DMC : 3716
- DMC : 792
- DMC : 3807
- DMC : 676
- DMC : 310
- DMC : 317
- DMC : 318
- DMC : 315
- DMC : 3721
- DMC : 823
- DMC : 791
- DMC : 793
- DMC : 918
- DMC : 921
- DMC : 783

# Bibliographie


CARMIGNANI, M.: Vorwort zu A *piccoli punti*, De Agostini, Mailand 1991, 1995

CHRISTIE, A.: *La mia vita*, A. Mondadori, Mailand 1989

GOLDONI, L.: *Maria Luigia, donna in carriera*, Rizzoli, Mailand 1993

GOMBRICH, E. H.: *Ornament und Kunst. Schmucktrieb und Ordnungssinn in der Psychologie des dekorativen Schaffens*, Klett-Cotta, Stuttgart 1982

HIMMELHEBER, G.: *Biedermeier 1805–1815*, Prestel, München 1989

JOHNSTON, W. M.: *Vienna, Vienna …*, A. Mondadori, Mailand 1981

LANDWEHR-VOGEL, J.: *Historische kruissteekpatronen*, Zomer & Keuning Bocken B. V., Eden 1984

PRAZ, M.: *La filosofia dell'arredamento*, Longanesi, Mailand 1964

PROCTOR, M. G.: *Victorian Canvas Work. Berlin Wool Work*, B. T. Bratsford Limited, London 1972

SCHIEL, I.: *Maria Luigia*, Longanesi, Mailand 1983

SERENA, R.: *A piccoli punti*, De Agostini, Mailand 1991, 1995

WILKIE, A.: *Biedermeir*, A. Mondadori, Mailand 1987

KATALOG: *Maria Luigia donna e sovrana. Una corte europea a Parma 1815–1847*, Ugo Guanda, Parma 1992

KATALOG: *Vienne 1815–1848 à l'époque Biedermeier*, P. Gentil, Paris 1990

Printed in Italy, August 1998